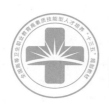

全国高等卫生职业教育高素质技能型
人才培养"十三五"规划教材

供医学检验技术等专业使用

免疫学检验

主　编　魏仲香　吴正吉　阳大庆

副主编　刘　璟　靳　静　吴阿阳

编　者　（以姓氏笔画为序）

王书伟　河南医学高等专科学校

刘　璟　重庆三峡医药高等专科学校

池　明　长春医学高等专科学校

阳大庆　湖南医药学院

李　瑜　益阳医学高等专科学校

李庆华　岳阳职业技术学院

吴正吉　重庆医药高等专科学校

吴阿阳　福建医科大学附属漳州市医院

张　改　河南医学高等专科学校

林　梅　湖南医药学院

林美娜　漳州卫生职业学院

周秀萍　湖南医药学院

胡志军　铜陵市人民医院

徐勇杰　鹤壁职业技术学院

靳　静　河南医学高等专科学校

魏仲香　聊城职业技术学院

U0278922

华中科技大学出版社
http://www.hustp.com
中国·武汉

内 容 简 介

　　本书为全国高等卫生职业教育高素质技能型人才培养"十三五"规划教材。

　　本书分为上、下两篇,上篇为基础免疫检验,包括绪论和 5 个项目,此 5 个项目由 5 个任务和 12 个知识理论构成。下篇为临床免疫检验,包括 10 个项目,此 10 个项目由 9 个任务、11 个知识理论和免疫检验的质量控制构成。

　　本书的编排顺序,技能以"任务"的形式呈现,共 14 个任务;理论以"知识理论"的形式呈现,共 23 个知识理论,由简单到复杂,由单一到综合,自成系统,便于教师根据本校的实际情况,灵活安排教学。

　　本书采用双色印刷,并以二维码的方式呈现每一任务的拓展任务及相应习题,方便师生巩固实验技能及所学知识。

　　本书可供高职高专医学检验及相关专业学生使用。

图书在版编目(CIP)数据

免疫学检验/魏仲香,吴正吉,阳大庆主编. —武汉:华中科技大学出版社,2017.7(2025.2 重印)
全国高等卫生职业教育高素质技能型人才培养"十三五"规划教材.药学及医学检验专业
ISBN 978-7-5680-2282-8

Ⅰ.①免…　Ⅱ.①魏…　②吴…　③阳…　Ⅲ.①免疫学-医学检验-高等职业教育-教材　Ⅳ.①R446.6

中国版本图书馆 CIP 数据核字(2016)第 249660 号

免疫学检验　　　　　　　　　　　　　　　　　　　　魏仲香　吴正吉　阳大庆　主编
Mianyixue Jianyan

策划编辑:史燕丽
责任编辑:史燕丽　秦　塑
封面设计:原色设计
责任校对:李　琴
责任监印:周治超
出版发行:华中科技大学出版社(中国·武汉)　　　电话:(027)81321913
　　　　　武汉市东湖新技术开发区华工科技园　　　邮编:430223
录　　排:华中科技大学惠友文印中心
印　　刷:武汉科源印刷设计有限公司
开　　本:880mm×1230mm　1/16
印　　张:11.25
字　　数:363 千字
版　　次:2025 年 2 月第 1 版第 5 次印刷
定　　价:46.00 元

全国高等卫生职业教育高素质技能型
人才培养"十三五"规划教材

编委会

委　员（按姓氏笔画排序）

王　斌	陕西中医药大学	王文渊	永州职业技术学院
王志亮	枣庄科技职业学院	王喜梅	鹤壁职业技术学院
王德华	苏州卫生职业技术学院	孔晓朵	鹤壁职业技术学院
甘晓玲	重庆医药高等专科学校	叶颖俊	江西医学高等专科学校
仲其军	广州卫生职业技术学院	刘柏炎	益阳医学高等专科学校
刘修树	合肥职业技术学院	李树平	湖南医药学院
李静华	乐山职业技术学院	杨凤琼	广东岭南职业技术学院
杨家林	鄂州职业大学	张　勇	皖北卫生职业学院
陆艳琦	郑州铁路职业技术学院	范珍明	益阳医学高等专科学校
周建军	重庆三峡医药高等专科学校	秦　洁	邢台医学高等专科学校
钱士匀	海南医学院	徐　宁	安庆医药高等专科学校
唐　虹	辽宁医药职业学院	唐吉斌	铜陵职业技术学院
唐忠辉	漳州卫生职业学院	谭　工	重庆三峡医药高等专科学校
魏仲香	聊城职业技术学院		

网络增值服务

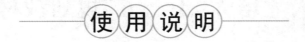

欢迎使用华中科技大学出版社医学资源服务网 yixue.hustp.com

1. 教师

您可以在网站下载教学资源,建立课程,管理学生,布置作业,查询学生学习记录等。

具体操作详见:

2. 学员

建议学员在 PC 端完成注册,登录,完善个人信息的操作。

1) PC 端学员做题操作步骤

(1) 登录

a. 登录网址 http://yixue.hustp.com,完成注册后点击登录。输入账号密码后,提示登录成功。

b. 完善个人信息,将个人信息补充完整后,点击"保存"即可完成注册登录。

(2) 查看课程资源

在课程栏目找到《免疫学检验》课程,点击"相关资源"可查看课程资源。

(3) 做题测试

进入课程详情页后,点开习题,选择具体章节习题,进入习题页,开始做题。做完之后点击"我要交卷",该章习题就完成答题。随后学员即可看到本次答题的分数统计。

2) 手机端学员扫码操作步骤

(1) 手机扫二维码,提示登录;新用户先注册,然后再登录。

(2) 验证成功后,即可看到该二维码对应的章节习题,开始做题。

(3) 答题完毕后提交即可看到本次答题的分数统计。

前　言

QIANYAN

《免疫学检验》是根据教育部有关高等职业教育的精神和临床检验行业的人才需求而组织编写的。

高等职业教育的培养目标是培养具有良好职业道德的高端技能型人才,所以职业教育改革的原则是"以就业为导向"。国家大力提倡的高等职业院校教改方向是"校企合作",人才培养模式是"工学结合"。据此,各高职院校进行教学改革,基于工作过程的课程就是以上模式在专业教学中的具体体现,此类课程充分体现了"职业性、实践性和开放性"的特点。不仅是培养学生职业能力的有效模式,也是培养学生在工作中学习、终身学习、适应发展变化能力的有效方式。基于工作过程的课程教材开发就要充分体现"以学生为中心""做学教一体化"的职业教育理念,强调以学生直接体验的形式来掌握融于各项实践行动中的知识、理论、技能和技巧,培养学生良好的职业道德和职业素养。规范和强化实践教学环节,促进教育教学内容与临床技能同步更新。

基于以上指导思想,我们做了一些创新的尝试。本教材的编写思路是改变原有学科体系的内容编排形式,把教学化的工作任务作为教学内容。在内容组织上,以医院检验科典型的基本的真实检测项目为载体,按照医院检验科的基本工作流程即接收申请单、选择方法、检测、分析、发放报告单为基础,由简单到复杂,由单一到综合设计教学过程。学生将静态的课程学习过程变成动态的企业工作过程,并且使学生既知其然又知其所以然,自然而然地由检测项目引出免疫学基本理论、基本知识,使得抽象的免疫学理论直观化,一目了然地明白为什么要学习这些免疫学知识和理论,从而激发学生的学习兴趣,强化学习动力。另外,本教材充分利用学生人人都有手机的现状,应用交互式课堂教学的强大工具——二维码,以二维码的方式呈现每一任务的拓展任务及相应习题,方便师生通过开放实验室巩固技能及学生随时随地复习巩固所学知识。学生不但可以系统掌握免疫学检验的基本理论、基本方法、基本技能,还能通过基于工作过程的真实项目的检测,解决实际的工作问题,培养方法能力和社会能力即培养全面的职业能力。为了更好地呈现以上思想和内容,本教材的编写团队由医院检验科的一线专家和高职院校的一线"双师型"教师组成,并且采用了双色印刷。

基于以上编写思路,结合我们多年的教学及教改实践,本教材的编写特点为内容科学、实用,紧扣临床检验技师(士)考试,紧扣临床检验实践;选用临床真实的检验项目作为课堂操作的项目;从检验申请单,到方法的选择,到理论知识以"知识理论"的形式呈现,再到数字化的拓展任务和习题,符合认知规律,符合建构主义的教学观。

本教材按照上、下两篇编排,上篇为基础免疫检验,包括绪论和5个项目,此5个项目由5个任务和相应知识理论构成。下篇为临床免疫检验,包括10个项目,此10个项目由9个任务和相应知识理论和免疫检验的质量控制构成。通过上篇5个项目的操作,主要学习免疫学检验的基本技术,如直接凝集反应、间接凝集反应、沉淀反应、酶免疫技术、荧光免疫技术等免疫学检验基本技术。在学习技术的同时,理解免疫学检验的基本理论知识,如抗原、抗体、补体、组织相容性复合体、免疫系统、免疫应答、抗原抗体反应等。例如,项目一,通过"ABO"血型的鉴定,学会看申请单,通过玻片凝集的操作,顺理成章地想进一步学习抗原、抗体、抗原抗体反应、凝集反应等理论知识。通过报告单的审核、签名、发放等培养学生的责任感、职业自豪感。以此类推,通过每个项目的任务操作,自然而然地引出相关的理论知识,将抽象的免疫学理论变为看得见的实用知识,从而激发学生的学习兴趣,也便于学生理解掌握。下篇的操作和理论学习是在上篇基本技能和基本理论知识基础上的临床综合应用。

本教材的编排顺序,技能以"任务"的形式呈现,共14个任务;理论以"知识理论"的形式呈现,共23个知识理论;任务拓展与习题以"二维码"的形式呈现,有14个拓展任务和近1000道选择题。任务拓展的二维码置于每个项目(项目十五除外)的"方法选择"下的表格里,习题的二维码置于绪论和每个项目最后,扫码即可获取。由简单到复杂,由单一到综合,自成系统,便于教师根据本校的实际情况,灵活安排教学。便于学生随时随地复习掌握专业知识,提升专业能力。

在编写中我们得到了各编写单位领导和同行们的支持,并参考了许多相关书籍、文献资料,引用了大量的插图,在此一并表示衷心的感谢。由于免疫学及免疫学检验技术发展迅速,应用领域不断扩大,内容不断更新,也限于编者的水平,书中难免有欠缺之处,恳请使用本书的师生和同仁们不吝指正,提出宝贵意见。

编 者

目 录

MULU

上篇

基础免疫检验

绪　论

一、免疫的概念与功能

（一）免疫一词的前世今生

1. 免疫的传统概念　免疫，顾名思义，免除瘟疫，即抗感染免疫。

人类的历史就是一部斗争史，千百万年来，人类和瘟疫（烈性传染病）的斗争一直在继续。天花曾经被称为世界上最可怕的疾病，也是最早被人类文字记载的烈性传染病。这种由天花病毒所引起的烈性传染病传染性极强，病势凶险，症状为先发热、呕吐，然后出皮疹，皮疹经过丘疹—疱疹—脓疱的过程，最后干缩。

天花病死率高，对人类危害极大，一旦得病，大约 1/4 的患者会被夺去生命。侥幸生存下来的患者，脸上常留下永久性瘢痕，俗称"麻脸"。

人类在生活实践中经过长期无数经验的累积，逐渐认识到患过某种传染病的人，恢复健康后，一般就不会再患同样的疾病了，即获得该病的抵抗力。人们发现患过天花并得到康复的人就不再得这种病，他们就有了免疫能力。"免疫"一词由此得名。

2. 人痘接种法预防天花　我国的医学古籍《痘疹定论》里，记载了这样一个故事：宋朝真宗年间，天花在各地流行，丞相王旦很担心小儿子也遭不幸。他听说峨眉山上有一位道士，能用"仙方"预防天花，连忙派人将道士请到京城，道士见过小孩后，就为他种了痘，第 7 天小孩发热，12 天后种的痘已经结痂。烧退之后，小孩身体也就康复了，以后果然不再得天花。这是我国典籍上有关种痘的最早记载。

这种"仙方"其实不是什么神丹妙药，而是用天花患者身上的干痂研成，含天花病毒。把"仙方"吹入小孩鼻内，小孩就会染上轻度天花，不至于丧命，恢复后，体内就有了抵抗力，获得了免疫，再也不得天花了。我国古代将天花称为"痘"，将道士的这种预防方法称为"种痘"。

人痘接种法（图 0-1（a））无疑是中国人民最伟大的历史创造之一，它本身曾有效地预防了无数次天花传播，拯救了无数孩子的生命，也使许多人免于毁容、残废等天花后遗症的困扰。这种人痘接种法还传到俄国、朝鲜、日本、土耳其和英国等国家。在英国，1772 年王室开始允许在儿童中采用人痘接种法。虽然人痘接种法预防天花具有一定的危险性，但它为日后牛痘苗的发现提供了宝贵的经验。

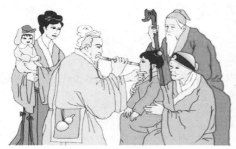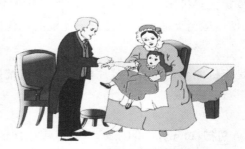

(a) 中国古代人痘接种法　　　　　　　(b) Edward Jenner牛痘接种法

图 0-1　人痘接种法和牛痘接种法

3. 划时代的牛痘接种法　公元 18 世纪后叶，英国医生 Edward Jenner 观察到挤牛奶女工因接触患有牛痘的牛后，可被传染并在其手臂上长出类似牛痘的疱疹，这些得过牛痘的女工却不会得天花。他意识到人工接种"牛痘"可能会预防天花,并在一名 8 岁的男孩身上进行了接种"牛痘"预防天花的试验,取得了成功。他开创了人工自动免疫的先河。世界卫生组织(WHO)于 1979 年 10 月 26 日在内罗毕向全世界庄严宣布,人类彻底消灭了天花这个恶魔。人类用种牛痘的方法,彻底消灭了天花,这是一个具有划时代意义的人类医学历史上的伟大事件,并彰显了免疫学对人类健康的巨大贡献。

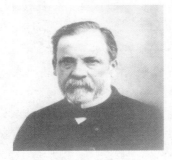

图 0-2　Louis Pasteur

4. 人工主动免疫的建立　Louis Pasteur(图 0-2)在一次研究中偶然发现了陈旧培养的鸡霍乱弧菌由于毒性降低,注射后能有效地预防鸡霍乱病。这一发现使他联想到一个世纪前 Edward Jenner 发明的牛痘苗就是将牛痘接种人体,由于宿主的改变,使病原体的致病性降低,其本质不就是一种减毒疫苗吗?为了纪念给他启示的 Edward Jenner,他把自己发明的霍乱减毒疫苗技术也称为接种(vaccination),把通过改变培养条件降低病原体毒力制备的疫苗称为减毒活疫苗。其后,Louis Pasteur 及其同代人相继又发明了预防炭疽、狂犬病等传染病的一系列疫苗,有效地扼制了多种烈性传染病的发生。

人痘苗、牛痘苗及减毒活疫苗的共同特点是以人工的方法将病原微生物(或其产物)制成疫苗进行免疫接种,促使机体产生免疫应答,以抵抗相应传染病的发生,这种免疫方法称为人工主动免疫,形成了免疫学早期以抗感染免疫为中心的研究目标。这也是免疫学在那个历史时期成为医学微生物学的一个重要分支学科的原因。

传统的免疫概念即抗感染免疫,主要应用于传染病的预防、诊断和治疗。

5. 抗体与人工被动免疫　1890 年,Emil Adolf von Behring 和他的同事 Kitasato 将白喉毒素免疫给动物,可在动物免疫血清中产生一种能中和外毒素的物质,称为抗毒素。次年,他们用白喉抗毒素血清成功救治了一名患白喉的儿童。白喉抗毒素的问世,挽救了成千上万的患儿,开创了免疫血清疗法即人工被动免疫的先河。众望所归,1901 年,Emil Adolf von Behring 成为第一届诺贝尔生理学或医学奖得主。在抗毒素发现后不久,又相继在动物免疫血清中发现有溶菌素、凝集素、沉淀素等特异性组分,并能与相应细胞、微生物及其产物发生特异性结合。其后将这些血清中多种不同的特异性反应物质称为抗体(antibody),而将能诱导抗体产生的物质统称为抗原(antigen),建立了抗原抗体的概念,并陆续建立了体外检测抗原或抗体的多种血清学技术。

6. 对传统免疫认识的挑战　随着对免疫机制的深入研究,很多与感染无关的免疫现象受到重视,如血型不符引起的输血反应、器官移植的排斥现象、花粉和药物等所致的过敏反应等。这些现象与传统抗感染免疫的概念不同:第一,能够引起免疫应答的物质不一定都与病原体有关,即抗体的免疫功能不仅限于抗感染范畴;第二,免疫的效应不一定对机体都是有利的,有时可能造成机体的损伤。进一步研究发现,所有引起机体免疫应答的物质,如病原体、异型血细胞、移植的器官、花粉及引起血清病的异种动物血清等,对于进入的宿主都是结构、成分与机体不同的"异物"或"非己"物质。因此,对免疫的认识也由单纯抗感染免疫扩大到机体识别和清除抗原性异物的功能这一新的概念。机体的免疫应答能区分"自己"和"非己",以做出适当反应。所以总结出免疫的现代概念。

(二)免疫的现代概念与功能

免疫是指机体识别和排除抗原性异物,借以维护机体生理平衡和稳定的功能,正常时对机体有利,在一定条件下,也会造成机体的损伤。

免疫的功能可概括为以下三方面。

1. 免疫防御(immune defense)　防止病原体的入侵及清除已入侵病原体(如细菌、病毒、真菌、衣原体、支原体、寄生虫等)及其他有害物质。免疫防御功能过低或缺失,可发生免疫缺陷病;但若应答过强或持续时间过长,则在清除病原体的同时,也可导致机体的组织损伤或功能异常,发生超敏反应。

2. 免疫自身稳定(immune homeostasis)　通过自身免疫耐受和免疫调节两种主要机制来达到免疫系统内环境的稳定。一般情况下,免疫系统对自身组织细胞不发生免疫应答,称为免疫耐受,赋予了免疫系统区别"自身"和"非己"的能力。一旦免疫调节功能紊乱,会导致自身免疫病和过敏性疾病的发生。

3. 免疫监视(immune surveillance) 随时发现和清除体内出现的"非己"成分,如由基因突变而产生的肿瘤细胞及衰老、凋亡细胞。免疫监视功能低下,可能导致肿瘤的发生和持续性病毒感染。

二、免疫功能的物质基础——免疫系统

人体有一个完善的免疫系统(详见项目五)来执行免疫功能,免疫系统包括免疫器官、免疫细胞和免疫分子(表0-1)。淋巴组织和免疫细胞分布于全身,执行免疫防御、免疫自身稳定和免疫监视三大功能,维持机体内环境正常的生理功能及动态平衡。

表 0-1 免疫系统的组成

免疫器官		免疫细胞			免疫分子	
中枢免疫器官	外周免疫器官	淋巴细胞	抗原提呈细胞	其他细胞	膜型分子	分泌型分子
胸腺 骨髓	脾脏 淋巴结	T 细胞	单核-巨噬细胞	红细胞	TCR BCR	免疫球蛋白补体
	皮肤黏膜相关 淋巴组织	B 细胞	树突状细胞	嗜酸性粒细胞	CD 分子	细胞因子
		NK 细胞		嗜碱性粒细胞 肥大细胞	MHC 分子 细胞因子受体	

三、免疫的类型及特点

根据免疫的作用方式和特点,免疫可概括为固有免疫(innate immunity)和适应性免疫(adaptive immunity)两种类型(表0-2)。固有免疫又称先天性免疫或非特异性免疫(non-specific immunity),适应性免疫又称获得性免疫(acquired immunity)或特异性免疫(specific immunity)。

表 0-2 固有免疫和适应性免疫比较

项　目	固 有 免 疫	适应性免疫
获得形式	固有性(或先天性)	获得性
	无需抗原激发	需抗原激发
发挥作用时相	早期,快速(数分钟至 4 天)	4～5 天后发挥效应
免疫原识别受体	模式识别受体	特异性抗原识别受体
免疫记忆	无	有,产生记忆细胞
举例	抑菌物质、杀菌物质、补体、炎症因子	T 细胞
	吞噬细胞、NK 细胞、NKT 细胞	B 细胞

(一)固有免疫的组成

固有免疫的组成包括三方面:屏障系统,非特异性作用的免疫细胞及体液中存在的多种抑菌、杀菌成分。这些天然组分通过阻挡、吞噬或诱发炎症反应,防止病原体入侵,有效清除病原体。

1. 屏障系统(barrier system) 包括皮肤黏膜屏障、血脑屏障和血胎屏障。

(1)皮肤黏膜屏障:由皮肤及其附属成分所组成的物理、化学和微生物屏障,是机体阻挡和抵御外来病原体入侵的第一道防线。

①物理屏障:由致密上皮细胞组成的皮肤和黏膜组织,具有机械屏障作用,可有效阻挡病原体侵入机体。呼吸道黏膜上皮细胞纤毛定向摆动及黏膜表面分泌液的冲洗作用,均有助于清除黏膜表面的病原体。

②化学屏障:皮肤和黏膜分泌物中含有多种杀菌、抑菌物质,如汗液中的乳酸、皮脂腺分泌物中的不

饱和脂肪酸、胃液中的胃酸、多种分泌物中的溶菌酶和抗菌肽及乳铁蛋白等,可形成抵御病原体感染的化学屏障。

③微生物屏障:寄居在皮肤和黏膜表面的正常菌群,可通过竞争结合上皮细胞,竞争吸收营养物质和分泌杀菌、抑菌物质等方式抵御病原体的感染。临床上长期大量应用广谱抗生素,可抑制和杀伤消化道正常菌群,导致耐药性葡萄球菌或白色念珠菌大量生长,可引发葡萄球菌性或白色念珠菌性肠炎。

(2)血脑屏障　由软脑膜、脉络丛毛细血管壁和毛细血管壁外覆盖的星形胶质细胞所组成。其结构致密,能阻挡血液中病原体和其他大分子物质进入脑组织及脑室。婴幼儿血脑屏障发育不完善,易发生中枢神经系统感染。

(3)血胎屏障　由母体子宫内膜的基蜕膜和胎儿的绒毛膜滋养层细胞共同构成。此屏障不妨碍母子间营养物质交换,但可防止母体内病原体和有害物质进入胎儿体内。妊娠早期(3个月内)血胎屏障发育尚未完善,孕妇若感染风疹病毒和巨细胞病毒等,可导致胎儿畸形或流产。

2. 非特异性免疫细胞（non-specific immunocyte）　参与固有免疫的细胞主要包括吞噬细胞(phagocyte)、具有细胞毒作用的自然杀伤细胞(NK 细胞)(natural killer cell)、具有抗原提呈作用的树突状细胞(dendritic cell,DC)等。其识别抗原虽然不像 T 细胞和 B 细胞那样具有高度的特异性,但可通过一类模式识别受体(pattern recognition receptor,PRR)去识别病原生物表达的称为病原体相关模式分子(pathogen associated molecule pattern,PAMP)的结构。例如,许多革兰阴性菌细胞壁成分脂多糖(LPS),可被单核-巨噬细胞和树突状细胞等细胞表面的 Toll 样受体 4(TLR-4)识别,从而产生固有免疫应答。

（二）适应性免疫简介

适应性免疫(详情见项目五)是指体内 T、B 细胞接收"非己"的抗原物质刺激后,自身活化、增殖、分化为效应细胞,产生一系列生物学效应的全过程。适应性免疫包括体液免疫和细胞免疫。适应性免疫有三个主要特点:特异性、耐受性和记忆性。

固有免疫和适应性免疫是相辅相成、密不可分的。固有免疫是适应性免疫的先决条件和启动因素,适应性免疫的效应分子也可大大促进固有免疫应答的发生。

四、医学免疫学与免疫学检验

（一）医学免疫学

医学免疫学(medical immunology)是研究人体免疫系统结构和功能的科学,其阐明免疫系统识别抗原和危险信号后发生免疫应答及清除抗原异物的规律,探讨免疫功能异常所致病理过程和疾病发生发展的机制,并为诊断、预防和治疗某些免疫相关疾病提供理论基础和技术方法。

（二）免疫学检验

免疫学检验是研究免疫学技术及其在医学检验领域应用的一门学科,是医学检验技术专业的重要课程之一。临床免疫检验根据其检测靶物质的不同可分为两部分,一部分是检测免疫活性细胞、抗原、抗体、补体、细胞因子等免疫相关物质,另一部分是利用免疫检测原理和技术检测体液中微量物质如激素、酶、血浆微量蛋白、血液药物浓度、微量元素等。检测结果可为临床确定诊断、分析病情、调整治疗方案和判定预后等提供有效的实验依据。

要掌握免疫学技术,必须在掌握免疫学技术理论的基础上,通过实际技能操作培训才能达到。

能力检测

一、名词解释

免疫

二、请填写下表（表 0-3）

表 0-3 免疫功能的正常表现和异常表现

项　目	正常表现	异常表现
免疫防御		
免疫自稳		
免疫监视		

（魏仲香）

项目一　ABO 血型鉴定

 ## 任务　ABO 血型鉴定

【申请单】　请完成申请单所要求的项目。

××市人民医院检验申请单

姓名			
性别		年龄	
门诊号		住院号	
诊断或症状			
检验标本			
检验目的			
送检科室		医师	
送检日期		年　　月　　日	

【方法选择】　见表 1-1。

表 1-1　血型鉴定方法

方法	玻片法	试管法	微柱凝胶血型卡法
本次检查选择	√		

【材料准备】

（1）抗 A（B 型血）、抗 B（A 型血）及抗 A＋B（O 型血）分型血清。

（2）5％A、B、O 型试剂红细胞盐水悬液。

（3）待检者血清。

（4）待检者 5％红细胞盐水悬液。

（5）洁净玻片。

（6）试管。

（7）蜡笔。

（8）显微镜。

【操作方法】

（1）取洁净玻片 1 张，用蜡笔画成方格，标明抗 A、抗 B 和抗 A＋B，分别用滴管滴加抗 A、抗 B 和抗 A＋B 分型血清 1 滴于相应的方格内。再各加待检者 5％红细胞悬液 1 滴，混匀。（正定型）

（2）另取洁净玻片 1 张，用蜡笔画成方格，标明 A 细胞、B 细胞和 O 细胞，用滴管各加待检者血清 1 滴，再分别用滴管滴加 A、B 和 O 型试剂红细胞悬液 1 滴。（反定型）

（3）将玻片不断轻轻转动，使血清与细胞充分混匀，连续转动 1～5 min，肉眼观察有无凝集（或溶血）反应。若肉眼未见凝集，再以低倍镜观察。

【观察结果】

肉眼观察有无凝集或溶血反应（表 1-2）。

表 1-2 ABO 血型正、反定型结果

标准血清＋待检者红细胞				待检者血清＋试验红细胞		
抗 A	抗 B	抗 A＋B	待检者血清	A 细胞	B 细胞	O 细胞
＋	－	＋	A	－	＋	－
－	＋	＋	B	＋	－	－
－	－	－	O	＋	＋	－
＋	＋	＋	AB	－	－	－

注：＋为凝集或溶血；－为不凝集。

【注意事项】

（1）试管、滴管和玻片必须清洁干燥，防止溶血。

（2）一般在室温（20～24 ℃）下进行试验。

（3）操作方法应按规定，一般应先加血清，然后再加红细胞悬液，以便核实是否漏加血清。

（4）判定结果后应仔细核对、记录，避免笔误。

【报告单】

××市人民医院检验报告单

质评合格，省内参考

检查项目：血型鉴定　　　　　采集时间：　　　　　　　　接收时间：

姓名	患者编号	标本号	报告时间
性别	床号	送检医师	临床诊断
年龄	科别	标本种类	备注

序号	项目	结果	参考值	单位

检验者：　　　　　　审核者：

此结果仅对此标本负责，如有疑问，请当日咨询。

【原理】

根据红细胞膜表面有无 A 抗原和（或）B 抗原，将血型分为 A 型、B 型、AB 型及 O 型 4 种。可利用红细胞凝集试验，通过正、反定型准确鉴定 ABO 血型。正定型是指用标准抗 A 和抗 B 分型血清来测定红细胞上有无相应的 A 抗原和（或）B 抗原；反定型是指用标准 A 型细胞和 B 型细胞来测定血清中有无相应的抗 A 和（或）抗 B。

┃ 趣味知识 ┣

血型的发现

20 世纪初，整个欧洲有股输血热，起初有人声称这有神奇的疗效。但不出几个月，输血者纷传死亡。为什么有人输血成功，有人失败，奥地利医师 Karl Landsteiner 决心找出答案。他混合多人的血液样本，然后观察结果。有些样本混合成功，但其他组合中的血液则结块黏稠。在仔细检验后，Karl Landsteiner 发现了产生血块的条件，接受输血者的血液中有种叫抗体的蛋白质，会与输血者细胞上叫作抗原的蛋白质结合。Karl Landsteiner 发现不是所有人的血液都一样,他判定人的血液能分成 4 种类型,他将这些血型称为 A 型、B 型、AB 型和 O 型。他了解到只有输血者和受血者血型相同时输血才安全。他的发现立即造成影响,在数年之内,输血技术遍及全球,拯救了无数的生命。Karl Landsteiner 也因贡献的意义重大,在 1930 年获得诺贝尔生理学或医学奖。到了 1950 年代,准确的血型鉴定使器官移植得以实现。现今,仅在美国,每 3 s 就会进行一次输血,若没有输血,估计每年会有 450 万美国人死亡。

红细胞膜上有 A 抗原的血液就叫 A 型血;红细胞膜上有 B 抗原的血液就叫 B 型血;红细胞膜上既有 A 抗原又有 B 抗原的血液就叫 AB 型血;红细胞膜上既没有 A 抗原,又没有 B 抗原的血液就叫 O 型血。

问题 1　什么是抗原?

问题 2　抗原有何特性?

知识理论 I　抗　　原

一、抗原的概念、特性

抗原(antigen,Ag)是进入机体后,能刺激机体免疫系统发生免疫应答,产生抗体或效应 T 细胞,并能与抗体或效应 T 细胞发生特异性结合的物质。

抗原具有两个性能:免疫原性(immunogenicity),即抗原刺激机体产生抗体或效应 T 细胞的能力;抗原性(antigenicity),即已经产生的抗体或效应 T 细胞与抗原发生特异性结合的能力。

既具有免疫原性又具有抗原性的物质是完全抗原(complete antigen),即通常所说的抗原。只有抗原性而不具有免疫原性的物质称为半抗原(hapten)。半抗原与血细胞或其他蛋白质载体结合后可获得免疫原性。

二、构成抗原的条件

自然界的物质非常多,要具备什么条件才能成为抗原?

(一)异物性

抗原免疫原性的本质是异物性,异物性是该物质成为抗原的必要条件。一般来说,抗原与机体之间的亲缘关系越远,组织结构差异越大,异物性越强,其免疫原性就越强。例如,鸭血清蛋白对家兔呈强免疫原性,而对鸡则呈弱免疫原性。异物性不仅存在于不同种属之间,各种病原体对人是异物,为强抗原;而且也存在于同种异体之间,不同的血型或同种异体移植物是异物,也有免疫原性;因此在不同血型个体间输血或不同个体之间进行器官移植,都有可能导致输血反应或移植排斥反应。即使自身成分未发生改变,但在胚胎期未与免疫细胞充分接触,也具有免疫原性(见趣味知识——克隆选择学说),例如,精子、脑组织、眼晶状体蛋白等在正常情况下被相应的屏障所隔离,并不与机体的免疫系统接触,若因外伤溢出,免疫细胞可视其为异物。

(二)抗原分子的理化性质

1. 相对分子质量　抗原的相对分子质量一般在 10000 以上。相对分子质量越大,免疫原性越强。大分子物质,化学性质较稳定,在体内不容易被降解,能持续刺激免疫细胞发生免疫应答。

2. 化学组成和结构　只是相对分子质量大并不一定具有免疫原性,免疫原性还要求物质有复杂的化学组成和结构。蛋白质的化学结构比较复杂,尤其具有芳香族氨基酸(如酪氨酸等)的蛋白质,它们不易在体内降解,能较长时间刺激免疫细胞发生免疫应答。因此,多数抗原是蛋白质。

总之,外界的物质作为异物成为抗原的条件是该分子要足够大、足够复杂。

此外,某物质能否成为抗原还受机体的遗传、年龄、生理状态、免疫方法等许多因素的影响。例如,抗原的免疫效果以皮内注射最佳,皮下次之,腹腔及静脉注射较差。

三、抗原的特异性

特异性(specificity)是指物质间的专一性、针对性。抗原的特异性表现在两个方面:①免疫原性的特异性,即抗原只能激活具有相应受体的淋巴细胞,产生特异性抗体和效应 T 细胞。②抗原性的特异性,即抗原只能与相应的抗体或效应 T 细胞发生特异性结合反应。例如,用痢疾杆菌免疫机体,只能刺激具有相应抗原受体的淋巴细胞产生针对痢疾杆菌的抗体,这种抗体只能与痢疾杆菌发生特异性结合,而不能与伤寒杆菌发生特异性结合。接种乙型肝炎疫苗仅能预防乙型肝炎,而不能预防甲型肝炎。决定抗原特异性的物质基础是抗原表位即抗原决定簇。

(一)抗原表位的概念

抗原的开拓性研究始于 20 世纪初奥地利的 Karl Landsteiner 实验室。Karl Landsteiner 将小分子芳香族氨基酸偶联至蛋白分子上,并通过改变小分子基团的构成和空间位置,进行了抗原特异性的研究。结果证实,抗原的特异性由抗原分子中的特殊化学基团所决定。抗原分子中决定抗原特异性的特殊化学基团,称为抗原表位(epitope),又称抗原决定簇(antigenic determinant)。它是与抗体或免疫细胞相应受体特异性结合的基本结构单位,通常由 5~17 个氨基酸残基或 5~7 个多糖残基或核苷酸组成。抗原分子上能与抗体分子结合的抗原表位的总数称为抗原结合价。天然抗原一般是大分子,含多个抗原表位,是多价抗原。半抗原为单价。抗原以其表位被淋巴细胞识别或与相应抗体结合。因此,表位代表了抗原分子的特异性部位。抗体与抗原分子的特异性结合实质上是抗体与抗原表位的结合,而不是与整个抗原分子的结合。

抗原表位的性质、数目、位置和空间构象等因素决定着抗原的特异性。例如,将苯胺、对氨基苯甲酸、对氨基苯磺酸和对氨基苯砷酸等四种带有不同酸基的半抗原,分别与同样的载体蛋白结合成为完全抗原,用这些结合物分别免疫动物,产生的四种抗体只能与相应的半抗原发生结合反应,表明抗原表位的性质不同,其抗原特异性就不同(表 1-3)。如果用氨基苯甲酸的三种异构体(邻位、间位和对位)作为半抗原,分别与同一载体蛋白偶联,免疫动物制备抗体后进行反应,氨基苯甲酸的三种异构体只能与相应的抗体结合,表明抗原表位的空间构象也对抗原抗体结合的特异性有影响(表 1-4)。

表 1-3 化学基团对抗原特异性的影响

抗血清	抗 原			
	苯胺	对氨基苯甲酸	对氨基苯磺酸	对氨基苯砷酸
	NH_2	NH_2 ... $COOH$	NH_2 ... SO_3H	NH_2 ... AsO_3H_2
抗苯胺	+	−	−	−
抗对氨基苯甲酸	−	+	−	−
抗对氨基苯磺酸	−	−	+	−
抗对氨基苯砷酸	−	−	−	+

表 1-4 抗原表位的空间构象对抗原特异性的影响

抗血清	抗原			
	苯胺	邻氨基苯甲酸	间氨基苯甲酸	对氨基苯甲酸
	NH₂	NH₂ COOH	NH₂ COOH	NH₂ COOH
抗苯胺	+	−	−	−
抗邻氨基苯甲酸	−	+	−	−
抗间氨基苯甲酸	−	−	+	−
抗对氨基苯甲酸	−	−	−	+

（二）共同抗原表位与交叉反应

天然的抗原（如细菌、病毒和细胞等）都有许多不同的抗原表位，可刺激机体产生不同的抗体。有时两种不同的抗原之间有相同或相似的抗原表位，能与同一抗体结合，这两种抗原称为共同抗原（common antigen），这种反应称为交叉反应（cross reaction）（图 1-1）。

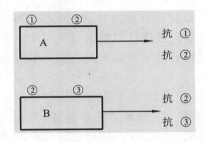

图 1-1 共同抗原和交叉反应示意图

> **趣味知识**
>
> ### 克隆选择学说
>
> 免疫的实质是免疫系统识别"自我"和"非我"，免疫系统是如何做到的？抗原抗体的特异性是怎样实现的？诺贝尔生理学或医学奖获得者澳大利亚免疫学家 Burnet 提出的克隆选择学说很好地解释了其中的奥秘。克隆选择学说以免疫细胞的发生、对抗原的识别为核心，其基本要点概括为以下几点。
>
> （1）胚胎时期体内存在很多随机形成的、能够针对各种不同抗原的淋巴细胞克隆，同一个克隆的细胞均表达相同的抗原受体，识别某一特定的抗原表位。
>
> （2）能够识别自身抗原的淋巴细胞克隆在个体发育早期即被清除或抑制（即克隆清除），成为禁忌克隆，因此，出生后机体对自身成分产生了免疫耐受。
>
> （3）出生后进入机体的抗原，能特异性选择具有相应抗原受体的细胞克隆结合（即克隆选择），使其活化、克隆扩增、产生特异性抗体和记忆细胞。不同抗原选择活化不同的细胞克隆，产生不同的特异性抗体。
>
> Burnet 提出的克隆选择学说很好地解释了抗体形成的特异性、记忆性及对"自己"与"非己"的识别。该学说以禁忌克隆的复活或突变解释了自身免疫发生的机制。

四、抗原的分类

抗原的分类方法有多种，选其主要几种简介如下。

（一）根据抗原与机体的亲缘关系分类

1. 异种抗原（xenoantigen） 来源于另一物种的抗原性物质，如病原微生物及其代谢产物、异种动物血清等，对人而言均为异种抗原。微生物的结构虽然简单，但其化学组成非常复杂，都有较强的免疫原性。由于病原微生物是良好的抗原，可用来制备疫苗进行预防接种，疫苗注入机体后可诱导产生特异性保护性免疫应答。临床上治疗用的动物免疫血清，例如，治疗毒蛇咬伤的抗毒素，一般来源于免疫后的马血清，它有两重性：一方面，它是特异性抗体，有中和毒素的作用；另一方面，它也是异种抗原，可刺激机体产生抗马血清抗体，可能导致超敏反应。

2. 同种异型抗原（alloantigen） 同一种属不同个体间存在的抗原，也称同种异体抗原。常见的人类同种异型抗原有两种：①红细胞血型抗原，包括 ABO、Rh 等 40 余个抗原系统，对安全输血非常重要；②人类白细胞抗原（human leukocyte antigen，HLA），是存在于人白细胞及所有有核细胞表面的一类抗原。除单卵双生者外，不同个体组织细胞 HLA 均不完全相同，异体组织或器官移植时引起排异反应，因此器官移植需配型。

3. 异嗜性抗原（heterophilic antigen） 一类与种属无关，存在于正常人、动物和微生物之间的共同抗原。由于这一类抗原最初由 Forssman 发现，故又称 Forssman 抗原。他用豚鼠脏器的生理盐水悬液免疫家兔制得抗体，此抗体除能与豚鼠脏器悬液发生反应外，还能与绵羊红细胞发生反应，说明绵羊红细胞与豚鼠脏器之间有共同的抗原成分。例如，溶血性链球菌的表面成分与人肾小球基底膜及心肌组织存在共同抗原，在链球菌感染后，其刺激机体产生的抗体可与具有共同抗原的心、肾组织发生交叉反应，导致肾小球肾炎或心肌炎；大肠杆菌 O_{14} 型脂多糖与人结肠黏膜有共同抗原存在，有可能导致溃疡性结肠炎。

临床上常借助异嗜性抗原辅助诊断某些疾病。例如，变形杆菌某些菌株的菌体抗原与斑疹伤寒立克次体有共同抗原成分，可用相应变形杆菌作为抗原，与斑疹伤寒患者血清做凝集反应即外斐试验，进行斑疹伤寒的辅助诊断。引起支原体肺炎的肺炎支原体与 MG 株链球菌有共同抗原成分，可用 MG 株链球菌代替肺炎支原体进行临床血清学诊断。传染性单核细胞增多症病原体（EB 病毒）与绵羊红细胞之间有共同的抗原成分，临床上可根据绵羊红细胞是否能与患者血清发生凝集反应进行辅助诊断。

4. 自身抗原（autoantigen） 在正常情况下，机体对正常组织细胞不会产生免疫应答，即自身耐受。但是在感染、外伤、服用某些药物等影响下，自身组织结构发生改变或隐蔽的自身抗原释放，或免疫系统本身发生异常，可诱发机体免疫系统对其发生免疫应答，这些可诱导特异性免疫应答的自身成分称为自身抗原。

（二）根据抗原刺激 B 细胞产生抗体时是否需要 T 细胞辅助而分类

1. 胸腺依赖性抗原（thymus dependent antigen，TD-Ag） 此类抗原刺激 B 细胞产生抗体时需要 T 细胞的辅助，故又称为 T 细胞依赖性抗原。先天性胸腺缺陷和后天性 T 细胞功能缺陷者，TD-Ag 刺激机体产生抗体的能力明显低下。绝大多数天然抗原如病原微生物、血细胞、血清蛋白等都属于 TD-Ag。它们的共同特点是由蛋白质组成，相对分子质量大，表面抗原表位种类多，同类数量少。它们引起免疫应答的特点如下：①能够产生体液免疫和细胞免疫；②可以产生多种抗体，以 IgG 为主；③有免疫记忆。

2. 胸腺非依赖性抗原（thymus independent antigen，TI-Ag） 该类抗原刺激不需要 T 细胞的辅助，可直接刺激 B 细胞产生抗体，又称 T 细胞非依赖性抗原。天然 TI-Ag 主要有细菌脂多糖、肺炎球菌荚膜多糖、多聚鞭毛素等。此类抗原结构比较简单，抗原表位种类少、数量多、排列紧密。它们引起免疫应答的特点如下：①不能产生细胞免疫；②只产生 IgM 类抗体；③无免疫记忆。

（三）其他分类

除了上述常见的抗原分类外，根据其物理性状的不同，可将其分为颗粒性抗原和可溶性抗原；根据抗原化学性质的不同，可将其分为蛋白质抗原、多糖抗原及多肽抗原等；根据抗原是否在抗原提呈细胞内合成，可将其分为内源性抗原和外源性抗原；根据抗原诱导不同的免疫应答，可将其分为移植抗原、肿瘤抗原、变应原及耐受原等。

知识理论Ⅱ　抗　　体

一、抗体及免疫球蛋白的概念

抗体(antibody,Ab)是由抗原进入机体,刺激 B 细胞分化增殖为浆细胞,而合成并分泌的一类能与相应抗原发生特异性结合的球蛋白(图 1-2)。抗体分布于各种体液(如血液、淋巴液、组织液及黏膜的外分泌液等)中。

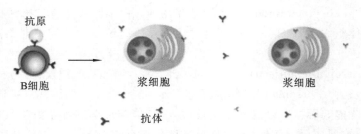

图 1-2　抗原刺激 B 细胞产生抗体示意图

1964 年 WHO 召开会议,将具有抗体活性及化学结构与抗体相似的球蛋白统称为免疫球蛋白(immunoglobulin,Ig)。免疫球蛋白除分布于体液中之外,还可存在于 B 细胞膜上。

现代免疫学认为,抗体与免疫球蛋白是等同的概念,只是抗体侧重于其生物学活性的描述,而免疫球蛋白侧重强调其化学结构。所有的抗体均属于免疫球蛋白,但免疫球蛋白并非都是抗体。

二、免疫球蛋白的结构

结构决定功能,理解免疫球蛋白的功能之前要先了解其的结构。免疫球蛋白的结构分为三个层次,即基本结构、辅助成分和水解片段。

(一)免疫球蛋白的基本结构

1. 对称的四肽链　Ig 分子的基本结构是由四条肽链组成的,即由两条相同的相对分子质量较小的肽链(轻链)和两条相同的相对分子质量较大的肽链(重链)组成。每条肽链分别由 2~5 个约含 110 个氨基酸、序列相似但功能不同的结构域(功能区)组成(图 1-3)。

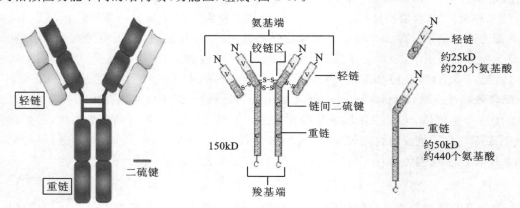

图 1-3　免疫球蛋白结构示意图

2. 单体　轻链与重链由二硫键连接形成一个呈"Y"形的四肽链分子(称为 Ig 分子)的单体,单体是构成所有 Ig 分子的基本结构。

3. 氨基端和羧基端　每条重链和轻链分为氨基端(N 端)和羧基端(C 端)。每条轻链约由 214 个氨基酸残基组成,L 链共有两型,kappa(κ)与 lambda(λ)。重链由 450~570 个氨基酸残基组成。

4. 类别 不同 Ig 的重链由于氨基酸残基的排列顺序、二硫键的数目和位置、含糖的种类及数量不同,其抗原性也不同。根据 H 链抗原性的差异可将其分为 5 类:μ 链、γ 链、α 链、δ 链和 ε 链,每个 Ig 分子的两条重链亦完全相同。由上述不同类型 H 链与 L 链(κ、λ)组成的完整 Ig 分子分别被称为 IgM、IgG、IgA、IgD 和 IgE。即使是同一类抗体,铰链区氨基酸组成和重链二硫键的数目、位置也不同,据此可将其分为不同的亚类。如人 IgG 可分为 IgG1～IgG4;IgA 可分为 IgA1 和 IgA2。IgM、IgD、IgE 尚未发现有亚类。

5. 可变区和恒定区 在 Ig 单体分子的 N 端,轻链的 1/2 与重链的 1/4 氨基酸排列顺序随抗体特异性不同而变化,故称这个区域为可变区(variable region,V 区)。此 V 区赋予抗体以结合抗原的特异性。重链和轻链的 V 区分别称为 V_H 和 V_L。V_H 和 V_L 各有 3 个区域的氨基酸组成和排列顺序高度可变,称为高变区或互补决定区(complementarity determining region,CDR)。在 Ig 多肽链的 C 端,轻链的其余 1/2 和重链的 3/4 部分,不同种类的 Ig 氨基酸数量、种类、排列顺序及含糖量都比较稳定,故称为恒定区(constant region,C 区)(图 1-4)。重链和轻链的 C 区分别称为 C_H 和

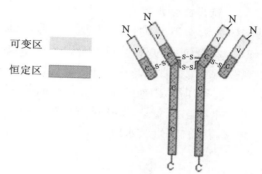

图 1-4 免疫球蛋白的可变区和恒定区示意图

C_L。不同型(κ 或 λ)Ig 其 L 链含有一个 C 区,且 C_L 的长度基本相同;不同类别的 Ig 其 C_H 长度不一,IgG、IgA 和 IgD 重链 C 区有 C_{H1}、C_{H2} 和 C_{H3} 三个结构域,IgM 和 IgE 重链 C 区有 C_{H1}、C_{H2}、C_{H3}、C_{H4} 四个结构域。同一种属的个体,针对不同抗原所产生的相同类别的 Ig,V 区各异,但他们的 C 区氨基酸序列比较恒定,其免疫原性相同。例如:针对不同抗原的人 IgG 抗体,它们的 V 区不同,所以只能与相应的抗原发生特异性结合,但 C 区是相同的,均含 γ 链,因此抗人 IgG 抗体(第二抗体)都能与之结合。

6. 铰链区 铰链区(hinge region)位于 C_{H1} 与 C_{H2} 之间,含有丰富的脯氨酸,因此易伸展弯曲,能改变两个结合抗原的"Y"形臂之间的距离,有利于两臂同时结合两个抗原表位。

(二)免疫球蛋白的辅助成分

除上述基本结构外,某些类别的 Ig 还含有其他辅助成分,如 J 链和分泌片(图 1-5)。

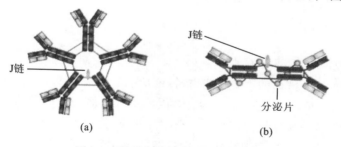

图 1-5 免疫球蛋白的 J 链和分泌片

1. J 链(joining chain) J 链是由 124 个氨基酸组成的糖蛋白,由浆细胞合成;主要功能是将单体的 Ab 分子连接为二聚体或多聚体。2 个 IgA 单体由 J 链连接形成二聚体,5 个 IgM 单体由二硫键相互连接,并通过二硫键与 J 链连接形成五聚体。IgG、IgD 和 IgE 常为单体,无 J 链。

2. 分泌片(secretory piece,SP) SP 是分泌型 IgA 分子上的辅助成分,为含糖的肽链,由黏膜上皮细胞合成和分泌,并结合于 IgA 二聚体上,使其成为分泌型 IgA(SIgA)。分泌片具有保护 SIgA 的铰链区免受蛋白水解酶降解的作用。

(三)免疫球蛋白的水解片段

在一定条件下,Ig 分子肽链的某些部分易被蛋白酶水解为各种片段(图 1-6)。用酶将 Ig 有限水解为小片段是研究 Ig 结构与功能的重要方法之一,以 IgG 为例简述如下。

1. 木瓜蛋白酶水解片段 1959 年,Porter 用木瓜蛋白酶(papain)水解兔 IgG 分子,将 IgG 从铰链区二硫键的近 N 端侧切断,从而将 Ig 裂解为三个片段,即 2 个相同的 Fab 段和 1 个 Fc 段。每一个抗原结

合片段(fragment antigen binding,Fab)含有一条完整的 L 链和 H 链近 N 端侧的 1/2。每个 Fab 段结合抗原是单价的,即只能结合一个抗原表位。因此不能联结成较大的抗原抗体复合物,不出现凝集或沉淀现象。Fc 段在低温或低离子强度下可形成结晶,故称为可结晶片段(fragment crystallizable,Fc)。Fc 段含有两条 H 链羧基端(C 端)的一半,包含 C_{H2} 和 C_{H3} 两个功能区,它无抗体活性。Ig 在异种间免疫所具有的抗原性主要存在于 Fc 段,同时 Fc 段还具有活化补体、亲细胞、通过胎盘和介导与细菌蛋白结合等生物学活性。

2. 胃蛋白酶水解片段 胃蛋白酶水解兔 IgG 分子,可将 IgG 从铰链区重链间二硫键近 C 端切断,将其裂解为大小不等的两个片段。大片段为 1 个 Fab 双体,以 F(ab')₂ 表示。包括 V_H、C_{H1} 和铰链区。F(ab')₂ 结合抗原为双价,可结合两个抗原表位,其结合抗原的亲合力要大于单价的 Fab,与抗原结合后可出现凝集或沉淀现象。由于 F(ab')₂ 保持了结合相应抗原的生物学活性,又减少或避免了 Fc 段抗原性可能引起的副作用,因而在生物制品中有实际应用价值。虽然 F(ab')₂ 在与抗原结合特性方面同完整的 Ig 分子一样,但由于缺乏 Ig 中的 Fc 部分,故不具备固定补体及与细胞膜表面 Fc 受体结合的功能。小片段 Fc 可被胃蛋白酶继续水解为小分子多肽,以 Fc' 表示,不再具有任何生物学活性。

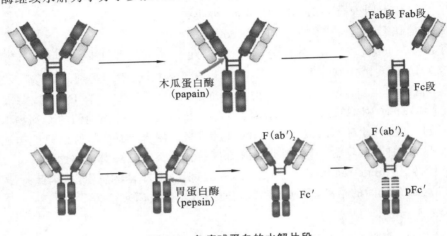

图 1-6 免疫球蛋白的水解片段

三、抗体的生物学作用

(一)特异性结合相应抗原

识别并特异性结合抗原是抗体的主要功能,执行该功能的结构是 Ig V 区,其中高变区与相应抗原表位识别和结合。抗体分子有单体、二聚体和五聚体,因此结合抗原表位的数目也不相同。抗体结合抗原表位的个数称为抗原结合价。单体抗体可结合 2 个抗原表位,为双价;分泌型 IgA 为 4 价;五聚体 IgM 理论上为 10 价,但由于立体构型的空间位阻力,一般只能结合 5 个抗原表位,所以为 5 价。Ig 的 V 区在体内可结合病原微生物及其产物,具有中和毒素、阻断病原入侵等防御功能。抗体与抗原结合本身不能溶解或杀伤带有特异抗原的靶细胞,通常需要补体或吞噬细胞等共同发挥效应以清除病原微生物或导致病理损伤。

(二)激活补体

抗体与相应抗原特异性结合后,可因构型改变而使其 C_{H2} 和 C_{H3} 结构域内的补体结合位点暴露,从而通过经典激活途径激活补体系统,产生溶细胞、溶细菌等多种补体的效应功能。其中 IgM、IgG1 和 IgG3 激活补体的能力较强,IgG2 较弱。IgA、IgE 和 IgG4 本身难以激活补体,但形成聚合物后可通过旁路途径激活补体。

(三)结合 Fc 受体

当抗体与相应抗原结合后,构型发生改变,其 Fc 段可与具有相应受体的细胞结合,发生不同的效应。IgG、IgA、IgE 的 Fc 受体分别称为 FcγR、FcαR、FcεR。

1. 介导Ⅰ型超敏反应 IgE 由于其 Fc 段的结构特点,可在游离情况下与有相应受体的细胞(如嗜碱性粒细胞、肥大细胞)结合,称为亲细胞抗体。IgE 可通过其 Fc 段与肥大细胞和嗜碱性粒细胞表面的高亲和力 IgE Fc 受体结合,并使其致敏。若相同变应原再次进入同一机体与致敏靶细胞表面特异性 IgE 结合,即可促使这些细胞合成和释放生物学活性物质,引起Ⅰ型超敏反应。

2. 调理吞噬作用 调理吞噬作用(opsonization)是指抗体、补体等调理素(opsonin)促进吞噬细胞吞噬细菌等颗粒性抗原的作用。细菌特异性的 IgG 的 Fab 段与相应细菌的抗原表位结合,以其 Fc 段与巨噬细胞(MΦ)或中性粒细胞表面的 FcγR 结合,促进吞噬细胞的吞噬作用(图 1-7)。

IgG 尤其是 IgG1 和 IgG3 对于调理吞噬起主要作用;IgE 可促进嗜酸性粒细胞的吞噬作用。

3. 抗体依赖细胞介导的细胞毒作用(antibody dependent cell-mediated cytotoxicity, ADCC) 抗体的 Fab 段结合病毒感染的细胞或肿瘤细胞表面的抗原表位,其 Fc 段与 NK 细胞或巨噬细胞表面的 Fc 受体结合,介导杀伤靶细胞(图 1-8)。

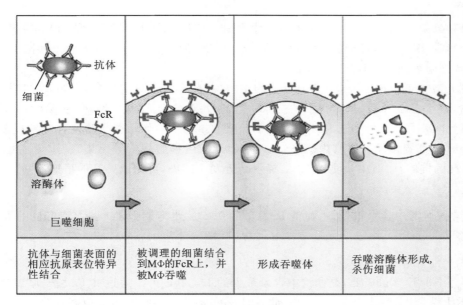

图 1-7　抗体的调理吞噬作用

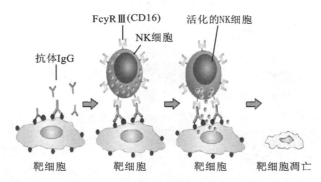

图 1-8　抗体依赖细胞介导的细胞毒作用(ADCC)

四、五类免疫球蛋白的特点

（一）IgG

IgG 于出生后 3 个月开始合成,3～5 岁接近成人水平。主要由脾、淋巴结中的浆细胞合成和分泌,以单体形式存在,其含量占成人血清抗体总量的 75%～80%,是血清中含量最高的 Ig。人 IgG 有 4 个亚类,分别是 IgG1、IgG2、IgG3、IgG4。IgG 半寿期为 20～23 天,是半衰期最长的 Ig,为再次免疫应答的主要抗体,通常为高亲和力抗体。IgG 是抗感染的主要抗体,大多数抗菌、抗病毒抗体和抗毒素抗体都为 IgG

类。IgG 是唯一能通过胎盘的抗体,在新生儿抗感染中起重要作用。IgG1、IgG2 和 IgG3 的 C_{H2} 能通过经典激活途径激活补体。IgG 还具有调理吞噬、介导 ADCC、结合 SPA 和结合链球菌 G 蛋白的作用。

(二)IgA

IgA 有血清型和分泌型两型。血清型为单体,主要存在于血清中,仅占血清 Ig 总量的 $10\% \sim 15\%$。分泌型 IgA(secretory IgA,SIgA)为二聚体,由 J 链连接,含有分泌片(secretory piece,SP)。分泌片具有保护分泌型 IgA 的铰链区免受蛋白水解酶水解的作用,并介导 IgA 二聚体从黏膜下转运到黏膜表面。SIgA 合成和分泌的部位在肠道、呼吸道、乳腺、唾液腺和泪腺,因此主要存在于胃肠道和支气管分泌液、初乳、唾液和泪液中。SIgA 是外分泌液中的主要抗体类别,通过与相应病原微生物(细菌、病毒等)结合,阻止病原体黏附到细胞表面,从而在局部抗感染中发挥重要作用。产妇可通过初乳将分泌型 IgA 传递给婴儿,这也是一种重要的自然被动免疫。

(三)IgM

IgM 是相对分子质量最大的抗体,称为巨球蛋白。单体 IgM 以膜结合型(mIgM)表达于 B 细胞表面。膜表面 IgM 是 B 细胞抗原受体(B cell receptor,BCR)的主要成分。只表达 mIgM 是未成熟 B 细胞的标志,记忆 B 细胞表面的 mIgM 逐渐消失。

在血清中,IgM 由五个单体聚合成花环状多聚结构,占血清 Ig 总量的 $5\% \sim 10\%$,血清浓度约 1 mg/mL。五聚体 IgM 含 10 个 Fab 片段,具有很强的抗原结合能力;含 5 个 Fc 段,比 IgG 更易激活补体。天然的血型抗体为 IgM。IgM 是个体发育过程中最早合成和分泌的抗体,胎儿在胚胎发育晚期就能产生 IgM,所以脐带血中 IgM 升高提示胎儿有宫内感染(如风疹病毒或巨细胞病毒等感染)。IgM 也是初次体液免疫应答中最早出现的抗体,血清中检测出 IgM,提示新近发生感染,可用于感染的早期诊断。

(四)IgD

IgD 在正常人血清中含量很低,占血清 Ig 总量的 0.2%,半寿期为 3 天。血清 IgD 的生物学功能尚不清楚,膜结合型 IgD(mIgD)构成 B 细胞抗原受体,是 B 细胞分化成熟的标志。

(五)IgE

正常人血清中 IgE 含量极低,是血清中含量最少的 Ig。IgE 可以通过其 Fc 段与嗜碱性粒细胞、肥大细胞膜上 FcεR I 结合,引起 I 型超敏反应。此外,IgE 可能与机体抗寄生虫免疫有关。

能力检测

一、名词解释
1. 抗原 2. 抗体 3. 免疫球蛋白 4. 抗原表位 5. 异嗜性抗原
二、请完善表 1-5 和表 1-6 中的内容

表 1-5 TD 抗原与 TI 抗原的主要特性比较

	TD 抗原	TI 抗原
T 细胞辅助		
抗体类型		
免疫应答类型		
免疫记忆		
表位组成		
表位种类		

表 1-6　五类免疫球蛋白之最

特　　性	Ig	特　　性	Ig
血清中含量最多的 Ig		乳汁中唯一含有的 Ig	
半衰期最长的 Ig		血清中含量最少的 Ig	
半衰期最短的 Ig		有血清型和分泌型两型的 Ig	
相对分子质量最大的 Ig		大多数抗菌、抗病毒抗体和抗毒素抗体都为此类 Ig	

（**魏仲香**）

项目二　抗"O"检测

 任务　抗"O"检测

【申请单】　请完成申请单所要求的项目。

××市人民医院检验申请单

姓名	
性别	年龄
门诊号	住院号
诊断或症状	
检验标本	
检验目的	
送检科室	医师
送检日期	年　　月　　日

【方法选择】　见表 2-1。

表 2-1　抗"O"检测方法

方法	胶乳凝集法	比浊法	ELISA 法
本次检查选择	√		

【材料准备】

(1) 标本:待检血清。

(2) 试剂:试剂盒(一般包括抗链球菌溶血素"O"(ASO)胶乳试剂、阳性对照血清、阴性对照血清、反应纸板)。

【操作方法】

按试剂使用说明书或实验室制订的标准操作规程(SOP)进行操作,一般步骤如下。

(1) 加待检血清和对照:在白色纸板上第一孔加阳性对照一滴,第二孔加阴性对照一滴,第三孔加待检血清一滴。

(2) 加诊断试剂:在阳性对照、阴性对照、待检血清等各孔中分别滴加 ASO 胶乳试剂一滴,轻轻摇动,反应 3 min 后,观察结果(图 2-1)。

【观察结果】

(1) 肉眼观察 ASO 胶乳颗粒凝集且液体澄清者为阳性反应;ASO 胶乳颗粒不凝集,呈均匀乳胶状者为阴性反应。

(2) 阴性对照结果正确后才能进行待检血清格的结果判断。

阳性对照	阴性对照	待检血清
+	+	+
ASO胶乳试剂	ASO胶乳试剂	ASO胶乳试剂

图 2-1 胶乳凝集法检测 ASO 操作方法示意图

【注意事项】

（1）ASO 胶乳试剂宜冷藏保存，勿冷冻。使用前应摇匀。

（2）阳性血清需提高稀释度进行复试。

【报告单】

××市人民医院检验报告单 质评合格，省内参考

检查项目：血清 ASO 测定 采集时间： 接收时间：

姓名	患者编号	标本号		报告时间	
性别	床号	送检医师		临床诊断	
年龄	科别	标本种类		备注	
项目	英文缩写	结果	参考值	单位	
ASO					

检验者： 审核者：

此结果仅对此标本负责，如有疑问，请当日咨询。

【临床意义】

结果阳性表明抗"O"抗体＞1∶400。抗"O"试验用于链球菌感染或风湿热的辅助诊断。风湿热患者血清中抗"O"抗体比正常人显著增高，活动性风湿热患者一般超过1∶400。

【原理】

ASO 胶乳凝集法是正向间接凝集试验。待检血清中含有超正常量的 ASO，可与溶血素"O"致敏的胶乳试剂发生反应，引起胶乳凝集。

知识理论Ⅰ 抗原抗体反应

抗原抗体反应是指抗原与相应抗体的特异性结合反应。该反应既可在体内作为体液免疫应答的效应机制正常发生，也可在体外作为免疫学试验的结果出现。本知识点叙述的抗原抗体反应主要是指抗原和抗体在体外结合表现的反应。

一、抗原抗体反应的基本原理

抗原与抗体能够特异性结合是基于抗原表位与抗体分子超变区之间在结构和空间构型上的相互吻合，是一种分子表面的、特异的、可逆的弱结合力。这种弱结合力只有在极短距离内才能发生效应。

（一）抗原抗体的结合力

抗原与抗体的结合虽然是两分子间结构互补的特异性结合，但并不形成牢固的共价键，而是通过非共价键结合。抗原与抗体这种弱结合是四种分子间引力作用的结果。

1. 静电引力 又称库伦引力，是抗原和抗体分子所带有的相反电荷的氨基和羧基基团之间的吸引力，即抗体分子上带电荷的游离氨基和游离羧基分别与抗原分子上带相反电荷的游离羧基和游离氨基间相互吸引的力。这种引力与两个相互作用基团间距离的平方成反比。两个基团距离越近，静电引力越

强,反之,引力变弱。

2. 范德华力 抗原抗体相互接近时因分子的极化作用而出现的引力。这种结合力的大小与两个相互作用基团之间极化程度的乘积成正比,与它们间距离的七次方成反比。该引力的能量小于静电引力。

3. 氢键结合力 供氢体上的氢原子与受氢体原子间的引力。抗原抗体反应中,主要供氢体有—OH、—NH₂和—COOH,而羧基氧、羧基碳及肽键氧等是主要受氢体。氢键结合力较范德华引力强,并更具有特异性。

4. 疏水作用力 两个疏水基团在水溶液中相互接触时,由于对水分子排斥而趋向聚集的力。当抗原抗体反应时,抗原表位与抗体上的结合点靠近,互相间正、负极性消失,由静电引力形成的亲水层立即失去,排斥了两者之间的水分子,从而促进抗原与抗体的相互吸引而结合。疏水作用力在抗原抗体反应中的结合是很重要的,提供的作用力最大,约占总结合力的50%。

综上所述,几种作用力的大小都与抗原抗体分子之间的距离密切相关,只有两分子表面广泛密切接触时,才能产生足够的力使其结合。抗原与对应抗体之间高度的空间互补结构恰好为这些结合力的发挥提供了条件。

(二)抗原抗体的亲和力与亲合力

亲和力(affinity)是抗体分子上一个抗原结合点与相应的抗原表位之间的相适应而存在着的引力,是抗原与抗体间固有的结合力。亲合力(avidity)是指反应体系中整个抗原分子与相应抗体分子之间的结合能力。亲合力与亲和力、抗体结合价和有效抗原表位数目相关。亲合力越大,抗原抗体结合越牢固。

(三)亲水胶体转化为疏水胶体

抗体是球蛋白,大多数抗原也是蛋白质。在通常反应条件下带负电荷,由于静电作用,在蛋白质分子周围出现了带正电荷的电子云并形成了水化层,使其成为亲水胶体。由于电荷的相斥,蛋白质分子间避免了靠拢、凝集和沉淀。当抗原抗体结合后,水化层表面电荷减少或消失,水化层变薄,电子云也消失,蛋白质由亲水胶体转化为疏水胶体。再加入电解质(如 NaCl),则使疏水胶体间进一步靠拢、沉淀,形成可见的抗原抗体复合物(图 2-2)。

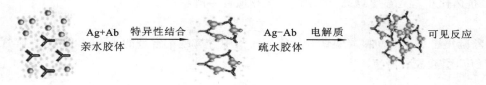

图 2-2　亲水胶体转化为疏水胶体

二、抗原抗体反应的特点

(一)特异性

抗原抗体的特异性即专一性,是指任何一种抗原分子只能与其相对应的抗体结合。这种特异性是由抗原表位与抗体分子超变区之间空间结构的互补性决定的。抗体超变区氨基酸残基的变异性使该区槽沟形状千变万化,只有与其空间结构互补的抗原表位才能嵌入。因此,抗原抗体反应具有高度特异性,故可以用已知的抗原或抗体来检测相应的抗体或抗原。

由于大多数天然抗原常含有多种抗原表位。若两种不同的抗原分子上有相同或类似结构的抗原表位,则可出现交叉反应。

(二)比例性

比例性是指抗原抗体特异性结合要呈现可见反应,需要一定的量比关系,只有当二者浓度比例适当时,才形成可见的较大的抗原抗体复合物。抗原抗体反应的速度可反映参加反应的抗原和抗体浓度的适合程度,因此在进行抗原抗体试验时,把最迅速出现可见反应时的抗原抗体的浓度比或量比,称为抗原抗体反应的最适比(或称等价点)。抗原与抗体结合比例最合适的范围,称等价带。如果抗原抗体浓度比超出等价带范围,虽有抗原抗体结合,但结合程度低,往往形成小分子结合物且量少,无可见反应,这种现象称为带现象。抗体过量时,称为前带;抗原过量时,称为后带(图 2-3)。

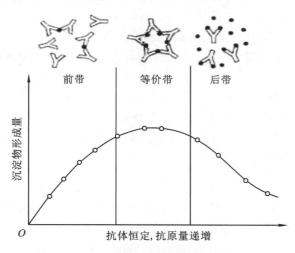

图 2-3　抗原抗体定量反应曲线

带现象是临床免疫检验试验中常引起假阴性结果的原因之一。为了避免带现象的发生,免疫检验试验前常需要对血清进行稀释,以调整抗原抗体反应比例,颗粒性抗原与抗体反应时(如凝集反应),因抗原表面积小,需要结合的抗体少,为使抗体不致过多,故多稀释抗体成分。可溶性抗原与抗体反应时(如沉淀反应),因抗原表面积大,需要结合的抗体多,为使抗原不致过多,故多稀释抗原成分。

(三)可逆性

由于抗原抗体的结合是分子表面的非共价键结合,形成的复合物不牢固,在一定条件下,可以解离为游离的抗原与抗体,这种特性称为抗原抗体反应的可逆性。因此,抗原抗体反应形成复合物是一个动态平衡的过程。

抗原抗体复合物解离取决于两方面的因素:一是抗体与对应抗原的亲合力;二是环境因素对复合物的影响。高亲合力时,抗原抗体结合牢固,不易解离;反之,低亲合力的抗原抗体复合物较易解离。环境中 pH 值过高或过低均可破坏离子间静电引力,降低抗原抗体的结合力,促使其解离。免疫技术中的亲和层析法,常通过改变 pH 值和离子强度促使抗原抗体复合物解离,从而纯化抗原或抗体。解离后的抗原或抗体分子仍保留游离抗原、抗体的理化特性及生物学活性,如毒素抗毒素复合物解离后,毒素仍保持毒性。

(四)反应阶段性

抗原抗体反应分为两个阶段。第一阶段为抗原与抗体发生特异性结合的阶段,此阶段反应快,仅需数秒至数分钟,但不出现可见反应;第二阶段为可见反应阶段,这一阶段抗原抗体复合物在环境因素(如电解质、pH 值、温度、补体)的影响下,进一步交联和聚集,表现为凝集、沉淀、溶解、补体结合介导的生物现象等肉眼可见的反应。此阶段反应慢,往往需要数分钟至数小时。

实际上这两个阶段难以严格区分,所需时间亦受多种因素和反应条件的影响,若反应开始时抗原抗体浓度较高,且两者比例恰当,则很快能形成可见反应。

三、抗原抗体反应的影响因素

影响抗原抗体反应的因素主要有两个方面:一是反应物自身因素;二是环境因素。

(一)反应物自身因素

1. 抗原因素　抗原的理化性状、抗原表位的种类和数目等均可影响抗原抗体反应结果。如可溶性抗原与相应抗体反应出现沉淀,颗粒性抗原与相应抗体反应出现凝集。粗糙型细菌在生理盐水中易发生自凝现象,所以在细菌血清学鉴定中,必须做对照试验,防止假阳性的判读。

2. 抗体因素　抗体是抗原抗体反应中的关键因素,其影响作用主要表现在三个方面。

(1) 来源：来自不同动物的免疫血清，其反应性存在差异。家兔等大多数动物的免疫血清，由于具有较宽的等价带，常需与过剩的抗原结合才易出现可见的抗原抗体复合物，称为 R 型抗体。马、人等大动物的免疫血清等价带窄，少量抗原或抗体过剩，即可形成可溶性复合物，称为 H 型抗体。家禽血清中 Ig 不能结合哺乳动物的补体，并且在高盐（80 g/L）溶液中沉淀明显。单克隆抗体一般不用于沉淀或凝集反应。

(2) 浓度：抗体的浓度是相对于抗原而言的，二者浓度合适时才易出现可见的反应结果，所以在试验前应先进行预试验，滴定抗原抗体反应的最佳浓度（效价）。

(3) 特异性与亲合力：特异性与亲合力共同影响试验结果的准确度。试验时应尽可能选择高特异性、高亲合力的抗体，以保证试验的可靠性。

(二) 环境因素

1. 电解质 抗原与抗体发生结合后由亲水胶体变为疏水胶体时易受电解质影响。在抗原抗体反应中，常用 0.85% NaCl 作为抗原抗体的稀释液及反应液，其中 Na^+ 和 Cl^- 可分别中和胶体颗粒上的电荷，使胶体颗粒的电势下降，形成可见的沉淀物或凝集物。若无电解质存在，则不出现可见反应。但若电解质浓度过高，则会出现非特异性蛋白质沉淀，即盐析现象。

2. 酸碱度 蛋白质具有两性电离性质，因此每种蛋白质都有固定的等电点。pH 值过高或过低都将影响抗原与抗体的理化性质，如 pH 值为 3 左右时，接近细菌抗原等电点，细菌因表面蛋白所带电荷消失、其间相互的排斥力丧失而出现非特异性凝集，导致假阳性。抗原抗体反应一般在 pH 值为 6～9 条件下进行。有补体参与的反应最适 pH 值为 7.2～7.7。

3. 温度 抗原抗体反应最适温度为 37 ℃。但一般在 15～40 ℃均适宜，在此范围内，温度越高，抗原抗体分子运动加速，反应越快。某些特殊的抗原抗体反应，对温度有一些特殊的要求，例如冷凝集素在 4 ℃左右与红细胞结合最好，20 ℃以上反而解离。

此外，适当振荡和搅拌也能促进抗原抗体分子的接触，加速反应。

四、抗原抗体反应的类型

随着免疫学技术的飞速发展，在原有经典免疫学试验方法的基础上，新的免疫学测定方法不断出现，使免疫学试验技术更特异、更敏感和更稳定，应用范围也更广泛。目前，根据抗原和抗体性质的不同和反应条件的差别，抗原抗体反应出现的现象和结果不同，以及反应时参与的其他条件不同，可将抗原抗体反应分为以下类型（表 2-2）。各种检验技术在后面章节中将详细介绍。

表 2-2 抗原抗体反应的基本类型

反应类型	检验技术	常用结果判断方法	主要用途	敏感度
凝集反应	直接凝集试验	用肉眼或放大镜（或显微镜）观察凝集现象	定性定量	1+
	间接凝集试验			2+
	凝集抑制试验			3+
	协同凝集试验			3+
	抗球蛋白试验			3+
沉淀反应	液相沉淀试验	肉眼观察沉淀、仪器检测浊度	定性定量、	1+ 或 2+
	琼脂凝胶扩散试验	观察扫描沉淀线或沉淀环	成分分析	1+
	凝胶电泳技术	观察沉淀峰、沉淀弧等		2+
补体参与的反应	补体溶血试验	肉眼观察或仪器测定溶血现象	补体作为指示	2+
	补体结合试验		物参与反应	3+
中和反应	毒素中和试验	外毒素毒性消失	检测中和抗体	2+
	病毒中和试验	病毒感染性消失		1+

续表

反应类型	检验技术	常用结果判断方法	主要用途	敏感度
免疫标记	酶标记免疫技术	肉眼或酶标仪检测底物显色	定性定量、	4+
	荧光免疫技术	用荧光显微镜或其他仪器检测荧光	定位及成分分析	4+
	金标记免疫技术	观察金颗粒沉淀		4+
	放射免疫技术	用放射免疫分析仪检测放射性强度		4+
	化学发光免疫技术	用化学发光分析仪等检测发光强度		4+

知识理论Ⅱ　凝　集　反　应

凝集反应是指用颗粒性抗原或吸附于载体颗粒上的可溶性抗原(或抗体)与相应抗体(或抗原)结合,在电解质参与下,出现肉眼可见的凝集现象。一般认为,颗粒性抗原与载体是在普通光学显微镜下可看见的物质,可溶性抗原是在普通光学显微镜下不可看见的物质。参与凝集反应的抗原也称为凝集原,相应的抗体称为凝集素。

凝集反应的类型主要分为直接凝集反应、间接凝集反应,协同凝集反应和抗人球蛋白试验,其中抗人球蛋白试验是特殊的间接凝集反应。本书主要讲述前两种反应类型。

一、直接凝集反应

颗粒性抗原直接与相应抗体结合出现肉眼可见的凝集现象,称为直接凝集反应(图 2-4)。常用颗粒性抗原有细菌、红细胞等。

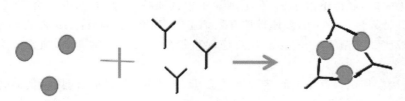

图 2-4　直接凝集反应示意图

直接凝集反应具有如下特点:①抗原成颗粒状,制成的液体为悬液;②抗原颗粒分子相对比抗体大,故反应所形成的凝集物主要成分为抗原;③抗原的比表面积(表面积/体积)比抗体小,试验时为使抗体不过剩,通常需要稀释抗体;④因为需要稀释抗体,故以出现凝集现象的抗体最高稀释度判断效价。

操作方法有玻片法和试管法两种。

(一)玻片凝集试验

1. 基本原理　在玻片上颗粒性抗原与相应抗体直接结合,在一定条件下,出现肉眼可见的凝集现象。

2. 操作方法　首先取待检颗粒性抗原(如菌液或红细胞悬液)1 滴,在玻片上与 1 滴已知抗体的诊断血清混匀;数分钟后用肉眼或低倍镜观察结果。

3. 结果判断　出现凝集者判断为阳性。

4. 特点与应用　该法快速简便,但只能定性,并且敏感性低,常用于细菌鉴定、血型测定。

(二)试管凝集试验

1. 基本原理　用已知颗粒性抗原与待测抗体在试管中进行直接凝集的半定量试验。多用来测定血清中的抗体。

2. 操作方法　用一系列试管,将待检血清进行一系列倍比稀释,各管再加入等量已知的颗粒性抗原(如细菌)悬液一起混匀,数小时或次日观察结果。操作程序如图 2-5 所示。

3. 结果判断 凝集为阳性。根据颗粒性抗原的凝集程度,可分(-)~(++++)五个等级,通常以产生明显凝集现象(++)的最高血清稀释度作为血清中抗体的效价。抗体效价不是血清抗体的浓度,但其可反映血清中抗体的相对含量,与血清抗体浓度呈正相关。

4. 特点与应用 其操作比玻片法复杂,但能够半定量,敏感性低,通常用于抗体测定,如诊断伤寒及副伤寒的肥达试验、诊断立克次体感染的外斐试验等。

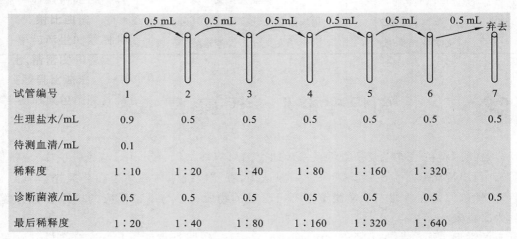

试管编号	1	2	3	4	5	6	7
生理盐水/mL	0.9	0.5	0.5	0.5	0.5	0.5	0.5
待测血清/mL	0.1						
稀释度	1:10	1:20	1:40	1:80	1:160	1:320	
诊断菌液/mL	0.5	0.5	0.5	0.5	0.5	0.5	0.5
最后稀释度	1:20	1:40	1:80	1:160	1:320	1:640	

图 2-5 试管凝集试验操作程序

二、间接凝集反应

间接凝集反应也称为被动凝集反应,是将可溶性抗原或抗体吸附于载体颗粒表面,再与相应的抗体或抗原结合,在适宜电解质条件下,出现凝集现象。吸附有抗原或抗体的载体,称为致敏颗粒或免疫微球。载体是与免疫无关的颗粒,不溶于水,在生理盐水中性质稳定,短时间内不会下沉,并能牢固吸附抗原或抗体而不影响其特异性。常用的载体颗粒有红细胞及多种惰性颗粒(如聚苯乙烯胶乳、活性炭粉、明胶颗粒、白陶土、火棉胶和细菌等)。间接凝集反应比直接凝集反应灵敏度高,通常高 2~8 倍,但特异性较差。

目前,常用的间接凝集试验有正向间接凝集试验、反向间接凝集试验、间接凝集抑制试验。

(一)正向间接凝集试验

1. 原理 正向间接凝集试验是将已知可溶性抗原与载体颗粒结合,测定未知抗体,出现凝集现象为阳性,无凝集为阴性。

2. 应用 可用于细菌、病毒和寄生虫等感染后产生抗体的检测,如胶乳凝集试验用于检测类风湿因子、抗链球菌溶血素"O"等。

(二)反向间接凝集试验

1. 原理 反向间接凝集试验是将已知抗体吸附于载体上,测定未知可溶性抗原,出现凝集现象为阳性,无凝集为阴性。

2. 应用 测定抗原,本试验快速、简便、敏感性高、特异性强。

(三)间接凝集抑制试验

1. 原理 间接凝集抑制试验是预先用可溶性抗原封闭抗体的抗原结合位点,使吸附在载体上的可溶性抗原不能与抗体结合而出现不凝集现象。

在试验时先加入被检标本和已知抗体混合,再加入已知可溶性抗原吸附的载体。若被检标本中有可溶性抗原与已知抗体结合,则占据了抗体的抗原结合位点,使得后加入的载体-可溶性抗原无抗体结合,结果载体不能凝集,为阳性;若标本中无相应抗原,已知抗体的抗原结合位点即可与后加入的载体上的抗原结合,结果载体凝集,为阴性。

2. 应用 测定可溶性抗原。如胶乳凝集抑制试验,用于检测孕妇尿液中的绒毛膜促性腺激素

（HCG），协助诊断早期妊娠。

趣味知识

HCG 与早期妊娠

HCG 即人绒毛膜促性腺激素，是由胎盘的滋养层细胞分泌的一种糖蛋白。成熟女性因受精的卵子移动到子宫腔内着床后，形成胚胎，在发育成长为胎儿过程中，胎盘的滋养层细胞产生大量的 HCG 进入母体血液中，并通过其血液循环而排泄到尿中。在妊娠 $1\sim2.5$ 周时，血清和尿中的 HCG 水平即可迅速升高，第 8 周孕期达到高峰，至孕期第 4 个月始降至中等水平，并一直维持到妊娠末期。检测母体血液中或尿液中 HCG 及其含量，可了解其受孕情况。目前检测 HCG 的方法有胶乳凝集抑制试验和血凝抑制试验、放射免疫试验、酶联免疫吸附试验（ELISA）、单克隆抗体胶体金试验等。

问题 1　胶乳凝集抑制试验的原理是什么？

问题 2　胶乳凝集抑制试验结果如何判断？

知识理论 Ⅲ　抗原和抗体的制备

抗原和抗体是免疫反应的基本物质，也是免疫学检测的两个重要指标。制备并纯化抗原是制备特异性抗体的前提条件。而特异性抗体可用于纯化抗原和检测抗原，是临床疾病诊断、治疗、预防和研究的重要物质。因此，抗原和抗体的制备在免疫学检测和免疫学研究中是非常重要的。

一、抗原的制备

抗原即免疫原，是能诱导机体产生抗体又能与抗体在体内外发生特异性结合反应的物质。合格抗原是制备高质量抗体的先决条件。自然界中众多抗原物质，绝少是单一成分，所以要想获得具有单一特异性的纯化抗原，必须从复杂的物质组分中提取目的抗原成分，制备成合格的纯抗原。抗原按其物理性状可分为颗粒性抗原及可溶性抗原，根据化学性质又可分为蛋白质抗原、多糖抗原和核酸抗原等，因此不同性质的抗原其制备方法也不尽相同。

（一）颗粒性抗原的制备

颗粒性抗原主要是指细胞抗原、细菌抗原和寄生虫虫体抗原等。常用的颗粒性抗原有绵羊红细胞和细菌抗原。

1. 绵羊红细胞的制备　绵羊红细胞是最常用的细胞抗原，用于溶血素（抗绵羊红细胞的抗体）的制备。其制备方法是：自健康绵羊颈静脉采血，立即注入无菌的装有 Alsever 液（抗凝，保存红细胞）或玻璃珠的三角烧瓶内，充分摇动 $15\sim20$ min，除去纤维蛋白。使用前取适量的抗凝血，以 2000 r/min 离心 5 min，弃上清液，再加 $2\sim3$ 倍的无菌生理盐水，用毛细滴管轻轻地反复混匀，再以 2000 r/min 离心 5 min，弃上清液，如此反复洗涤红细胞 3 次，最后 1 次可适当延长离心时间至 10 min。弃上清液，取红细胞，用无菌盐水最后配成 1×10^{6}/mL 的细胞悬液，即可应用。

制备中应注意无菌操作，有溶血现象者应弃去。红细胞洗涤次数不宜太多，以 3 次为宜，否则红细胞脆性增加，影响试验结果。

2. 细菌抗原的制备　细菌抗原可作为诊断菌液来检测相应抗体，如肥达试验用的伤寒"O""H"诊断菌液。细菌抗原也可用来免疫动物制得相应免疫血清或诊断血清，如沙门菌属诊断血清、霍乱弧菌诊断血清、抗毒素血清等。

（1）制备方法：各种细菌含有不同性质的抗原成分，主要是菌体抗原（O 抗原）、鞭毛抗原（H 抗原）和表面抗原（K 或 Vi 抗原），但菌液制备程序基本相似（图 2-6），只需在制备步骤中根据要求做某些处理后，即可得到所需的细菌抗原。

（2）细菌抗原的检定：各类细菌抗原制成后，均需做有关检定，其主要项目是：①一般性状检定：制备

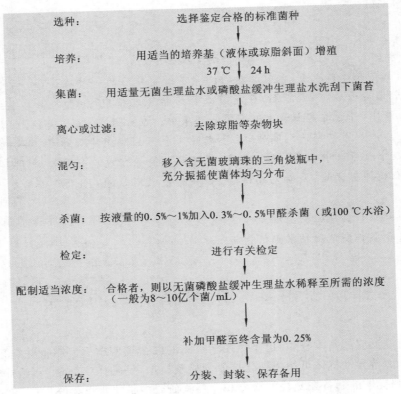

图 2-6　菌液制备的一般流程

细菌抗原所用菌种,应具有典型的生物学特性;细菌抗原应为乳白色悬液,100 ℃水浴 30 min 应仍为均匀悬液。不应有摇不散的菌块或琼脂等异物,在盐水中无自凝现象。②无菌试验:菌液经甲醛处理后,置于 37 ℃培养 2~3 天应无菌生长。③纯度检查:将菌液做革兰染色镜检至少 10 个视野,应无杂菌。④特异性试验:与相应诊断血清做玻片凝集试验,呈强阳性反应。⑤定量凝集试验:其凝集效价不低于原血清凝集效价之半。⑥浓度测定:应达到所需要求。

(二) 可溶性抗原的制备

可溶性抗原包括蛋白质、多糖、脂多糖、核酸等,它们存在于生物体液或组织细胞中,如膜蛋白抗原、细胞质抗原、细胞核和核膜抗原等,所以这些可溶性抗原的制备需先将细胞破碎,再使用一定的方法提取纯化。制备的基本过程包括材料的选取与预处理、细胞的捣碎、纯化抗原的提取、抗原的鉴定、抗原的浓缩或冷冻、干燥、保存五个步骤(图 2-7)。

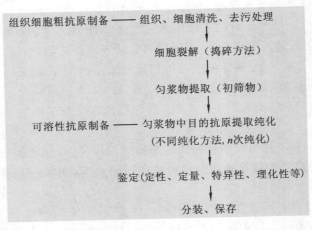

图 2-7　可溶性抗原制备的一般流程

（三）免疫佐剂

免疫佐剂，简称佐剂，是先于抗原或与抗原一起注入机体，可增强机体对该抗原的特异性免疫应答或改变免疫应答类型的物质。免疫佐剂为一类非特异性的免疫增强剂，可具有免疫原性，也可无免疫原性。

1. 种类 佐剂的种类很多，按其理化性质进行分类，可分为四类（表 2-3）。

表 2-3 佐剂的种类

分 类	常 用 种 类	用 途
无机佐剂	氢氧化铝、磷酸钙、磷酸铝、表面活性剂	安全可靠，常用于人类疫苗免疫
有机佐剂	分枝杆菌、百日咳杆菌、短小棒状杆菌、脂糖、胞壁酰二肽、细胞因子、热休克蛋白	多作为佐剂制备主要活性成分
合成佐剂	双链多聚腺苷酸-尿苷酸（polyA-U）双链多聚肌苷酸-胞苷酸（polyI-C）	用于动物试验，疫苗制备
油剂佐剂	弗氏佐剂、矿物油、植物油	皮下注射效果好，用于动物免疫

目前可安全用于人体的佐剂只有氢氧化铝、明矾、polyI-C、胞壁酰二肽、细胞因子等。

最常用于免疫动物的佐剂是弗氏佐剂。弗氏佐剂包括弗氏不完全佐剂和弗氏完全佐剂两种。弗氏不完全佐剂是由油剂（花生油或液体石蜡）和乳化剂（羊毛脂或吐温-80）制成，在弗氏不完全佐剂中加入卡介苗即为弗氏完全佐剂。

2. 佐剂的作用机制 ①改变抗原的物理性状，延长抗原在体内的存留时间，从而有效地刺激免疫系统；②活化抗原提呈细胞，增强其抗原处理和提呈能力；③刺激淋巴细胞增殖和分化，扩大和增强免疫应答的效应。

3. 佐剂的应用原则 应用佐剂的目的是为了提高抗原的免疫原性，以增强体液免疫和细胞免疫应答。有些抗原如可溶性蛋白抗原经高度纯化后，免疫原性往往降低，因而，这些抗原在免疫动物时需加入佐剂，增加抗体产生量。在某种情况下，为改变抗原免疫应答类型，延长抗原在体内存留的时间，或改变抗原的分布，或增强局部对变应原的超敏反应等情况，都可考虑应用佐剂。

佐剂也可引起局部形成肉芽肿、无菌性脓肿、持久溃疡，反复注射易发生过敏反应，故多用于动物实验。对于可预见的免疫损伤，应慎重使用佐剂。

二、免疫血清的制备

目前，临床应用的抗体按其制备的原理分为三类：第一类为动物免疫血清即抗血清，是将制备好的抗原按照一定程序免疫动物，分离动物血清获得的针对某一抗原多种表位的抗体，也称多克隆抗体；第二类是通过杂交瘤技术制备的针对某一抗原分子中一种抗原表位的单克隆抗体；第三类是利用基因工程技术制备的基因工程抗体。下文主要介绍抗血清的制备。

抗血清的制备大致分为三个阶段，即抗原的制备、动物免疫和血清的分离、纯化与鉴定。

（一）制备抗原

抗原是制备抗血清的重要物质基础，抗原的质量影响着免疫效果及免疫特异性，因此必须根据不同的抗原性质，采用不同的方法制备出免疫原性强、纯度高的抗原。

（二）免疫动物的准备

1. 免疫动物的选择 哺乳类和禽类是制备免疫血清的主要接种动物，常用的有兔、绵羊、马、豚鼠和鸡。具体选择动物时应考虑以下因素。

（1）动物种属的选择：一般而言，抗原来源与免疫动物种属差异越大，免疫原性越强，免疫效果越好；同种系或亲缘关系越近，免疫效果越差，如鸡与鸭。

（2）动物个体的选择：免疫动物个体必须适龄、健康、无感染性疾病，体重符合要求。

（3）抗原的性质与动物应答敏感性：不同性质的抗原，适宜的动物亦不相同。蛋白质类抗原对多数动物皆适合，常选用家兔和山羊。

（4）抗血清的要求：根据免疫的动物种类不同，抗血清分为 R（兔）型及 H（马）型。R 型抗血清是用家兔及其他动物免疫产生的抗体，抗原抗体反应比例合适范围较宽，适用于诊断试剂；H 型抗血清是用马等大型动物免疫获得的抗体，抗原抗体反应比例合适、范围较窄，一般用作免疫治疗。除依据抗血清的用途选择动物外，也可从所需抗体的数量考虑，抗体需求量大，可选用马、绵羊等大型动物，抗体需求量少，可选用家兔或豚鼠。

2. 免疫方案的制订与实施　依据抗原的性质、抗血清制备的不同要求来设计行之有效的免疫方案，其内容包括抗原的剂量、免疫途径、免疫次数、免疫间隔时间和佐剂等，这些因素均关系到免疫的成功与否。

（1）抗原的剂量：抗原剂量的确定应考虑抗原免疫原性的强弱、相对分子质量大小和动物的个体状态以及免疫途径和免疫佐剂种类等因素。

（2）免疫途径：常用的免疫途径有皮内、皮下、肌肉、静脉、腹腔、淋巴结注射。初次免疫一般选择皮内接种，加强免疫和颗粒性抗原一般选择静脉注射或腹腔注射。

（3）免疫次数与间隔时间：应根据抗原的性质、免疫原性的强弱、动物个体状态等因素确定，一般免疫的总次数为 3～8 次。免疫间隔时间也是影响抗体产生的重要因素，尤其是首次与第二次免疫的间隔，因首次免疫后，机体处于识别抗原和 B 细胞增殖阶段，若很快进行第二次注射，易造成免疫耐受，间隔太长，则使刺激变弱，抗体效价不高，故以 10～20 天为佳。第三次及以后的间隔一般为 7～10 天。随着免疫次数的增加，有些抗原尤其是可溶性抗原的免疫，要防止动物过敏或死亡，在注射 7～10 天以后，要考虑脱敏措施（即少量多次注射）。

（三）抗血清的收获

动物免疫 3～5 次后，可取少量血清检测抗体效价与特异性，测试合格后，应在末次免疫后 5～7 天及时采血分离。若抗血清效价不理想，可追加免疫 1～2 次后再行采血。为防止血脂过高，采血前动物应禁食 24 h。

1. 采血　目前常用的动物采血方法有三种。

（1）颈动脉放血法：该法最常用，常用于家兔、绵羊、山羊等动物的采血。以家兔为例，在家兔颈部行皮肤切口，分离出颈动脉，用带橡皮管的穿刺针头刺入动脉，使血液经橡皮管流入无菌瓶，放血时用止血钳夹持橡皮管控制血流速度。另一种方法是分离颈动脉后，将无菌导管插入颈动脉近心端引血入瓶。一般 1 只家兔可放血 50～100 mL。放血时应避免速度过快，否则动物很快死亡，取血量减少。

（2）心脏采血法：此法常用于家兔、豚鼠、大鼠等小动物采血。将动物仰卧或垂直位固定消毒，触摸胸壁探明心脏搏动最明显处后，将注射器由该处刺入，抽取血液。一般 1 只家兔 1 次可取血 20～30 mL。本法要求操作熟练，否则穿刺不当易引起动物死亡。

（3）静脉采血法：该法可多次进行和采集较多的血液。例如，绵羊颈静脉采血，1 次能采血 300 mL，采血后立即回输 10% 葡萄糖生理盐水，能在短时间恢复动物的体能，三天后仍可采血 200～300 mL。让动物休息 1 周，加强免疫 1 次，又可采血 2 次。家兔从耳中央静脉取血，小鼠从眼底静脉丛取血，小鼠还可采取摘除眼球或断尾法甚至断头法采血。

2. 分离收集血清　采集的动物血液应及时分离血清，分离方法常采用室温自然凝固，然后置 37 ℃ 或先于 4 ℃ 时使血块收缩后，再收集血清。前者血块收缩迅速，但所得血清较少；后者血块收缩慢，时间较长，有时会出现溶血，但所获血清多且效价不会下跌。血清若混入红细胞，需离心沉淀除去。整个过程要防止污染和溶血。

3. 抗血清纯化　在制备抗血清的过程中，往往由于抗原不纯，含性质相近的杂抗原较多，加上自然免疫的影响，常有杂抗体的产生，即使是使用高纯度的抗原如 IgG 免疫动物，抗血清仍有抗重链及抗轻链抗体。此外，有些目的蛋白质与其他蛋白质结合在一起，免疫得到的抗血清也是含有抗其他蛋白的杂抗体。因此抗血清获取后，需根据要求选用不同的方法（如亲和法、吸附法等）提纯目的抗体，除去非目的抗体或非特异干扰成分，这种经纯化、吸收处理后，去除杂抗体，只与其特异性抗原发生反应的抗血清称单价特异性抗血清。

有时在实际应用中需要高纯度、特异性强的免疫球蛋白进行免疫学检测、治疗，因此，所得的抗血清还需进行免疫球蛋白分类的纯化。操作时可根据实验室条件、纯化的种类（IgG、IgM、γ球蛋白、F(ab')₂等）不同选择适当的提纯方法。

（四）抗血清的鉴定

1. 抗血清效价的测定 抗血清效价代表了血清中所含抗体的浓度或含量。可用试管凝集反应、琼脂双向扩散、ELISA 和放射免疫法等，应用棋盘滴定法确定抗体的效价。

2. 抗体特异性的鉴定 应根据抗原性质来选择不同方法。用颗粒性抗原制得的抗体，分别与抗体相对应的已知抗原（目的抗原）和相似抗原做玻片凝集试验。用可溶性抗原制得的抗体，常用双向免疫琼脂扩散、免疫电泳、免疫转印等技术来分析。

3. 抗体纯度的鉴定 鉴定方法可用 SDS-聚丙烯酰胺凝胶电泳（SDS-PAGE）、双向琼脂扩散、免疫电泳等方法。依据出现的电泳区带与沉淀线分析抗体的纯度。

4. 抗体亲和力的鉴定 抗体亲和力是指抗体与抗原结合的强度，常以亲和常数 K 表示。一般采用平衡透析法、ELISA 和放射免疫技术等进行测定。亲和力鉴定对抗体的筛选、确定抗体的用途、验证抗体的均一性等具有重要意义。

（五）抗血清的保存

抗血清除菌后一般用小份包装保存，保存的方法常有 3 种：①4 ℃保存，液体状态下保存于普通冰箱，可存放 3～6 个月，效价高时，可放 1 年，若放置时间过长，应重新鉴定效价。保存时需加入 1～2 g/L NaN₃ 和一定浓度的甘油，前者用于防腐，后者可延长保存期。②低温保存，存于 −40～−20 ℃，在 3～5 年内效价下降不明显，应避免反复冻融，否则效价明显降低。③真空干燥，用真空冻干机除去抗血清的水分，使最后制品内水分低于 0.2%，封装后可长期保存，在冰箱中可保存 5～10 年。

三、单克隆抗体的制备

由一个细胞无性繁殖而形成的纯细胞集团，称为一个克隆。人体内有许多识别不同抗原表位的 B 细胞克隆。一个 B 细胞克隆只能识别一种抗原表位。单克隆抗体（monoclonal antibody，McAb）是指由单个 B 细胞克隆产生的针对一种抗原表位、结构相同、功能均一的高特异性抗体。为获得单克隆抗体必须选出单个 B 细胞克隆，然而该细胞在体外是不能长期存活的，必须将它们变为能长期传代的细胞，才能持续产生单一特异性抗体，基于这一设想，1975 年，由 Kohler 和 Milstein 创立了单克隆抗体制备的 B 细胞杂交瘤技术。

（一）单克隆抗体制备的基本原理

目前常用的单克隆抗体制备技术是鼠-鼠 B 细胞杂交瘤技术。该技术是先将抗原免疫的小鼠脾细胞与具有体外长期繁殖能力的小鼠骨髓瘤细胞在融合剂作用下进行融合，然后用 HAT 选择培养基进行培养，筛选出能同时表达两个亲代细胞性能的杂交瘤细胞株并扩大培养（即克隆化），最终获得既能产生特异性单克隆抗体，又能体外长期增殖的杂交瘤细胞系。将其进行体外培养或动物腹腔接种培养，其培养液中，则可得到大量的单克隆抗体。

（二）单克隆抗体制备的流程与方法

单克隆抗体的制备是一项高连续性的长周期的实验技术，涉及细胞培养以及免疫化学等方法，其制备的基本流程如下：抗原的纯化与动物免疫，骨髓瘤细胞、B 细胞及饲养细胞的制备，细胞融合，杂交瘤细胞的筛选、克隆化与冻存，单克隆抗体的大量制备、纯化及鉴定（图 2-8）。

1. 抗原的纯化与动物免疫 抗原纯度越高效果越好。细胞性抗原取 1×10^7 个细胞行腹腔免疫；可溶性抗原需加弗氏完全佐剂并充分乳化，抗原用量一般为 100 μg。

免疫的动物要求是与骨髓瘤细胞同源的、年龄在 8～12 周的 BALB/c 健康小鼠。可同时接种 3～5 只小鼠，避免免疫反应不佳或动物死亡。免疫方案同抗血清制备。末次免疫后 3～5 天分离脾细胞。收集血液、分离提纯血清供测定抗体及滴定用。

2. 骨髓瘤细胞、B 细胞和饲养细胞的制备 骨髓瘤细胞、B 细胞和饲养细胞是制备单克隆抗体的必

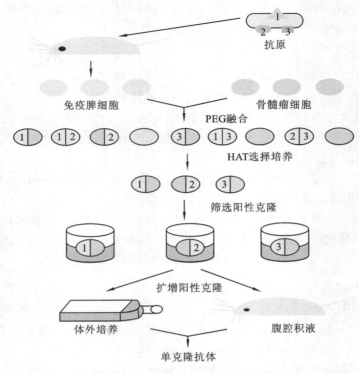

图 2-8　单克隆抗体制备的一般流程

需细胞,其制备方法不尽相同。

(1)小鼠骨髓瘤细胞的制备:合适的骨髓瘤细胞应满足下列条件:①瘤细胞系来源应与制备脾细胞小鼠是同一品系,这样杂交融合率高;②瘤细胞自身不分泌免疫球蛋白及细胞因子,避免对杂交瘤细胞中的抗体合成基因产生抑制;③能在体外连续培养,生长迅速,繁殖周期短于 24 h;④瘤细胞是次黄嘌呤鸟嘌呤磷酸核糖转移酶(hypoxanthine-guanine phosphoribosyltransferase,HGPRT)缺陷株。目前常用的小鼠骨髓瘤细胞株是 SP2/0 和 NS-1 细胞株。选择处于对数生长期、细胞形态和活性都良好的细胞(活性大于 95%)作为融合细胞。一般在细胞融合前一天,在新鲜培养基中,调至细胞浓度为 $2 \times 10^5 /mL$,次日即为对数生长期细胞。

(2)B 细胞的获取:因脾脏是 B 细胞聚集的主要场所,故通常取经过特异抗原免疫过并产生抗体的动物的脾脏作为 B 细胞来源。将脾细胞用台盼蓝染色计数,活细胞数应占 95%以上。

(3)饲养细胞的制备:体外培养条件下,细胞生长依赖适当的细胞密度,所以在培养融合细胞以及细胞克隆化培养时,均需要加入其他饲养细胞。小鼠腹腔巨噬细胞是最常用的饲养细胞,能分泌细胞生长因子,有利于细胞生长,同时可以吞噬衰老的细胞与微生物。另外,小鼠脾细胞、大鼠或豚鼠腹腔细胞等也可用作饲养细胞。小鼠腹腔巨噬细胞的制备方法如下:冷冻果糖液注入腹腔,轻揉腹部几次,吸出腹腔液,其中含有巨噬细胞和其他细胞。

3. 细胞融合　细胞融合是生产杂交瘤细胞的关键环节。目前最常用的细胞融合剂为聚乙二醇(PEG),使用浓度通常为 400 g/L。PEG 导致细胞膜上脂类物质结构重排,使细胞膜容易打开而有助于融合。细胞融合的基本操作是将两种要融合的细胞混合后加入 PEG 使细胞彼此融合,融合时间控制在 2 min 以内,然后用培养液稀释 PEG,抵消 PEG 的作用,再将融合细胞适当稀释,置培养板孔中培养。融合过程中应注意:①细胞比例:瘤细胞与脾细胞的比例为 1:(2~10),常用 1:4。②培养液的成分:优质培养液对融合细胞尤其重要,其中小牛血清、各种离子强度及离子种类、温度、pH 值及营养成分均会影响细胞融合率,需严格控制。若融合率下降,应核查培养基情况。

4. 杂交瘤细胞的筛选　杂交瘤细胞的筛选是将融合后的细胞混合体接种在 HAT 选择培养基上,该培养基仅利于杂交瘤细胞生长而实现筛选。肿瘤细胞合成 DNA 有两条途径:一是主要合成途径,由糖和氨基酸合成核苷酸,然后合成 DNA,叶酸作为重要的辅酶参与这一合成过程;二是替代途径,在次黄嘌呤鸟嘌呤磷酸核糖转移酶(HGPRT)及胸腺嘧啶核苷激酶(TK)的催化下,利用次黄嘌呤及胸腺嘧啶核苷合成 DNA。HAT 选择培养基中有三种关键成分:次黄嘌呤(hypoxanthine,H)、氨甲蝶呤(amethopterin,A)与胸腺嘧啶核苷(thymidine,T),其中氨甲蝶呤是叶酸的拮抗剂,可阻断主要途径合成 DNA。细胞混合体中有脾-骨髓瘤细胞融合的杂交细胞、脾-脾细胞融合细胞、骨-骨髓瘤融合细胞及未融合的脾细胞与骨髓瘤细胞。脾细胞可通过旁路合成 DNA 而生存下来,但在培养基中不能生长繁殖,于 5~7 天内死亡。骨髓瘤细胞是 HGPRT 缺陷株,在 HAT 培养基中,不仅其合成 DNA 的主要途径被氨甲蝶呤所阻断,又因缺乏 HGPRT 而不能利用次黄嘌呤,导致替代途径也不能合成 DNA,因此不能在 HAT 培养液中生长。由脾细胞与骨髓瘤细胞融合的杂交细胞,同时具有亲代双方的遗传性能,虽然合成 DNA 主要途径被甲氨蝶呤阻断,但由于杂交瘤细胞可从脾细胞获得 HGPRT,能经替代途径合成 DNA,因此,只有杂交瘤细胞能在 HAT 培养基中得以生存而被筛选出来。

5. 阳性杂交瘤细胞的克隆化培养与冻存 一个 B 细胞识别一种抗原表位,而用于免疫小鼠的抗原可能含有多个抗原表位,因此,在 HAT 培养液中生长的杂交瘤细胞中,既有针对目的抗原表位的特异性抗体分泌细胞,还有非特异性抗体分泌细胞及无关的细胞融合体,故必须及时筛选检测培养物上清液是否含所需单克隆抗体,从而确定出阳性杂交瘤细胞。然后进行多次单个细胞培养,即克隆化。实验室最常用的克隆化方法是有限稀释法。

有限稀释法是将杂交瘤细胞悬液连续稀释,最终使 96 孔培养板中每孔的细胞数为一个,培养后取每孔上清液,以 ELISA 或其他方法检测抗体含量。根据抗体的分泌情况筛选出抗体高分泌孔,对孔中细胞经反复多次克隆化(3~5 次)后,可获得较稳定的由单个细胞增殖而形成的同源性的杂交瘤细胞克隆。

筛选出的杂交瘤细胞即阳性克隆应及时冻存,以保证细胞不会因污染或过多传代变异丢失染色体而丧失功能。目前常用液氮冷冻保存,冻存液为终浓度 90% 的小牛血清和 10% 的二甲亚砜(DMSO),每管 0.5 mL,所含细胞数为 1×10^6~5×10^6。细胞置入液氮前,应逐渐降温(即"慢冻"),最后放入 $-196\ ℃$ 液氮中可长期保存,冻存温度越低越好。冻存的细胞复苏时应立即浸入 37~40 ℃ 水浴,使其迅速融化(即"快融"),细胞复苏后可做台盼蓝染色计数,活细胞不着色,死亡细胞染成均匀蓝色。以活细胞占计数细胞百分比表示其活力,细胞活力应在 50%~95%。同时还应对细胞株进行遗传性能、产抗体能力的鉴定,合格者调整至所需浓度即可用于生产单克隆抗体。

6. 单克隆抗体的制备 经反复克隆化获得的抗体阳性杂交瘤细胞株应立即扩大培养(及时冻存的细胞除外),并尽早使用这些细胞株制备单克隆抗体。目前大量制备单克隆抗体的方法有体外培养法和动物体内诱生法两种。

(1) 体外培养法:将杂交瘤细胞接种到培养瓶中,在 5%CO$_2$、37 ℃ 培养数天,当培养液颜色改变或细胞过多开始死亡时,收集上清液离心去除细胞和碎片。本法所制抗体含量不高,为 5~25 µg/mL,能满足部分实验要求。另一种是杂交瘤细胞高密度培养,可制备大量单克隆抗体。高密度培养法分两种:一种是悬浮培养系统,采用转瓶或发酵罐式的生物反应器;另一种是细胞固定化培养系统,包括中空纤维细胞培养法和微囊化细胞培养法。该法生产工艺简单、易控制,可大规模生产,目前国际上上市的单克隆抗体多采用此种方法制备。

(2) 动物体内诱生法:选用 BALB/c 小鼠或其 F1 代小鼠。首先用医用液体石蜡 0.5 mL 注入小鼠腹腔,一周后将杂交瘤细胞接种到小鼠腹腔中,接种量为 $(0.5~1) \times 10^6$。接种后 1~2 周,有明显的腹腔积液产生,分次采集,每只小鼠可收集 10~20 mL。将收集的腹腔积液离心去除细胞,灭活(56 ℃ 30 min),再离心取上清液即可。此法制备的抗体含量高,每毫升含量为 5~20 mg。

7. 单克隆抗体的纯化与鉴定 经上述两种方法制备的单克隆抗体,由于其中含有培养基、宿主或克隆细胞本身的一些无关蛋白,必须进一步分离和纯化。操作方法如下:先用半饱和硫酸铵、饱和硫酸铵进行初步沉淀,再用亲和层析等法进一步纯化。

纯化后的单克隆抗体需鉴定抗体的效价、特异性、亲和力、Ig 的种类与亚类及识别的抗原表位等。鉴定方法有放射免疫测定、ELISA、沉淀试验等,以 ELISA 方法常用。一般先行定性测定,若阳性,再做定量检测。

（三）单克隆抗体的临床应用

单克隆抗体在生物医学领域有着极大的应用价值。

1. 应用于临床诊断 作为医学检验试剂，单克隆抗体的特异性强，可避免或减少交叉反应，提高抗原抗体反应结果的可信度。同时由于单克隆抗体的高度均一性，使抗原抗体反应结果也具有均一性，有利于检测结果的标准化。目前临床上许多试剂盒都是用单克隆抗体制成的。

2. 应用于临床治疗 将针对某一肿瘤抗原的单克隆抗体与放射性核素、化学药物连接，利用单克隆抗体与相应抗原结合的导向作用，将放射性核素、化学药物携带至病灶部位，直接杀伤肿瘤细胞且副作用少。另外，用一些非杀伤性单克隆抗体（如抗 CD4、抗 CD8 等）封闭 T 细胞表面分子而诱导免疫耐受，可防止移植排斥反应。

3. 应用于物质的提纯 制备出被提纯物质的相应单克隆抗体（简称单抗），然后用相应的单抗作为亲和物的一方，利用亲和层析法提取高纯度的目标物质。

四、基因工程抗体

多克隆抗体与单克隆抗体虽然广泛应用于医学领域，但均来源于异种动物，具有较强的免疫原性，在人体内的应用尤其在治疗方面受到很大的局限。在 20 世纪 80 年代诞生了应用 DNA 重组和蛋白工程技术制备的基因工程抗体。基因工程抗体较其他两种抗体具有以下优点：①能降低甚至消除人体对抗体的抗原性免疫排斥反应；②相对分子质量较小，易穿透血管壁，可进入病灶的核心部位，以利于治疗；③可以利用原核细胞、真核细胞和植物等表达，且表达抗体量大，从而大大降低生产成本。

（一）基因工程抗体的概念

应用 DNA 重组和蛋白质工程技术，对抗体编码基因按需要的不同进行切割、拼接、修饰和重组，然后将改造基因导入适宜的受体细胞，使其表达出一种新型抗体，称基因工程抗体（genetic engineering antibody，GEAb）。这种新抗体去除或减少了可引起副作用的无关结构，但保留天然抗体的特异性和主要生物活性，还可赋予抗体分子新的生物活性。

（二）基因工程抗体的种类

目前制备的基因工程抗体主要有人源化抗体、小分子抗体、抗体融合蛋白、双特异性抗体等。

1. 人源化抗体 有嵌合抗体和改型抗体两种。嵌合抗体是最早制备成功的基因工程抗体，从杂交瘤细胞分离抗体可变区基因与人 Ig 恒定区的基因连接，插入适宜的质粒载体，然后转染骨髓瘤细胞，表达鼠-人嵌合抗体。这种抗体保留鼠源性单克隆抗体的特异性和亲和力，但大大减少其免疫原性，从而降低了鼠源性抗体引起的不良反应，有利于临床应用。

2. 小分子抗体 相对分子质量小，具有抗原结合功能的分子片段，包括抗原结合片段（Fab）、可变区片段（Fv）、单链抗体（ScFv）等。此种抗体相对分子质量小，可在大肠杆菌等原核细胞中表达，在人体内穿透力强，有利于疾病的治疗。

3. 抗体融合蛋白 抗体融合蛋白是指利用基因工程技术将抗体分子片段与其他生物活性蛋白融合而获得融合蛋白。抗体融合蛋白因融合的蛋白不同而具有多种生物功能。如：将 Fv 与某些毒素、酶、细胞因子基因拼连，通过抗体的引导，可将这些生物活性物质导向靶部位；将 ScFv 与某些细胞膜蛋白分子融合形成的融合蛋白，可表达于细胞表面，称为嵌合受体，使得细胞具有结合某种抗原的能力。

4. 双特异性抗体 又称双功能抗体，该抗体的两个抗原结合位点具有不同的特异性，结合两种不同的抗原分子。如由抗肿瘤抗原的抗体和抗细胞毒性效应细胞（CTL、NK 细胞、LAK 细胞）表面分子的抗体（CD3 抗体或 CD16 抗体）制成的双特异性抗体，既能结合肿瘤细胞又能结合细胞毒性效应细胞，促使细胞毒性效应细胞发挥抗肿瘤作用。

5. 噬菌体抗体库技术 噬菌体抗体库技术是近年发展起来的一项新的基因工程抗体技术。它是将体外克隆的抗体或抗体片段基因插入噬菌体的基因组 DNA 中，转染工程细菌进行表达，然后用抗原筛选即可获得特异性的单克隆抗体。利用该技术可以获得完全人源性的抗体，在 HIV 等病毒感染和肿瘤诊断与治疗方面有其特殊的优越性。

能力检测

一、名词解释

1. 抗原抗体反应　2. 凝集反应　3. 直接凝集反应　4. 间接凝集反应　5. 单克隆抗体

二、绘图练习

1. 请绘出间接凝集反应示意图。

2. 请绘出正向间接凝集反应示意图。

3. 请绘出反向间接凝集反应示意图。

4. 请绘出间接凝集抑制试验原理示意图。

（吴正吉）

项目三　补体 C3、C4 的检测

 任务　补体 C3、C4 的检测

【申请单】　请完成申请单所要求的项目。

××市人民医院检验申请单

姓名	
性别	年龄
门诊号	住院号
诊断或症状	
检验标本	
检验目的	
送检科室	医师
送检日期	年　　月　　日

【方法选择】　见表 3-1。

表 3-1　补体 C3、C4 的检测

方法	速率散射比浊法	速率透射比浊法	ELISA 法	单向环状免疫扩散法
本次检查选择	√			

【材料准备】

(1) 免疫比浊仪配套 C3、C4 试剂盒(内含有稀释液、缓冲液、抗血清等,按说明书配制)。

(2) 待检者空腹静脉血 2 mL,不抗凝。

(3) 全自动特种蛋白分析仪。

(4) 离心机。

【操作方法】

(1) 标本处理,3500 r/min 离心 10 min,分离血清。

(2) 根据操作程序进行样品测定。

①输入杯号。

②选择所测项目 C3、C4。

③存盘。

④编程完毕后,将标本放入标本杯中,且置于标本盘中相应位置,将所做项目的试剂放入试剂盘中相应位置,确认无误后,开始运行特种蛋白分析仪。

【观察结果】

查看检测指标并打印结果。

正常参考值：C3,0.8～1.55 g/L；C4,0.12～0.36 g/L。

【注意事项】

（1）补体易失活、降解，待测血清在室温（20～25 ℃）放置不得超过 6 h,2～8 ℃不得超过 24 h,故抽血后应及时分离血清并尽快测定。否则于－20 ℃保存标本，避免反复冻融标本。

（2）试剂盒从冷藏环境中取出时应置于室温环境中平衡。

（3）试剂瓶盖打开时应注意打破瓶口的液膜，以防液感仪感应错误。

（4）不同厂家、不同批号试剂不可混用，在有效期内及开启稳定期内使用试剂。

（5）血清中若含有脂类应高速离心分离脂质，防止假浊度产生。

（6）轻度溶血、黄疸的标本不影响本法的检测结果。

【报告单】

××市人民医院检验报告单

检查项目：补体 C3、C4 的测定　　采集时间：　　接收时间：　　质评合格,省内参考

姓名	患者编号	标本号	报告时间
性别	床号	送检医师	临床诊断
年龄	科别	标本种类	备注

序号	项目	结果	参考值	单位

检验者：　　　　审核者：

此结果仅对此标本负责，如有疑问，请当日咨询。

【临床意义】

C3、C4 含量增高：C3、C4 属急性时相反应蛋白，故在急性炎症、全身性感染、风湿热急性期、皮肌炎、心肌梗死、Reiter 综合征、严重创伤、恶性肿瘤和妊娠等时含量均可升高，但对疾病的诊断意义不大。

C3、C4 含量降低：见于补体合成能力下降的疾病，如肝炎、肝硬化等；补体消耗或丢失过多疾病，如活动性的系统性红斑狼疮（SLE）、各类免疫复合物病（如类风湿关节炎、冷球蛋白血症、血清病等）和大面积烧伤等；先天性补体缺乏，如遗传性 C3、C4 缺乏症等。

在自身免疫性溶血性贫血和遗传性神经血管瘤时，一般正常，偶尔下降；在 SLE 时,C4 的降低常早于 C3。

【原理】

抗原（C3、C4）与抗体（抗 C3、抗 C4）在液相中可快速反应，形成的免疫复合物（又称抗原抗体复合物）颗粒具有特殊的光学特性，使反应液出现浊度。随着时间的延长免疫复合物总量是逐渐增加的，而速率变化为慢—快—慢，其反应速率最快的某一时间称为速率峰。当反应体系中的抗体量过剩时，速率峰的高低只与 C3、C4 含量成正比，仪器将测得的速率峰值通过对应的标准曲线转换成相应的 C3、C4 浓度。

 知识理论Ⅰ　沉　淀　反　应

一、沉淀反应的特点

沉淀反应（precipitation reaction）指适当条件下，可溶性抗原与相应抗体发生特异性结合进而出现沉

淀的现象。其发生原理一般可解释为天然抗原为多价,而抗体为两价(甚至更多价),即每一个天然抗原可同时结合多个抗体,而每个抗体又可与相同或不同抗原上的两个表位结合,从而相互交联形成相对分子质量较大的多分子抗原抗体聚集体,呈现为肉眼可见的沉淀物。

因为多克隆抗体所包含的抗体类型和成分更多、更复杂,所以多克隆抗体更容易与抗原表面多表位结合,交联成网状结构而发生沉淀,因此多克隆抗体非常适用于免疫沉淀反应。而单克隆抗体只与抗原的一种表位结合,不易形成交联,故一般不适用于免疫沉淀反应。

沉淀反应的类型见表 3-2。

表 3-2　沉淀反应的类型

沉淀反应	液相内沉淀试验		环状沉淀试验	
			絮状沉淀试验	
		免疫浊度分析	免疫透射浊度分析	
			免疫散射浊度分析	
			免疫胶乳浊度分析	
	凝胶内沉淀试验		单向琼脂扩散试验	
			双向琼脂扩散试验	
	免疫电泳技术		免疫电泳	
			火箭免疫电泳	
			对流免疫电泳	
			免疫固定电泳	

二、凝胶内沉淀试验

凝胶内沉淀试验(gel phase precipitation test)是利用可溶性抗原和相应抗体在凝胶中扩散,形成浓度梯度,抗原抗体会在扩散过程中相遇,发生特异性结合,并且在浓度比例适当的位置形成肉眼可见的沉淀线或沉淀环。常用的凝胶有琼脂、琼脂糖、葡聚糖或聚丙烯酰胺凝胶等。根据抗原与抗体反应的方式和特性,凝胶内沉淀试验可分为单向琼脂扩散试验和双向琼脂扩散试验。

(一) 单向琼脂扩散试验

单向琼脂扩散试验是将适量抗体与琼脂混匀,浇注成板,待凝固后,在板上打孔,孔中加入抗原,抗原就会向孔的四周扩散,在抗原抗体比例适当处形成白色沉淀环,沉淀环的直径与抗原的浓度成正比(图3-1)。若事先用不同浓度的标准抗原制成标准曲线,则从曲线中可求出标本中抗原的含量。

单向琼脂扩散试验是一种稳定、简便的检测方法,不需要仪器设备。除灵敏度稍差外,其重复性和线性均比较好。过去临床上常用于免疫球蛋白和补体等血浆蛋白的定量测定,但现在已被免疫浊度测定等技术取代。

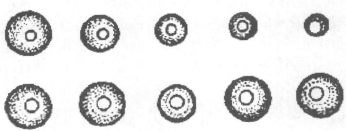

图 3-1　单向琼脂扩散试验原理示意图

注:上排为 5 个不同浓度的参考品;下排为患者血清。

(二) 双向琼脂扩散试验

双向琼脂扩散试验是让抗原和抗体分别处于琼脂板不同的对应孔中,各自向对方扩散,在比例恰当之处形成抗原抗体沉淀线。观察这种沉淀线的位置、形状及对比关系，可对抗原或抗体进行定性分析。

双向琼脂扩散试验操作简便，特异性高，结果可靠；但灵敏度低，反应时间长，不能进行精确定量。

双向琼脂扩散试验的临床应用如下。

1. 检测未知抗原或抗体 用已知抗体（或抗原）检测未知抗原（或抗体），比例适当条件下，可根据反应后是否出现沉淀线，判断是否存在相应的检测物。

2. 分析抗原或抗体相对分子质量和相对浓度 抗原和（或）抗体在琼脂内的自由扩散速度受相对分子质量和浓度影响。相对分子质量越小扩散速度越快，沉淀线的位置也会相对较远；相对分子质量越大则扩散速度越慢，沉淀线的位置就会相对较近。速度越慢，扩散范围就越小，局部浓度就越高，形成的沉淀线就会弯向相对分子质量大的一方（图 3-2）。

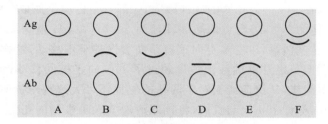

图 3-2 沉淀线形状、位置与抗原抗体相对分子质量及浓度的关系

注：A. Ag、Ab 浓度及相对分子质量近似；B. Ag、Ab 浓度近似，相对分子质量 Ag<Ab；
C. Ag、Ab 浓度近似，相对分子质量 Ag>Ab；D. 浓度 Ag>Ab，相对分子质量近似；
E. 浓度 Ag>Ab，相对分子质量 Ag<Ab；F. 浓度 Ag<Ab，相对分子质量 Ag>Ab。

3. 分析抗原的性质 通过比对两种待检抗原对同一抗体的特异性结合表现，分析两种待检抗原之间的关系。初步判断两种待检抗原的性质是完全相同、部分相同或完全不同（图 3-3）。

4. 抗体效价滴定 双向琼脂扩散试验是测定抗体效价的常规方法。在琼脂板上按照梅花状打孔，中央孔加定量抗原，周边孔加不同稀释度的抗体，查找各抗体孔与抗原孔之间是否出现沉淀线，若出现沉淀线，则以抗体稀释度最高的孔为准，即此稀释度为该抗体的效价（图 3-4）。

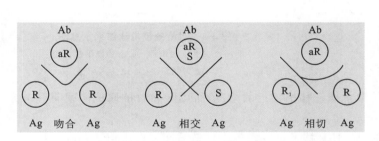

图 3-3 双向琼脂扩散试验沉淀线形状与两种抗原性质的关系

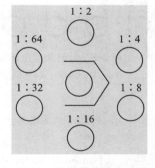

图 3-4 抗体效价滴定结果

注：中央孔为 Ag，周围为 Ab，效价为 1∶16。

5. 鉴定抗原或抗体纯度 用混合抗原或抗体鉴定抗体或抗原，出现一条沉淀线说明待测抗原或抗体纯，出现多条沉淀线说明不纯。

三、免疫电泳技术

免疫电泳技术（immunoelectrophoresis technique）是电泳分析与沉淀反应的结合产物。既具有抗原抗体反应的高度特异性，又具有电泳技术的高分辨率和快速、微量等特性。随着实验技术的不断发展，免疫电泳技术已发展为火箭免疫电泳、对流免疫电泳、免疫电泳、免疫固定电泳、交叉免疫电泳等多项实验技术，广泛用于科学研究和临床实验诊断分析。

1. 火箭免疫电泳（rocket immunoelectrophoresis，RIE） RIE 是将单向琼脂扩散与电泳相结合的一项定量检测技术，实质上是加速的单向扩散试验。它是将抗体均匀混合于琼脂凝胶中，抗原置于负极端的样品孔中,电泳时抗体不移动,抗原向正极泳动,逐渐形成梯度浓度,并与抗体在比例合适处发生特异性结合,形成白色沉淀。随着抗原浓度的降低,抗原抗体复合物形成的沉淀线也越来越窄,形成一个火箭状的不溶性复合物沉淀峰(图3-5)。当琼脂中抗体浓度固定时,峰的高度与抗原量呈正相关,因此用已知标准抗原做对照,抗原浓度为横坐标,峰的高度为纵坐标,绘制标准曲线,待测样品浓度就可根据沉淀峰的高度在标准曲线中计算获得。如果向琼脂中加入固定浓度的抗原时,便可检测抗体的含量(称为反向火箭免疫电泳)。

火箭免疫电泳操作简便省时、重复性好、灵敏度较高,若与放射性核素标记技术联合使用做免疫自显影,可测出单位级别为 ng/mL 的抗原浓度。

2. 对流免疫电泳(counter immunoelectrophoresis,CIEP) CIEP 是将双向琼脂扩散与电泳相结合的定向加速的免疫扩散技术。在 pH 值为 8.6 的缓冲液中,大部分蛋白质抗原成分常带较强的负电荷,在电场中向正极移动;而作为抗体的 IgG,等电点偏高(pH 值为 6~7),在 pH 值为 8.6 时带负电荷较少,再加上相对分子质量较大,移动速度慢,所以它本身向正极移动缓慢甚至不移动,这样它就会在凝胶的电渗作用下,随水流向负极,电渗引向负极移动的液流速度超过了 IgG 向正极的移动速度,因此抗体移向负极,在抗原抗体最适比处形成沉淀线,从沉淀线相对于两孔的位置还可大致判断抗原抗体的比例关系。实验时在琼脂板上相对打两排孔,标记上正极与负极,将抗原溶液放入负极侧的孔内,相应抗体放入正极侧的孔内,通电后,带负电荷的抗原向正极泳动,而抗体借电渗作用向负极泳动,在两者之间或抗体的另一侧(抗原过量时)形成沉淀线。在抗原浓度超过抗体时,沉淀线靠近抗体孔,抗原浓度越高,沉淀线越接近抗体孔,甚至超越抗体孔(图3-6)。该方法简便、快速,灵敏度比双向琼脂扩散法高 8~16 倍,可测出 µg/mL 级别的蛋白质浓度。

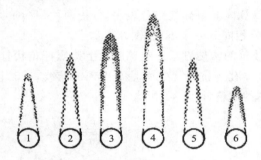

图3-5 火箭免疫电泳结果示意图
注:①②③④为标准抗原;⑤⑥为标本。

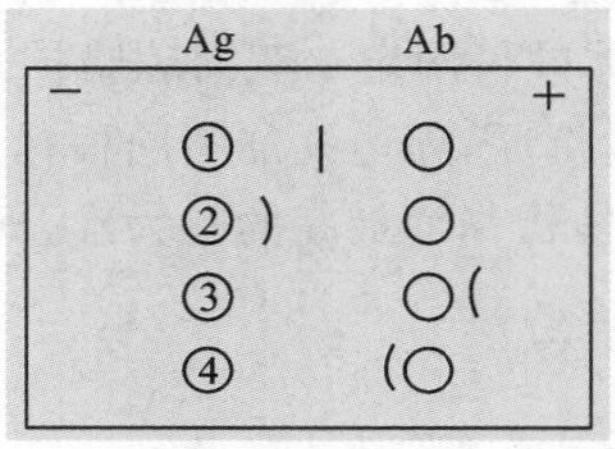

图3-6 对流免疫电泳结果示意图
注:①Ag 为阳性;②Ag 为弱阳性;
③Ag 为强阳性;④Ag 为强阳性。

此方法不适合于抗原为免疫球蛋白或抗原抗体迁移率接近的情况,否则会导致抗原抗体朝同一个方向泳动。

3. 免疫电泳(immunoelectrophoresis,IEP) IEP 技术是双向琼脂扩散与区带电泳相结合的一种免疫分析技术。检测原理是先用区带电泳技术将蛋白质抗原在凝胶中电泳,根据其所带电荷、相对分子质量和构型不同会分成若干区带(肉眼不可见),电泳停止后,在抗原孔一侧挖一与电泳方向平行的抗体槽,加入相应抗血清,置室温或 37 ℃做双向扩散,经 18~24 h 后,已分离成区带的各种抗原成分与抗体槽中相应抗体在两者比例适合处形成弧形沉淀线。根据沉淀线的数量、位置和形态与已知标准抗原、抗体生成的弧形沉淀线进行比较,可分析待测样品中所含成分的种类和性质(图3-7)。

免疫电泳为定性试验,目前主要应用于纯化抗原和抗体成分的分析及正常和异常免疫球蛋白的识别与鉴定方面,例如,多发性骨髓瘤患者血清在免疫电泳后,可观察到异常的 M 蛋白沉淀弧。

4. 免疫固定电泳(immunofixation electrophoresis,IFE) IFE 是先将待检样品在凝胶板上做区带电泳,将蛋白质分离成不同区带,然后在其上覆盖抗血清,当抗血清与某区带中的单克隆免疫球蛋白结合,便可形成抗原抗体复合物而沉淀。最后通过漂洗和染色,并与蛋白质参考泳道对照分析,可对各类免疫球蛋白及其轻链进行分型(图3-8)。

免疫固定电泳最常用于 M 蛋白的鉴定,也可用于免疫球蛋白轻链,尿液、脑脊液等微量蛋白,游离轻

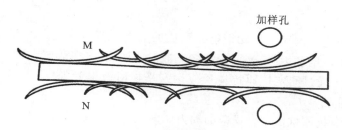

图 3-7　免疫电泳结果示意图

注：M 为骨髓瘤患者血清；N 为健康对照血清。

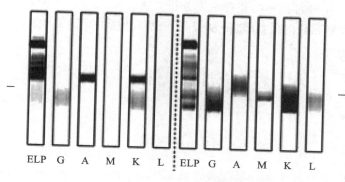

图 3-8　免疫固定电泳结果图

注：左图为 IgG κ 型；右图为正常。

链，补体裂解产物等的检测鉴定。免疫固定电泳最大的优势是分辨率强，敏感度高，操作周期短，仅需数小时，结果易于分析，目前已作为常规检测应用于临床。

5. 交叉免疫电泳（crossed immunoelectrophoresis，CIEP）　CIEP 是将区带电泳和火箭免疫电泳相结合的免疫电泳分析技术，可一次同时对多种抗原定量，是一种有效的抗原蛋白定量技术。分辨率较高，有利于各种蛋白组分的比较，能对蛋白质遗传多态性、微小异质性、蛋白质裂解产物和不正常片段等进行定性分析。

四、免疫浊度测定

免疫浊度测定（immunoturbidimetry）属于液相沉淀反应，是抗原和抗体在特定的电解质溶液中反应形成小分子免疫复合物，在增浊剂的作用下，若干小分子免疫复合物迅速形成相对较大的免疫复合物聚集体，使反应液出现浊度。在抗体稍微过量的情况下，形成的免疫复合物量随抗原量的增加而增加，反应液的浊度也随之增大，即待测抗原量与反应溶液的浊度呈正相关。免疫浊度测定根据检测器的位置及其所检测的光信号性质不同可分为透射免疫比浊法和散射免疫比浊法两种（图 3-9）。

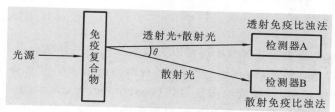

图 3-9　免疫浊度测定原理示意图

（一）透射免疫比浊法

透射免疫比浊法是通过检测光被免疫复合物影响后，透射光的衰减变化来定量抗原含量的方法。其重复性好、结果准确、操作简便，但抗体用量大、耗时较长且灵敏度较散射比浊法低等不足限制了其在免疫检验中的应用。在生化分析仪的样品检测中可见到该方法的使用。

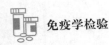

（二）散射免疫比浊法

散射免疫比浊法是通过检测光折射和衍射而形成的散射光强度来定量免疫复合物。该法根据抗原抗体反应的时间和结合反应的动力学，又可分为终点散射比浊法、速率散射比浊法和免疫胶乳比浊法。

1. 终点散射比浊法 通过测定抗原抗体反应达到平衡时散射光强度，来确定免疫复合物的量的方法。也称为定时散射比浊法。

2. 速率散射比浊法 抗原抗体结合反应的动力学测定法。将连续测定的若干单位时间内免疫复合物形成的速率与产生的散射光信号联系在一起，动态地检测反应液的浊度变化。形成了速度快、敏感度高、可自动化、精密度和稳定性好等特点，成为目前临床应用较多的一种方法。

3. 免疫胶乳比浊法 一种带载体的免疫浊度分析方法。其以胶乳作为载体使不易形成浊度的小分子免疫复合物形成包绕胶乳颗粒的凝集，进一步提高了免疫浊度测定的灵敏度。

 知识理论 Ⅱ　补 体 系 统

一、概述

补体（complement，C）是存在于人和脊椎动物血清及组织液中的一组经活化后具有酶活性的蛋白质。因其包括 30 多种可溶性蛋白与膜结合蛋白，是抗体溶菌作用的必要补充，故又称为补体系统。因其大多是 β 球蛋白，对理化因素很敏感，所以标本的补体活性检测应尽快地进行测定，以免补体失活。

补体系统按其性质和功能可以分为三大类：①在体液中参与补体活化级联反应的各种固有成分；②以可溶性形式或膜结合形式存在的各种补体调节蛋白；③结合补体片段或调节补体生物效应的各种受体。

1968 年，WHO 命名委员会对补体系统进行了统一命名。参与补体经典激活途径的固有成分按其被发现的先后顺序分别称为 C1、C2……C9；补体系统的其他成分以英文大写字母表示，如 B 因子、D 因子、P 因子、H 因子等；补体调节成分多以其功能进行命名，如 C1 抑制物、C4 结合蛋白等；补体活化后的裂解片段以该成分的符号后面加小写英文字母表示，如 C3a、C3b 等；具有酶活性的成分或复合物在其符号上画一横线表示，如 $\overline{C1}$、$\overline{C3bBb}$ 等；灭活的补体片段在其符号前面加英文字母 i 表示，如 iC3b 等。

补体可由肝细胞、巨噬细胞、肠黏膜上皮细胞及内皮细胞等多种组织细胞合成并分泌（其中 C3 含量最高，D 因子含量最低），代谢也很快，血浆中的补体每天约更新 50%。正常情况下，补体含量相对稳定，占血清总蛋白的 5%～6%，但在某些疾病时可有波动。某些补体固有成分加热后不稳定，经 56 ℃ 30 min 即失活，称灭活；在室温下很快失活；在 0～10 ℃活性仅能保持 3～4 天；故补体应保持在 −20 ℃以下。紫外线照射、机械振荡或某些添加剂均可能使补体灭活。

二、补体系统的激活

生理条件下，补体系统的各组分在体液中通常以类似酶原的非活性状态存在。在某些激活物的作用下，补体成分可按一定顺序依次被激活，在这一过程中，被激活的前一组分具备了激活下一组分的活性，由此形成一系列放大的连锁反应，形成膜攻击复合体（membrane attack complex，MAC），最终导致靶细胞溶解。补体的激活途径有三种，即经典激活途径、甘露聚糖结合凝集素激活途径（MBL 激活途径）和旁路激活途径（图3-10）。

（一）经典激活途径

经典激活途径（classical pathway）是免疫复合物（immune complex，IC）依次激活 C1、C4、C2、C3 形成 C3 转化酶（$\overline{C4b2b}$）与 C5 转化酶（$\overline{C4b2b3b}$）的通路。经典激活途径又称为第一途径或传统途径，是机体体液免疫反应的主要效应机制。

1. 激活物 补体经典激活途径的主要激活物是 IgG1、IgG2、IgG3 和 IgM 类抗体与相应抗原形成的

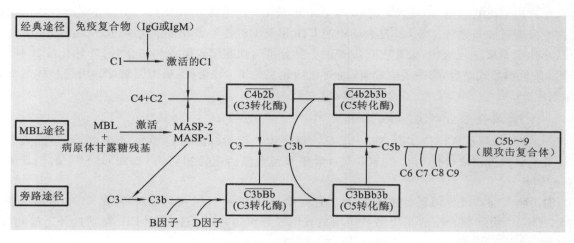

图 3-10 补体系统激活途径示意图

IC。C1q 与 IC 中抗体分子的补体结合位点结合,是经典激活途径的始动环节。游离的抗体分子不能单独激活 C1,只有当抗体与抗原结合后,其 Fc 段构象发生改变,暴露出补体结合位点才能结合 C1q 的球形头部。一个 C1q 分子必须同时有两个以上的球形头部与 IgG 分子的补体结合点结合,才能被激活。

2. 激活过程　参与经典激活途径的补体成分包括 C1~C9,激活的过程分为三个阶段,即识别阶段(C1 酯酶的形成)和活化阶段(C3 转化酶与 C5 转化酶的形成阶段)以及补体所有激活途径都具有的共同末端效应阶段(膜攻击复合体形成和攻击病原微生物阶段)。

(1) 识别阶段:从 C1q 识别 IC 至 C1 酯酶(即 C1s)形成的阶段。

C1 是由一个 C1q 分子与两个 C1r 分子及两个 C1s 分子结合组成的多聚体复合物(图 3-11)。C1q 由 6 个相同的亚单位聚合而成,当 C1q 与 IC 中的 IgM 或 IgG 分子结合后,其构象随即发生变化,进而导致 C1r 分子相互裂解,产生具有丝氨酸蛋白酶活性的小片段 $\overline{C1r}$。$\overline{C1r}$ 又可将 C1s 裂解成两个片段,其中小片段也具有丝氨酸蛋白酶活性,即 $\overline{C1s}$(C1s 酯酶)。一旦形成 $\overline{C1s}$,即完成识别阶段。

(2) 活化阶段:活化的 $\overline{C1s}$ 依次裂解 C4 和 C2,形成具有酶活性的 C3 转化酶($\overline{C4b2b}$)和 C5 转化酶($\overline{C4b2b3b}$)的过程(图 3-12)。

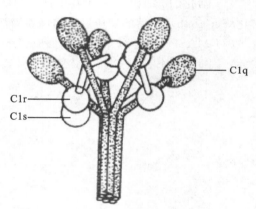

图 3-11　C1 分子结构示意图

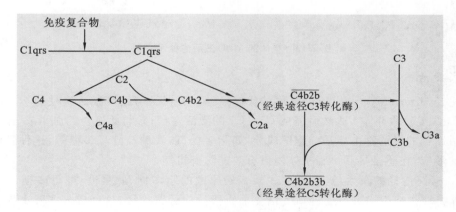

图 3-12　补体经典激活途径示意图

C4 和 C2 都是 $\overline{C1s}$ 的底物。C4 先在 $\overline{C1s}$ 的作用下裂解成两个片段,其中小片段 C4a 释放入液相,大片段 C4b 则与膜相或 IC 结合。在 Mg^{2+} 存在的条件下,C2 可与结合着 C4b 的胞膜结合,随后也被裂解成两个片段,小片段 C2a 进入液相,大片段 C2b 与 C4b 形成 C3 转化酶($\overline{C4b2b}$)。C3 的裂解是补体活化的中心事件,涉及所有 3 条途径。$\overline{C4b2b}$复合物中的 C4b 可与 C3 结合,C2b 进而水解 C3 形成 C3a 和 C3b 两个片段,小片段 C3a 进入液相,大片段 C3b 中的一部分可与细胞膜表面或与结合有 C3 转化酶($\overline{C4b2b}$)的 Ig 分子以共价键形式结合,形成复合物,即经典激活途径的 C5 转化酶,从而裂解 C5,引起补体激活共同的末端效应。

（二）甘露聚糖结合凝集素激活途径

甘露聚糖结合凝集素（MBL）激活途径是病原微生物表面的甘露糖残基与 MBL 结合,进而依次激活 MBL 相关丝氨酸蛋白酶（MASP）、C4、C2、C3,形成和经典激活途径相同的 C3 和 C5 转化酶。其激活过程无需抗体参与。

1. 激活物 病原微生物表面的糖结构（如甘露糖、岩藻糖及 N-乙酰葡糖胺等）是 MBL 激活途径主要激活物。脊椎动物细胞表面的相应糖结构均被其他成分覆盖,故不能启动 MBL 激活途径。借此,MBL 激活途径得以识别"自身细胞"和"非己病原微生物"。

2. 激活过程 正常人血清中 MBL 水平极低,在病原微生物感染的早期,体内吞噬细胞活化产生大量细胞因子引起炎症反应,并刺激肝细胞合成、分泌急性期蛋白（如 MBL 和 C 反应蛋白）,使血浆 MBL 水平明显升高。

MBL 是一种结构及作用类似于 C1q 的蛋白,可通过与病原微生物表面的甘露糖残基和果糖残基结合,继而发生构象改变,激活与其相连的"MBL 相关丝氨酸蛋白酶（MBL associated serine protease, MASP）"产生效应。MASP 主要有 MASP-1 和 MASP-2。

（1）活化的 MASP-2 的生物学活性与活化的 C1s 类似,可水解 C4 和 C2,继而形成经典激活途径 C3 转化酶（$\overline{C4b2b}$）,其后的反应过程与经典激活途径相同。

（2）MASP-1 可直接裂解 C3,形成旁路激活途径 C3 转化酶（$\overline{C3bBb}$）,参与并加强旁路激活途径正反馈环。因此,MBL 激活途径可交叉促进经典激活途径和旁路激活途径（图 3-13）。

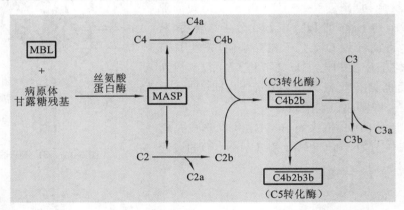

图 3-13 补体的 MBL 激活途径示意图

（三）旁路激活途径

旁路激活途径（alternative pathway）又称替代途径、第二途径,与经典激活途径的不同之处主要是越过 C1、C4 和 C2,直接激活补体 C3,然后完成 C5~C9 的激活过程;参与此途径的血清成分还有 B、D、P 等因子。旁路激活途径的激活物主要是细胞壁成分,如脂多糖、肽聚糖及酵母多糖等,这种激活方式不依赖于特异性抗体的形成,在感染早期可为机体提供有效的防御机制。

1. 激活物 旁路途径的激活与 IC 无关。某些病原菌的脂多糖、肽聚糖、酵母多糖、凝聚的 IgG4 和 IgA 及其他哺乳类动物细胞均可不通过 C1q 活化而直接活化旁路途径,这些成分实际上提供了使补体激活级联反应得以进行的接触表面。此激活方式不依赖于抗体,因此在感染早期参与机体防御。

2. 激活过程

（1）激活的准备阶段:生理情况下,体内 C3 可被血清蛋白酶持续的低水平裂解,产生少量 C3b。C3 裂解后,其分子极不稳定,可与细胞表面蛋白或多糖结合。存在于液相的 C3b 会被快速水解灭活。

在 Mg^{2+} 存在下,固相(如微生物或外源性异物)表面的 C3b 可与 B 因子结合成 C3bB,血清中 D 因子可将结合于 C3b 的 B 因子裂解成 Ba 和 Bb。Ba 游离于液相中,Bb 仍与 C3b 结合形成 C3bBb,即旁路激活途径 C3 转化酶($\overline{C3bBb}$)。但此时的 C3 转化酶不稳定,极易被 H 因子和 I 因子迅速降解而灭活。因此,在无激活物存在时,C3 的生理性裂解并不能进一步激活补体后续成分。只有出现相关接触表面,旁路途径才能被激活。

(2)激活阶段:C3 是启动旁路途径的关键分子。当有旁路途径激活物存在时,生理状态下形成的 C3b 和 C3bBb 可通过与细菌脂多糖等结合而受到保护,不易被灭活,C3bBb 还可与血清中的备解素(P 因子)结合形成 C3bBbP 复合物,这使其酶活性更稳定。稳定的 $\overline{C3bBbP}$ 亦可裂解 C3 产生更多的 C3b 分子,反过来,C3b 停留在同一细胞表面形成更多的 C3 转化酶。可见 C3b 既是 C3 转化酶的组成成分,又是 C3 转化酶的作用产物。这样就可有效地放大补体系统的作用,这种状态称为旁路激活途径的正反馈放大机制。实际上,由经典激活途径产生的 C3b 也能激发旁路途径,同时旁路激活途径 C3 转化酶对经典激活途径补体的活化也是一种放大机制。

旁路激活途径 C3 转化酶能使大量 C3 裂解,产生的 C3b 分子可沉积于邻近的细胞表面,并与 $\overline{C3bBb}$ 和 $\overline{C3bBbP}$ 结合,形成新复合物 $\overline{C3bBb3b}$(或 $\overline{C3bnBb}$)和 $\overline{C3bnBbP}$,即为旁路激活途径 C5 转化酶,进一步裂解 C5,引起共同的末端效应(图 3-14)。

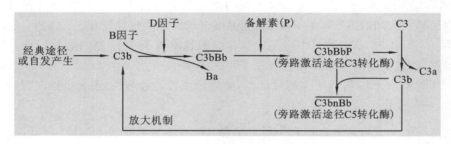

图 3-14 补体的旁路激活途径示意图

(四)补体激活的共同末端效应

三条补体激活途径形成的 C5 转化酶均可将 C5 激活,并依次结合 C6、C7、C8,形成 C5b678 复合体牢固附着于细胞表面,当 C9 加入后,便形成具有攻击细胞膜作用的 C5b6789n 复合物,进而导致细胞膜内外渗透压不平衡,使电解质由胞内释出,水则进入胞内,最终导致细胞肿胀而破裂。

补体的三条激活途径都以 C3 活化为中心,具有相同的末端效应通路。MBL 激活途径和旁路激活途径因不依赖于特异性抗体的形成,所以在初次微生物感染的早期,在特异性抗体尚未产生或量很少的情况下,发挥免疫防御作用。经典激活途径则在感染后期(或恢复期)或抵抗相同病原体再次入侵时才发挥作用。

(五)补体激活的调控

补体激活是一种高度有序的级联放大反应,其结果是溶解细胞和引起炎症反应,在正常生理情况下这是机体的保护性反应。但由于其作用无特异性,失控的补体激活可使大量补体成分无益地消耗、产生剧烈的炎症反应以及造成机体自身组织细胞的病理损伤。所以补体的激活必须受到严密的调控,这种调控主要通过补体成分自身衰变和各种补体调节因子的作用来实现。

1. 自身衰变调节 绝大多数补体蛋白以无活性的酶原存在,被激活的补体蛋白若未及时与靶细胞膜结合,就迅速衰变失活,成为级联反应重要的自限性因素。

2. 调节因子的调节 体内存在多种可溶性补体调节因子,可与不同的补体分子相互作用,使补体的活化进程受到抑制。这样使补体的激活与抑制处于精细的平衡状态,从而既防止了对自身组织细胞的损害,又能有效地杀灭外来病原微生物。

三、补体的生物学作用

补体具有多种生物学作用,既参与非特异性免疫反应,又参与特异性免疫应答。补体系统的功能通过两方面来实现:补体激活后,在细胞膜上形成 MAC,导致细胞裂解;补体激活过程中产生的活性片段,发挥多种生物学效应。

(一)溶细胞作用

不论何种途径活化,补体系统都能对其黏附的细胞产生溶解作用,这是机体抵抗病原感染的重要防御机制。补体对革兰阴性菌的溶解作用较强,对革兰阳性菌的作用较弱。另一方面,补体也常常引起病理性反应,例如异型输血时的溶血反应和自身免疫病时的细胞损伤等都可由补体系统引起。

1. 调理吞噬作用 在某种意义上,补体也可称为非特异性调理素。补体成分 C3b、C4b、iC3b 等活性片段与细菌或其他颗粒性物质结合后,可促进吞噬细胞的吞噬。这种调理作用在机体的抗感染过程中具有重要意义。

2. 免疫复合物清除作用 补体成分参与清除免疫复合物的机制为:通过 C3b 与表达相应受体的红细胞或血小板结合,形成较大的聚合物,经循环系统输送至脾脏和肝脏,被吞噬细胞吞噬清除;补体与免疫球蛋白分子结合可抑制免疫复合物形成,或使免疫复合物解离。

(二)炎症介质作用

补体是机体重要的炎症介质之一,可通过许多途径引起不同的炎症。

1. 过敏毒素作用 C5a、C3a 和 C4a 可以作用到肥大细胞和嗜碱性粒细胞的细胞膜上,使细胞脱颗粒,释放组胺、白三烯及前列腺素等活性介质,引起类似过敏反应的病理变化。

2. 趋化作用 C4a、C5a、C3a 和 C5b67 是中性粒细胞和单核-巨噬细胞的趋化因子,可使这些吞噬细胞向炎症部位聚集,加强对病原体的吞噬和清除,同时引起炎症反应。

3. 激肽样作用 C2a、C4a 等具有激肽样活性,能增强血管的通透性,引起炎性充血。

(三)免疫调节作用

补体对免疫应答的调节可通过以下几个环节实现:C3 可参与捕获固定抗原,使抗原易被抗原提呈细胞处理与提呈;C3b 与 B 细胞表面补体受体Ⅰ(CRⅠ)结合,可使 B 细胞增殖分化为浆细胞;C3 结合杀伤细胞后可增强其对靶细胞的 ADCC 作用。

四、补体的测定及临床意义

(一)补体总活性测定

补体总活性测定是补体被激活后最终效应的检测方法,可反映补体的整体功能。临床上常选择以红细胞的溶解为指示,以 50% 溶血(50% complement hemolysis)为判断终点,来测定补体总活性。目前,基于经典激活途径的 CH50 已成为临床常规进行的补体总活性检测项目。

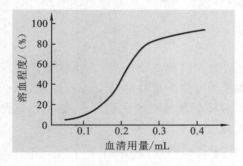

图 3-15 溶血程度与补体含量的关系

1. CH50 检测的原理 绵羊红细胞与相应抗体结合后,可激活血清中的补体,导致红细胞溶解。当致敏的绵羊红细胞浓度恒定时,溶血程度与补体含量和活性成正比例关系。在接近 50% 溶血时,溶血率与补体量及活性之间近似直线关系,可以用简单的数学模型进行较精确的计算推导。因此,将新鲜待检血清做不同稀释后,与致敏红细胞反应,测定溶血程度,以 50% 溶血时的最小血清用量判定终点,以引起溶血所需要的最小补体量为一个 CH50 U,可测知补体总溶血活性,以 CH50 U/mL 表示(图 3-15)。

2. CH50 测定方法 ①致敏绵羊红细胞:2% 绵羊红细胞加等量 2 U 溶血素(可购商品,按说明稀释至使用效价),混匀,置 37 ℃水浴 30 min。②稀释血清:待检血清 0.2 mL 加缓释液 3.8 mL,稀释度为 1∶20。③配制 50% 溶血标准管:2% 绵羊红细胞 2 mL 加蒸馏水 8 mL,混匀,即为全溶血管。取全溶血管液 2 mL 加缓冲液 2 mL,即为 50% 溶血管。④按表 3-3 所示,依次加各成分于试管中,混匀,置 37 ℃水浴 30 min。第 10 管为非溶血对照。⑤结果测定:取出试管,2000 r/min,离心 10 min,对照管应不溶血。肉眼比色,选取与 50% 溶血标准管相近的两支试管,再用分光光度计测 OD 值,确定与标准管最接近者为终点管。⑥计算 50% 溶血总补体活性,见表 3-3。

$$CH50(U/mL) = (1/\text{终点管稀释血清的用量}) \times \text{血清稀释度}$$

总补体活性参考范围为 50～100 U/mL。

表 3-3 补体 CH50 测定试管法

成分 /mL	试 管 号									
	1	2	3	4	5	6	7	8	9	10
1:20 待检血清	0.10	0.15	0.20	0.25	0.30	0.35	0.40	0.45	0.50	—
缓冲液	1.40	1.35	1.30	1.25	1.20	1.15	1.10	1.05	1.00	1.50
致敏红细胞	1	1	1	1	1	1	1	1	1	1

3. 方法评价与临床意义 CH50 总补体活性测定,方法简便、快速,但敏感性较低,重复性较差,影响因素较多,不能直接定量。该法主要检测的是经典激活途径总补体溶血活性,所得结果反映 C1～C9 九种组分的综合水平。

CH50 增高见于急性炎症、组织损伤、恶性肿瘤等。CH50 降低多见于急性肾小球肾炎、系统性红斑狼疮活动期、类风湿关节炎、亚急性细菌性心内膜炎,严重肝病尤其是肝坏死时 CH50 亦降低,甚至测不出来,故对肝炎病例测定补体有助于判断肝受损的程度。

(二) 补体结合试验

补体结合试验,是经典的抗原抗体反应之一,该方法并不是用于检测补体的,而是利用补体的溶细胞作用进行各种物理状态的抗原、抗体测定。该试验现在主要用于传染病诊断和流行病学调查,以及一些自身抗体、肿瘤相关抗原和 HLA 血清学分型的检测。

1. 试验原理 利用抗原抗体复合物可激活补体的特点,用一定量的补体和致敏绵羊红细胞来检测有无抗原、抗体特异性结合的一类试验。试验中有 5 种成分参与反应,分属 3 个系统:①反应系统,已知抗原或抗体与待测抗体或抗原;②指示系统,绵羊红细胞与相应溶血素结合,成为致敏绵羊红细胞;③补体系统,常用豚鼠新鲜血清。

反应系统与补体系统先发生反应,然后再加入指示系统,根据致敏绵羊红细胞有无溶血来判断试验结果。

2. 结果判断 若反应系统中有相应的抗原或抗体存在,形成的抗原抗体复合物与补体结合,补体被消耗,则补体不能与后加入的致敏绵羊红细胞指示系统结合,致敏绵羊红细胞不发生溶血,为补体结合试验阳性。反之,反应系统中无相应的抗原或抗体存在,则补体未被消耗,它能使致敏绵羊红细胞发生溶血,为补体结合试验阴性。

3. 方法评价 补体结合试验与经典的凝集、沉淀反应相比,具有灵敏度高、特异性强、反应结果明显、可检测的抗原或抗体范围广泛、无需特殊仪器设备、易于推广等优点。但由于参与的成分多、影响因素复杂、操作烦琐、难以标准化等缺点,该法已逐渐被临床检测所淘汰。

(三) 单个补体成分测定

据 WHO 和国际免疫学会报告,在 30 多种补体成分中,主要检测 C3、C4、C1q、B 因子和 C1 酯酶抑制物。测定方法可分为免疫溶血法和免疫化学法。

1. 免疫溶血法 免疫溶血法主要根据抗原与其特异性抗体结合后可激活补体的经典激活途径,导致细胞溶解。该方法中抗原为绵羊红细胞,抗体为兔或马抗绵羊红细胞的抗体,即溶血素。将两者组合作为指示系统参与反应。试验中有两组补体参与:一组是作为试验反应系统的补体,选用或制备缺少待测成分的试剂,此类试剂,选用先天缺乏某单一补体成分的动物或人血清,也可利用化学试剂人为灭活正常血清中某种成分制备缺乏该成分的补体试剂;另一组为待测血清中的补体,加入待测血清,使原来缺乏的成分得到补偿,补体成分齐全,级联反应恢复,产生溶血。溶血程度与待测补体成分活性有关,仍以50%溶血为终点。

免疫溶血法检测的是某补体的活性,而不是具体的含量。检测待测标本中某一单个补体成分是否缺乏,可以帮助诊断补体某个成分缺失或其含量正常但无溶血活性的先天性补体缺陷。该法无需特殊仪器设备,快速,但敏感性较低,影响因素多。

2. 免疫化学法 免疫化学法分为单向琼脂扩散法、火箭免疫电泳、透射免疫比浊法和散射免疫比浊法。前两种方法多用手工操作,影响因素多,结果重复性差,已逐渐淘汰。后两种方法根据补体与相应的抗体结合形成复合物,仪器通过对复合物产生的光散射或透射信号进行自动检测而得出所测补体的浓度,此法方法简单、重复性和特异性好,可反映所测补体成分的含量,利于进行标准化流程管理,是目前补体的主要检测方法。

▌趣味知识▐

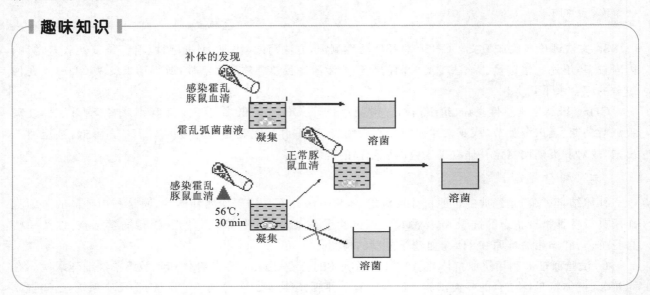

能力检测

一、名词解释

1. 沉淀反应　2. 补体　3. 调理吞噬作用

二、完善下列表格(表 3-4、表 3-5)

表 3-4　补体三条激活途径的比较

项　　目	经典激活途径	MBL 激活途径	旁路激活途径
激活物质			
起始分子			
参与的补体成分			
所需离子			
C3 转化酶			
C5 转化酶			
生物学作用			

表 3-5　补体成分的生物学活性

补 体 成 分	生 物 活 性
C1~C9	
	吞噬调理作用
	免疫黏附作用
C1q,C4	
	激肽样作用
C3a,C5a,C4a	
	趋化因子
C3,C4,CR1	

（徐勇杰）

项目四　HLA-B27 的检测

 任务　HLA-B27 的检测

【申请单】　请完成申请单所要求的项目。

××市人民医院检验申请单

姓名			
性别		年龄	
门诊号		住院号	
诊断或症状			
检验标本			
检验目的			
送检科室		医师	
送检日期		年　　月　　日	

【方法选择】　见表 4-1。

表 4-1　HLA-B27 检测方法

方法	ELISA	PCR	流式细胞术
本次检查选择	√		

【材料准备】

(1) HLA-B27 检测试剂盒。

(2) 待检者血清。

(3) 酶标仪。

(4) 微量加样器。

【操作方法】

1. 标准品的稀释与添加　在酶标包被板上设标准品孔 10 孔,在第一、第二孔中分别加标准品 100 μL,然后在第一、第二孔中加标准品稀释液 50 μL,混匀;然后从第一、第二孔中各取 100 μL 分别加到第三孔和第四孔,再在第三、第四孔分别添加标准品稀释液 50 μL,混匀;然后在第三孔和第四孔中先各取 50 μL 弃掉,再各取 50 μL 分别加到第五、第六孔中,再在第五、第六孔中分别添加标准品稀释液 50 μL,混匀;混匀后从第五、第六孔中各取 50 μL 分别加到第七、第八孔中,再在第七、第八孔中分别添加标准品稀释液 50 μL,混匀后从第七、第八孔中分别取 50 μL 加到第九、第十孔中,再在第九、第十孔中分别添加标准品稀释液 50 μL,混匀后从第九、第十孔中各取 50 μL 弃掉(稀释后各孔加样量都为 50 μL,浓度分别为 12 pmol/L,8 pmol/L,4 pmol/L,2 pmol/L,1 pmol/L)。

2. 加样　分别设空白孔(空白对照孔不加样品及酶标试剂,其余各步操作相同)和待测样品孔。在酶标包被板上待测样品孔中先加样品稀释液 40 μL,然后再加待测样品 10 μL(样品最终稀释度为 5 倍)。加样时将样品加于酶标板孔底部,尽量不触及孔壁,轻轻晃动混匀。

3. 温育　用封板膜封板后置于 37 ℃温育 30 min。

4. 配液　将 30 倍浓缩洗涤液用蒸馏水 30 倍稀释后备用。

5. 洗涤　小心揭掉封板膜,弃去液体,甩干,每孔加满洗涤液,静置 30 s 后弃去,如此重复 5 次,拍干。

6. 加酶　每孔加入酶标试剂 50 μL,空白孔除外。

7. 温育　操作同 3。

8. 洗涤　操作同 5。

9. 显色　每孔先加入显色剂 A 50 μL,再加入显色剂 B 50 μL,轻轻振荡混匀,37 ℃避光显色 15 min。

10. 终止　每孔加终止液 50 μL,终止反应(此时蓝色立转黄色)。

11. 测定　以空白孔调零,450 nm 波长依序测量各孔的吸光度(OD 值)。测定应在加终止液后 15 min 以内进行。

【结果计算】

以标准物的浓度为横坐标,OD 值为纵坐标,在坐标纸上绘出标准曲线,根据样品的 OD 值由标准曲线查出相应的浓度;再乘以稀释倍数;或用标准物的浓度与 OD 值计算出标准曲线的直线回归方程式,将样品的 OD 值代入方程式,计算出样品浓度,再乘以稀释倍数,即为样品的实际浓度。

【注意事项】

(1) 试剂盒从冷藏环境中取出应在室温平衡 15~30 min 后方可使用,酶标包被板开封后如未用完,板条应装入密封袋中保存。

(2) 浓洗涤液可能会有结晶析出,稀释时可在水浴中加温助溶,洗涤时不影响结果。

(3) 各步加样均应使用加样器,并经常校对其准确性,以避免试验误差。一次加样时间最好控制在 5 min 内,如标本数量多,推荐使用排枪加样。

(4) 检测标本最好做复孔,用每次测定的标准品的结果绘制标准曲线。如标本中待测物质含量过高(样本 OD 值大于标准品孔第一孔的 OD 值),请先用样品稀释液稀释一定倍数(n 倍)后再测定,计算时请最后乘以总稀释倍数(×n×5)。

(5) 封板膜只限一次性使用,以避免交叉污染。

(6) 底物请避光保存。

(7) 严格按照说明书的操作进行,试验结果判定必须以酶标仪读数为准。

(8) 所有样品、洗涤液和各种废弃物都应按传染物标准处理。

(9) 本试剂不同批号组不得混用。

【报告单】

××市人民医院检验报告单

质评合格,省内参考

检查项目:　　　　　采集时间:　　　　　接收时间:

姓名	患者编号	标本号	报告时间
性别	床号	送检医师	临床诊断
年龄	科别	标本种类	备注

序号	项目	结果	参考值	单位
1		阳性	阴性	

检验者:　　　　　审核者:

此结果仅对此标本负责,如有疑问,请当日咨询。

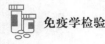

【原理】

本试剂盒应用双抗体夹心法测定标本中人类白细胞抗原 B27（HLA-B27）水平。用纯化的人类白细胞抗原 B27（HLA-B27）抗体包被微孔板，制成固相抗体，往包被单抗的微孔中依次加入待测标本，若标本中有 HLA-B27，其与辣根过氧化物酶（HRP）标记的 HLA-B27 抗体结合，形成抗体-抗原-酶标抗体复合物，经过彻底洗涤后加底物 TMB 显色。TMB 在 HRP 的催化下转化成蓝色，并在酸的作用下转化成最终的黄色。颜色的深浅和样品中的 HLA-B27 呈正相关。用酶标仪在 450 nm 波长下测定吸光度（OD 值），通过标准曲线计算样品中人类白细胞抗原 B27（HLA-B27）的浓度。

▌**趣味知识** ▌

HLA-B27 与强直性脊柱炎

强直性脊柱炎（ankylosing spondylitis，AS）是一种慢性炎症性关节病，主要影响脊柱关节及骶髂关节，导致疼痛和中轴骨骼僵硬以及相关关节的逐渐融合等症状，某些情况下还将发生外周关节炎、附着点炎及关节外炎症等，从而造成器官功能障碍、活动受限和生活质量下降。此疾病好发于 10～30 岁男性，男女比例约为 2∶1。早在 1973 年，Brewerton 等便报道了 AS 与遗传因素有关，认为 HLA-B27 是其相关基因。大量调查发现有超过 90% 的患者携带该基因，其中 1%～6% 发展为 AS。AS 有明显的家族聚集性，因为 HLA-B27 是会遗传的。如果夫妻俩一方患 AS，孩子的患病概率约为 25%；如果夫妻双方均患 AS，孩子的患病概率约为 50%；如果患 AS 的父亲或母亲的 HLA-B27 是阴性的，则孩子的患病概率下降。由于 AS 与 HLA-B27 的强相关性，因此检测 HLA-B27 可以帮助诊断 AS。检测 HLA 抗原的方法有微量细胞毒试验、ELISA、PCR 技术、流式细胞术。

问题 1　什么是 HLA？

问题 2　什么是 ELISA？

 知识理论 I　酶免疫技术

一、概述

酶免疫技术是用酶标记抗体或抗原，通过酶促反应对相应抗原或抗体进行定性、定量或定位分析的一种免疫标记技术，是三大经典免疫标记技术之一。

酶免疫技术将抗原抗体反应的特异性和酶促反应的专一性相结合，其优点是检测灵敏度高、特异性强、准确性好、酶标记试剂能长时间保持稳定、操作简便、不需特殊检测仪器。近年来，随着单克隆抗体技术、生物素-亲和素技术以及化学发光技术等相关技术的发展，明显提高了分析和测定方法的特异性、灵敏度及其自动化程度，使酶免疫技术得以不断改进和更新，其在医学和生物学领域的应用也日益广泛。

（一）基本原理和技术类型

1. 基本原理　将酶结合到特异性抗体（抗原）上，使这种酶标记的抗体（抗原）既保留酶对底物的催化活性，又保留抗体、抗原的免疫学活性，当酶标记的抗体（抗原）与相应的抗原（抗体）反应后，通过酶对底物的显色反应来对抗原或抗体进行定性、定量或定位分析。以标记抗体检测样品中抗原为例，其反应原理简示如下：

$$Ab^{-E} + Ag \longrightarrow AgAb^{-E} \longrightarrow 加底物显色$$

上式中，Ab^{-E} 为酶标记抗体，Ag 为待测抗原。由于酶对底物的催化反应具有专一性、高效性和生物放大作用等特点，因此能保证不破坏抗原抗体反应的特异性，并且提高了检测的敏感性。

2. 技术类型　酶免疫技术按实际应用目的可分为酶免疫测定（enzyme immunoassay，EIA）和酶免疫组织化学技术（enzyme immunohistochemistry technique，EIHCT）两大类。EIA 主要用于液体标本中抗原或抗体的定性和定量，EIHCT 主要用于组织切片或其他标本中抗原的定位。

EIA 是用酶标记抗原或抗体做标志物来检测液体样品中可溶性抗原或抗体含量的微量分析技术。EIA 反应系统中,酶标抗体(抗原)经反应后,可与相应的抗原(抗体)形成免疫复合物,通过测量复合物中标记酶催化底物水解呈色的颜色深浅,可以推算待测抗原或抗体含量。根据抗原抗体反应后是否需将结合和游离的酶标志物分离,EIA 分为均相酶免疫测定(homogeneous enzyme immunoassay)和异相酶免疫测定(heterogeneous enzyme immunoassay)。

(1)均相酶免疫测定:均相酶免疫测定即均相法,是利用酶标志物与相应的抗原或抗体结合后,标记酶的活性会发生改变的原理,可以在不将结合和游离酶标志物分离的情况下,通过测定标记酶的活性的改变,而确定抗原或抗体的含量。

均相酶免疫测定主要用于小分子激素和半抗原(如药物)的测定。其中应用最广泛的是酶放大免疫测定技术。

(2)异相酶免疫测定:异相酶免疫测定是目前应用最广泛的一类标记免疫测定技术。其基本原理是抗原抗体反应后,需要将结合的酶标志物与游离的酶标志物分离才能进行测定,依据测定方法是否采用固相材料以吸附抗原或抗体,又可将其分为异相液相酶免疫测定和异相固相酶免疫测定两类。

①异相液相酶免疫测定:此类测定方法主要用于检测样品中极微量的短肽激素和某些药物等小分子半抗原,近年来的发展使其灵敏度可达 ng 至 pg 水平,与放射免疫测定相近。但因酶标志物具有更好的稳定性,且无放射性污染,故近年来有取代放射免疫测定的趋势。

异相液相酶免疫测定根据样品抗原加样顺序及温育反应时相不同而有平衡法和非平衡法两种。

②异相固相酶免疫测定:固相酶免疫测定是将抗原或抗体先吸附到固相载体上,抗原抗体反应在固相载体上进行,经洗涤除去游离的酶标志物,即可对结合于固相载体上的抗原抗体复合物进行测定,以确定待测标本中抗原或抗体的含量。其典型代表技术是以聚苯乙烯等材料作为固相载体的酶联免疫吸附试验(enzyme linked immunosorbent assay,ELISA)。

(二)常用的酶和作用底物

1. 标记酶的选择 自然界的酶种类繁多,用于标记的酶应具有以下特点。

(1)酶的活性高,具有较高的催化反应率。

(2)酶的理化性质稳定,易与抗原或抗体偶联,结合后仍能保持原活性不变,而且不影响抗原抗体的免疫反应性。

(3)酶活性不受样品中其他成分(如内源性酶和抑制物)的影响。

(4)酶催化底物反应后的产物易于检测,且方法简便、敏感性高、重复性好。

(5)酶及其底物的来源、制备和保存容易,且价廉易得,对人体无害。

2. 常用的酶

(1)辣根过氧化物酶(horseradish peroxidase,HRP):HRP 是一种相对分子质量达 44000 的糖蛋白。每一个 HRP 分子中含一个氯化血红素Ⅸ作辅基,该辅基在 403 nm 波长处有最大吸收峰,而去辅基的酶蛋白在 275 nm 波长处有最大吸收峰。由于 HRP 具有相对分子质量小易标记、性质稳定、便于保存、溶解性好、底物种类多、价廉易得等诸多优点,因此是目前酶免疫技术中应用最广的一种酶。

(2)碱性磷酸酶(alkaline phosphatase,AP):AP 是一种磷酸酯酶的水解酶,为二聚体蛋白。应用 AP 标记的 ELISA 测定敏感性高于 HRP,但必须注意的是含磷酸盐的缓冲液对其酶活性的抑制作用,并且由于 AP 不易透入细胞,稳定性和酶标志物的吸收率低于 HRP,价格较高、不易获得高纯度制品,因此其应用不及 HRP 广泛。

(3)其他的酶:其他的标记酶还有用于 EIHCT 的葡萄糖氧化酶(GOD),以及用于均相酶免疫测定的β-半乳糖苷酶、6-磷酸葡萄糖脱氢酶、溶菌酶、苹果酸脱氢酶等。

3. 常用的底物

(1)HRP 的底物:HRP 催化的反应式为:$DH_2 + H_2O_2 \longrightarrow D + 2H_2O$。式中 DH_2 习惯上被称为底物,H_2O_2 为受氢体。

HRP 对受氢体的专一性很高,仅作用于过氧化氢(H_2O_2)、过氧化氢尿素($CH_6N_2O_3$)、小分子醇过氧化物,其中 H_2O_2 应用液性质不稳定,须在临用前配制。$CH_6N_2O_3$ 中含有 35% H_2O_2,配制成保存液或应用液可保存较长时间。可作为 HRP 供氢体的底物较多,常用的如下。

①邻苯二胺(orthophenylenediamino,OPD):OPD 是 ELISA 应用最早的一种供氢体,与 HRP 反应后生成可溶性、橙黄色产物,用强酸(硫酸或盐酸)终止反应后呈棕黄色,检测波长为 492 nm。用 OPD 作底物的酶免疫技术灵敏度高、检测方便,其缺点是对机体有致癌性。由于 OPD 的不稳定性,现在的商品试剂盒中 OPD 均以片剂或粉剂供应,临用时再溶解于相应的缓冲液。

②四甲基联苯胺(3,3′,5,5′-tetramethylbenzidine,TMB):TMB 与酶反应后由无色变为蓝色,颜色对比鲜明,便于观察,用 H_2SO_4 终止反应后呈黄色,检测波长为 450 nm,可进行比色定量测定。TMB 的缺点是水溶性差,但由于其高检测敏感性及无致突变作用,并且稳定性好,现已基本上取代了 OPD 而成为 HRP 最为常用的底物。

③其他底物:二氨基联苯胺(diaminobenzidine,DAB,反应后生成不溶性、棕色产物,主要用于酶免疫组织化学技术)、5-氨基水杨酸(5-aminosalicylic acid,5-ASA)、2,2′-氨基-二(3-乙基-苯并噻唑啉磺酸-6)铵盐(ABTS)、四甲基联苯胺硫酸盐(TMBS)等。

(2)AP 的底物:常用的是对硝基苯磷酸酯(p-nitrophenyl phosphate,p-NPP),与酶作用后的产物为黄色的对硝基酚,检测波长为 405 nm。

(3)GOD 的底物:GOD 的底物为葡萄糖,其供氢体是对硝基蓝四氮唑,反应后为蓝色不溶性沉淀。

(三)酶标志物的制备

酶标志物的制备是指通过化学反应或免疫学反应,将酶与抗体(抗原)结合成为酶标志物的过程。在酶免疫技术中,酶标抗体(抗原)的质量是影响检测结果的重要因素之一,因此制备高质量的酶标抗体(抗原)尤为关键。

1. 标记方法 酶标记抗体(抗原)的方法有多种,根据酶的结构不同而采用不同的标记方法。在制备酶标志物时,选用的标记方法应具有以下特点:保持酶和抗体、抗原的生物学活性;方法简单,重复性好,产率高;酶标志物稳定,避免酶、抗体(抗原)及酶标志物各自发生聚合。目前常用的标记方法有戊二醛交联法和过碘酸钠法。

(1)改良过碘酸钠法:此法是目前用于 HRP 标记抗体或抗原的最常用的方法。其原理是先用 1-氟-2,4-二硝基苯(Sanger 试剂)(DNFB)封闭 HRP 分子中的所有氨基,然后用过碘酸钠氧化与酶活性无关的糖链,产生醛基和羧基,醛基与抗体分子中的游离氨基结合,用硼氢化钠还原终止反应,即可得到稳定的酶标志物。该法酶标志物产率高,是常用的标记方法。

(2)戊二醛交联法:戊二醛(GA)是一种广泛使用的交联试剂,带有两个相同的活性醛基,可分别与酶和抗体(抗原)分子中的氨基结合而形成酶-戊二醛-抗体(抗原)复合物。根据加入试剂的方法不同分为一步法和二步法。①一步法:将酶、抗体(抗原)与戊二醛同时反应连接而成。该法适合于碱性磷酸酶,而最好不要用于 HRP,主要原因是因为偶联后得到的酶结合物中仅回收有 1% 的 HRP 活性和 5% 的抗体免疫反应性,效率太低。②二步法:先将酶与过量的戊二醛反应,除去多余未结合的戊二醛后,再加入抗体与戊二醛分子中另一个活性醛基结合。该法的优点是酶标志物较均一,不发生自身聚合;酶结合物的相对分子质量小,穿透力大,活性高;标记效率也比一步法高。

此外,还有以酶作为抗原与相应抗体结合形成酶-抗酶抗体复合物代替酶标志物的方法,如 HRP-抗HRP(PAP)、AP-抗 AP(APAAP)等。该法可提高酶免疫技术的灵敏度,并减少标记过程中对酶和抗体活性的影响。

2. 酶标志物的纯化与鉴定

(1)酶标志物的纯化:在化学交联反应后的终产物中,通常含有多聚体、单聚体酶结合物以及游离的酶和抗体或抗原,酶的多聚体通常是 ELISA 中非特异显色的来源,而游离的抗体或抗原则对测定有干扰作用,因此酶结合物的纯度对 ELISA 测定也非常重要。常用的纯化方法包括葡聚糖凝胶 G-200 或 G-150 柱层析和 50% 饱和硫酸铵沉淀等。

(2)酶标志物的鉴定:标记完成后需对每批酶标志物进行鉴定,包括标志物中酶活性、抗体(抗原)免疫活性及酶标记率的测定。可用免疫电泳或双扩散法测定标志物中的抗体（抗原）活性,再用酶的底物对沉淀线显色,以确定酶的活性。酶标记率的测定常用分光光度法分别测定酶标志物中酶和抗体（抗原）蛋白的含量,再按公式计算其标记率。

（四）固相载体

免疫测定的固相载体一般有聚苯乙烯、聚氯乙烯、硝酸纤维素膜等,其中最常用的是聚苯乙烯塑料,因其具有很好的光透性和较强的吸附蛋白质能力,而且不破坏抗原抗体的免疫学活性,作为载体其也不参与 ELISA 中的免疫反应和化学反应,而且来源方便,价格低廉。

二、酶联免疫吸附试验

（一）ELISA 的基本原理

酶联免疫吸附试验（ELISA）顾名思义就是以酶作为标记指示物、以抗原抗体免疫反应为基础的固相吸附测定方法。其基本原理是将抗原或抗体包被到某种固相载体上,在检测时,按照一定程序加入待测抗体（抗原）与酶标记抗体（抗原）,使之与固相载体上的抗原（抗体）结合,用洗涤的方法除去反应体系中未与固相载体结合的其他物质及游离的酶标志物,再加入酶的底物显色,显色的强度与临床标本中待测物的浓度成正比或反比关系。

ELISA 已广泛应用于临床疾病血液及其他体液标志物的检测,但由于目前采用 96 孔微孔板的 ELISA 测定试剂的批间变异较大,故主要是用于定性测定;定量测定则主要使用测定重复性较好的全自动微粒子酶免疫测定方法。

（二）技术类型

临床 ELISA 依其测定抗原和抗体的不同而有不同的测定模式,在抗原的测定上,蛋白大分子抗原用得最多的是双抗体夹心法,而对于只有单个抗原表位的小分子,则使用竞争抑制法;在抗体的测定上,通常使用间接法、双抗原夹心法、竞争抑制法和捕获法等。

在实验中有 3 种必要的试剂:①固相的抗原或抗体;②酶标记的抗原或抗体;③酶的底物。

1. 双抗体夹心法

（1）基本原理:将特异性抗体连接到固相载体上,待测抗原分别与固相抗体、酶标记抗体结合而形成固相抗体-抗原-酶标记抗体复合物,由于反应体系中固相抗体与酶标记抗体的量相对于待测抗原是过量的,因此复合物的量与待测抗原的含量成正比,通过酶催化底物显色反应的强度即可判断待测抗原的含量（图 4-1）。

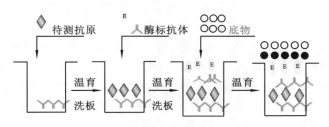

图 4-1 双抗体夹心法检测原理示意图

（2）操作步骤:①包被抗体:将特异性抗体包被到固相载体上,形成固相抗体,洗去未结合的抗体和杂质。②加入待测标本:让标本中的待测抗原与固相抗体充分结合,洗去未结合物。③加入酶标抗体:让酶标抗体与结合于固相抗体上的待测抗原反应,形成固相抗体-抗原-酶标抗体复合物,洗去未结合的酶标抗体。④加入底物显色:根据显色的深浅判断待测抗原的含量。

（3）应用评价:该法是检测多价抗原常用的技术,但不能用于单价抗原和小分子半抗原的测定,并且需针对不同抗原制备不同的酶标抗体。

2. 双位点一步法 在双抗体夹心法的基础上,分别用两种针对抗原分子上两个不同抗原表位的单克隆抗体做成固相抗体和酶标抗体,将待测抗原和酶标抗体同时加入,则酶标抗体和固相抗体同时与待测抗原结合而形成固相抗体-抗原-酶标抗体复合物,加入酶的底物显色后进行抗原的定性或定量测定。

3. 间接法

(1)基本原理:将抗原连接到固相载体上,待测抗体分别与固相抗原、酶标抗抗体(针对待测抗体的抗体)结合而形成固相抗原-抗体-酶标抗抗体复合物,通过酶催化底物显色反应的强度即可判断待测抗体的含量(图 4-2)。

(2)操作步骤:①包被抗原:将已知抗原连接到固相载体上,制成固相抗原,洗去未结合的抗原和杂质。②加入待测标本:标本经适当稀释后加入,使标本中的待测抗体与固相抗原充分结合,洗去未结合物。③加入酶标抗抗体(如 HRP 标记的羊抗人 IgG 抗体):酶标抗抗体与结合于固相载体上的待测抗体结合,形成固相抗原-抗体-酶标抗抗体复合物,洗去未结合的酶标抗抗体。④加入底物显色:根据显色的深浅判断待测抗体的含量。

(3)应用评价:该法是检测抗体的常用技术,其优点是只需变换固相抗原,制备一种酶标记抗抗体即可用于检测多种特异性抗体。

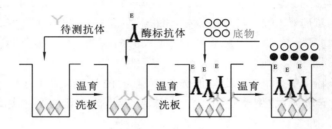

图 4-2　间接法检测原理示意图

4. 竞争法

(1)基本原理(以测定抗原为例):将特异性抗体连接到固相载体上,酶标抗原和标本中的抗原竞争结合固相抗体,分别形成固相抗体-酶标抗原、固相抗体-待测抗原复合物,因此,酶催化底物显色反应的程度与待测抗原的量成反比。

(2)操作步骤:①包被抗体:将特异性抗体连接到固相载体上,形成固相抗体,洗去未结合的抗体和杂质。②加入标本和酶标记抗原:将标本和酶标抗原同时加入,二者与固相抗体竞争结合,若标本中待测抗原的含量高,则酶标抗原与固相抗体结合得少。洗去未结合物。③加入底物显色:颜色深浅与待测抗原的含量成反比,即测定管颜色越浅,说明标本中的待测抗原越多。

(3)应用评价:该法既可用于检测抗原,又可用于检测抗体,主要用于小分子抗原的测定。

5. 双抗原夹心法　原理与双抗体夹心法相似,是检测抗体的常用方法。

6. 捕获法

(1)基本原理:又称反相间接法。以目前常用的 IgM 抗体捕获酶联免疫吸附试验(IgM antibody capture ELISA,MAC-ELISA)为例,其原理如下:将抗人 IgM 抗体连接到固相载体上,标本中的特异性 IgM(待测)和非特异性 IgM 均与之结合,然后依次加入特异性抗原、酶标抗体,形成固相抗人 IgM-特异性 IgM-抗原-酶标记抗体复合物,通过酶催化底物显色反应的强度即可判断待测特异性 IgM 的含量。

(2)操作步骤:①包被抗抗体:将抗人 IgM 抗体连接到固相载体上,形成固相抗人 IgM,洗去未结合的抗抗体及杂质。②加入待测血清:血清经适当稀释后加入,使血清中的 IgM 与固相抗人 IgM 充分结合,洗去未结合物。③加入特异性抗原:抗原与固相载体上相应的特异性 IgM 结合,形成固相抗人 IgM-特异性 IgM-抗原复合物,洗去未结合物。④加入酶标抗体(针对抗原的特异性抗体):酶标抗体与结合于固相载体上的抗原结合,形成固相抗人 IgM-特异性 IgM-抗原-酶标抗体复合物,洗去未结合的酶标抗体。⑤加入底物显色:根据显色反应对待测特异性 IgM 进行定性或定量分析。

(3)应用评价:常用于血清中某种抗体亚型的测定。

(三)方法评价

ELISA 的优点如下:敏感性高、特异性强;操作简便快速,不需昂贵的仪器,便于自动化和标准化;酶标试剂稳定、便于保存、有效期长;对环境没有污染威胁;既可检测抗原,又可测抗体;能进行定性、定量、微量及超微量分析,并且易与其他相关技术结合。因此,它是目前应用最广泛、发展速度最快的一种酶免疫测定技术。

（四）临床应用

ELISA 目前广泛应用于多种抗原、抗体和其他物质的定性及定量测定。

1. 病原生物及其抗体检测　广泛用于辅助诊断传染病、进行流行病学调查和病情分析、判断疾病的预后等。如:病毒有肝炎病毒、巨细胞病毒、单纯疱疹病毒、人类免疫缺陷病毒、轮状病毒、乙型脑炎病毒等;细菌有链球菌、淋病奈瑟菌、伤寒沙门菌、结核分枝杆菌、幽门螺杆菌、布鲁氏菌等;寄生虫有弓形虫、疟原虫、阿米巴、血吸虫等。

2. 肿瘤抗原检测　如甲胎蛋白(AFP)、癌胚抗原(CEA)等。

3. 非肽类激素检测　如 T3、T4、黄体激素、胰岛素、皮质醇、雌激素等。

4. 其他物质检测　某些自身抗体、循环免疫复合物、酶和同工酶、药物、毒品、兴奋剂等。

三、其他酶免疫技术

（一）均相酶免疫测定

基本原理:酶标记抗原与非标记抗原竞争结合限量抗体,当酶标记抗原与相应抗体结合后,其中的酶活性将会减弱或增强,因此,不需分离标志物,通过测定反应体系中总酶活性的变化即可推算待测标本中抗原的含量。

均相法的优点是适合于自动化测定,但反应中被抑制的酶活力较小,需用灵敏的光度计测定,反应的温度也需严格控制,其应用相对要局限得多。临床实际应用的主要有以下两种。

1. 酶放大免疫测定技术(enzyme-multiplied immunoassay technique,EMIT)　EMIT 的基本原理是半抗原与酶结合成酶标半抗原,保留半抗原和酶的活性,当酶标半抗原与抗体结合后,所标的酶与抗体密切接触,使酶的活性中心受到影响而活性被抑制,反应后酶活力大小与标本中的半抗原量成一定的比例,从酶活力的测定结果就可推算出标本中半抗原的量(图 4-3)。EMIT 是最早且应用最广泛的均相酶免疫试验。

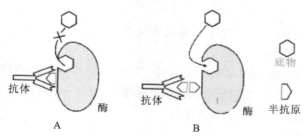

底物

抗体　　　酶　　　抗体　　　酶　　半抗原

A　　　　　　　B

图 4-3　EMIT 检测法示意图

2. 克隆酶供体免疫分析(cloned enzyme donor immunoassay,CEDIA)　DNA 重组技术可分别合成某种功能酶(如 β-D 半乳糖苷酶)分子的两个片段,大片段称为酶受体(enzyme acceptor,EA),小分子称作酶供体(enzyme donor,ED),两者单独均无酶活性,一定条件下结合形成四聚体才具有酶活性。CEDIA 的反应模式为竞争法,这种方法具有 EMIT 所缺乏的较高的测定灵敏度和线性化剂量反应曲线的优点(图4-4)。

（二）BAS-ELISA

1. 生物素-亲和素系统(biotin-avidin system,BAS)　BAS 是以生物素和亲和素能发生特异性结合为基础而建立的高特异性、非免疫反应系统。将其与免疫标记技术相结合,能极大地提高测定的灵敏度。目前,BAS 广泛应用于酶免疫组织化学技术、荧光免疫技术、放射免疫技术、分子生物学技术等多个领域。

生物素(biotin,B)是一种广泛分布于动、植物组织中的小分子生长因子,常从卵黄或肝组织中提取,相对分子质量为 244310。生物素分子有两个环状结构,其中咪唑酮环是与亲和素结合的部位;噻吩环上的末端羧基是与抗体和其他生物大分子结合的部位。生物素经化学修饰后成为带有多种活性基团的衍

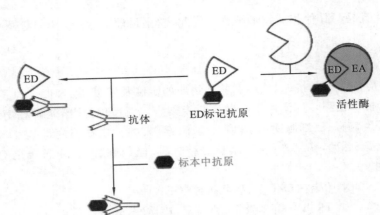

图 4-4　CEDIA 法检测原理示意图

生物——活化生物素,能与多种抗原、抗体、酶及核酸等大分子物质结合,不影响大分子物质的原有生物活性。用于标记蛋白质氨基(如抗体、中性或偏碱性抗原)的活化生物素主要有 N-羟基丁二酰亚胺酯(BNHS)、长臂活化生物素(BCNHS)等;用于标记蛋白质醛基、巯基、糖基(如偏酸性抗原)的活化生物素主要有生物素酰肼(BHZ)、肼化生物素(BCHZ)等。

亲和素(avidin,A)是从卵清中提取的一种糖蛋白,由 4 个相同亚基组成的碱性蛋白,相对分子质量为 68000,等电点(pI)为 10.5。1 个亲和素分子可结合 4 分子生物素,二者的亲和力极强,比抗原抗体间的亲和力至少高 1 万倍,而且具有高度的特异性、专一性和稳定性。

链霉亲和素(streptavidin,SA)是一种由链霉菌分泌的蛋白质,由 4 条相同的肽链组成,相对分子质量为 65000。SA 的特性非常类似于亲和素,可取代亲和素用于涉及生物素-亲和素系统的免疫测定技术,而且非特异显色较使用生物素更低。

2. BAS-ELISA　BAS-ELISA 是将 BAS 与 ELISA 相结合的一种免疫学技术,比普通 ELISA 的敏感性高,既可检测抗原,又可检测抗体。以生物素化的抗体检测抗原为例,其技术类型主要如下。

(1) BA-ELISA:固相抗体＋待测抗原＋生物素化抗体＋酶标亲和素(或链霉亲和素),加底物显色后进行抗原的定性或定量测定。

(2) BAB-ELISA:固相抗体＋待测抗原＋生物素化抗体＋亲和素＋酶标生物素,加底物显色后进行抗原的定性或定量测定。

(3) ABC-ELISA:在 BAB-ELISA 基础上的改良。先将一定比例亲和素(或链霉亲和素)与酶标生物素结合,形成亲和素-生物素-过氧化物酶复合物(ABC)。固相抗体＋待测抗原＋生物素化抗体＋ABC 复合物,加底物显色后进行抗原的定性或定量测定。

 知识理论 Ⅱ　主要组织相容性复合体

一、HLA 复合体

进行同种异体器官移植时一般均会发生移植排斥反应,移植排斥反应的本质是受者对供者移植物细胞表面的抗原引起的免疫应答过程,这些能够诱导移植排斥反应的抗原被称为组织相容性抗原或移植抗原。其中,能够诱导迅速而强烈的移植排斥反应的称为主要组织相容性抗原(major histocompatibility antigen,MHA),其余的称为次要组织相容性抗原。编码 MHA 的基因是一组呈高度多态性的紧密连锁的基因群,称为主要组织相容性复合体(major histocompatibility complex,MHC)。MHC 编码的蛋白质即 MHA,又称为 MHC 分子。

MHC 分子在哺乳动物中普遍存在,不同动物有不同的名称,如小鼠的 MHC 分子称为 H-2 抗原、猪的称为 SLA、家兔的为 RLA。人的 MHC 分子因最先在白细胞表面发现,且在白细胞表面含量最高,故又称为人类白细胞抗原(human leucocyte antigen,HLA),HLA 的编码基因即人的 MHC,也称为 HLA 复合体。

HLA 复合体定位于第 6 号染色体短臂,目前已发现 224 个基因座位,其中有 128 个功能性基因,根据复合体在染色体上的位置,将基因分成三类:Ⅰ类、Ⅱ类和Ⅲ类基因(图 4-5)。根据编码产物的功能不同,Ⅰ类和Ⅱ类基因又可分为经典和非经典 HLA 基因。经典 HLA 基因的编码产物主要参与抗原的加工、提呈,具有高度的多态性。

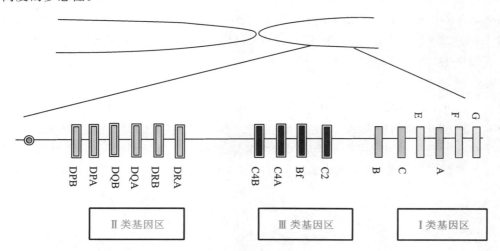

图 4-5　HLA 复合体结构示意图

（一）HLA Ⅰ类基因

Ⅰ类基因区位于着丝点的远端,经典Ⅰ类基因包括 HLA-B、HLA-C、HLA-A,具有高度多态性,其编码产物为 HLA Ⅰ类分子的 α 链。非经典Ⅰ类基因包括 HLA-E、HLA-F、HLA-G、HLA-H、HLA-K、HLA-L 和 MIC Ⅰ类链相关基因(MHC class Ⅰ chain related gene,MIC gene),多态性有限,其生物学功能尚未完全阐明。

（二）HLA Ⅱ类基因

Ⅱ类基因区位于着丝点的近端,结构最为复杂,经典Ⅱ类基因包括 DP、DQ、DR 三个亚区,每个亚区又包含若干个功能性基因座位,该区的基因以其编码的肽链(α 链和 β 链)直接命名,如 DRA、DRB1、DRB2。其编码的产物为 HLA Ⅱ类分子。非经典Ⅱ类基因包括 HLA-DM、HLA-DO、抗原加工相关转运体(transporter associated with antigen processing,TAP)基因等。

（三）HLA Ⅲ类基因

HLA Ⅲ类基因位于Ⅰ类和Ⅱ类基因区之间,主要包括血清补体成分的编码基因,编码产物为补体 C2、C4、Bf 等成分;炎症相关基因如肿瘤坏死因子基因家族、热休克蛋白基因家族、转录调节基因或类转录因子基因家族等。

二、HLA 复合体的遗传特点

（一）高度的多态性

多态性是指在随机婚配的群体中,一个基因座位上存在多个等位基因的现象。对个体而言,一个基因座位只有两个等位基因,一个来自父亲,一个来自母亲。对群体而言,一个基因座位可以存在多个等位基因,称为复等位基因,因此多态性是一个群体的概念,反映了群体中不同个体同一基因座位上的基因存在着差别。至 2012 年 10 月 HLA 复合体各基因座位已发现正式命名的复等位基因数达 8712 个(表4-2)。HLA 复合体是迄今为止人体发现的最复杂的基因系统,具有高度的多态性,无关的个体 HLA 基因相同或相似的可能性就非常小,这为在器官移植中寻找合适的供体带来了极大的困难。但就种群而言这种高度的多态性,使人体能够应对多变的环境,抵御各种病原体的侵袭,提高了防御能力,利于种群的生存与延续。

表 4-2　经典 HLA 复合体的复等位基因数(截止 2012 年 10 月)

	经典 HLA I 类基因			经典 HLA II 类基因							总计
	B	C	A	DPA1	DPB1	DQA1	DQB1	DRA	DRB1	DRB3	
基因数	2798	1672	2132	36	158	49	179	7	1196	56	8283

(二)共显性表达

共显性指一个个体某一基因座位上的两个等位基因不论是杂合子还是纯合子,均有相应的产物表达出来。故每个位点可表达两个抗原,可能不同,也可能相同,这些抗原组成了个体的表型,共显性表达进一步增强了人群中 HLA 表型的多样性。

(三)单倍型遗传

单倍型是指 HLA 基因在一条染色体上的组合。父母的 HLA 以单倍型作为一个完整的单位向下代传递(图 4-6)。如父亲的单倍型为 Aa,母亲的单倍型为 Bb,则子代有四种可能组合:AB、Ab、aB、ab。故两个同胞两个单元型完全相同或完全不同的可能性都是 1/4;一个单元型相同的可能性是 1/2,子代与亲代总有一个单元型相同。因此,在家庭成员中寻找单倍型相同的概率就比无关个体大很多。

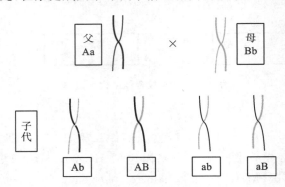

图 4-6　HLA 复合体单倍型遗传示意图

(四)连锁不平衡

连锁不平衡是指不同基因座位上的等位基因,出现在同一个单倍型的实际频率与随机频率之间存在明显差异。HLA 复合体为一条染色体上紧密连锁的一群基因,具有多基因座位,如各座位的基因在各单倍型中的分布是随机的,则某两个基因同时出现在一个单倍型上的频率应等于各基因频率(基因频率是指某等位基因与该座位中全部等位基因的比例)的乘积,但通过对大样本人群的 HLA 复合体进行分析发现,HLA 各基因并不完全随机地组成单倍型。如在白种人 A1 的基因频率是 12%,B8 的基因频率是 17%,A1 和 B8 同时出现在一个单倍型的预期频率为 2%(0.12×0.17),但实际上两者出现在一个单倍型的频率为 9%。HLA 某些基因或单倍型具有人种和地域特点,可为人类学研究中探讨人类的源流和迁移提供重要的依据。

三、HLA 类分子的结构与分布

(一)HLA 类分子的结构

1. HLA I 类分子的结构　HLA I 类分子是由一条重链(α 链)和一条轻链(β₂m)组成。重链为 HLA I 类基因的编码产物,相对分子质量约为 44000,是一跨膜蛋白,胞外部分有三个结构域(α_1、α_2、α_3)。轻链的编码基因位于人类第 15 号染色体,相对分子质量约为 12000,两者由非共价键连接。HLA I 类分子根据位置和功能的不同可分为四个区域(图 4-7)。

(1)肽结合区:由 α_1 和 α_2 结构域组成,各含 90 个氨基酸,共同构成抗原结合槽,结合槽两端封闭,仅可容纳 8~11 个氨基酸残基的抗原肽片段。α_1 和 α_2 结构域的氨基酸顺序变化较大,是决定 I 类分子多态性的部位,保证了与抗原结合的特异性和免疫应答的多样性。

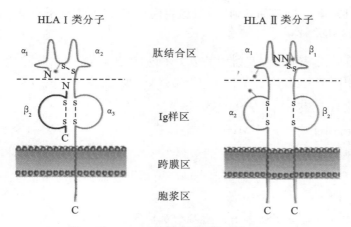

图 4-7　HLA 类分子结构示意图

（2）Ig 样区：由 α_3 和 β_2m 组成。α_3 氨基酸序列高度保守，与 Ig 恒定区具有同源性，故称为 Ig 样区，是 HLA Ⅰ类分子与 T 细胞表面的 CD8 分子结合的部位，对 CD8+ T 细胞的抗原识别起限制作用。β_2m 不穿过细胞膜，也不与细胞膜接触，以非共价键与 α_3 连接，其功能主要是促进内质网中新合成的 HLA Ⅰ类分子向细胞表面运输，并帮助维持其结构的稳定。

（3）跨膜区：其功能是将 HLA Ⅰ类分子锚定在细胞膜上。

（4）胞浆区：与跨膜信号的传递有关。

2. HLA Ⅱ类分子的结构　HLA Ⅱ类分子是由结构相似的 α 链和 β 链经非共价键连接而成，两条肽链均为跨膜蛋白，胞外各有两个功能区，分别称为 α_1、α_2 和 β_1、β_2 结构域。两条肽链由 HLA Ⅱ类基因编码，均具有多态性。根据位置和功能的不同亦分为四个区域。

（1）肽结合区：由远膜端 α_1 和 β_1 结构域组成，是决定Ⅱ类分子多态性的基础，两者共同构成抗原结合槽，因槽两端开放故可容纳 13～17 个甚至更多氨基酸组成的抗原肽，是 HLA Ⅱ类分子与外源性抗原肽结合的区域。

（2）Ig 样区：由 α_2 和 β_2 结构域组成，β_2 是 HLA Ⅱ类分子与 T 细胞的 CD4 分子结合的部位，借此对 CD4+ T 细胞的抗原识别起限制作用。

（3）跨膜区：将 HLA Ⅱ类分子锚定在细胞膜上。

（4）胞浆区：与细胞内外信号传递有关。

（二）HLA 类分子的分布

1. HLA Ⅰ类分子的分布　HLA Ⅰ类分子在体内分布广泛，几乎所有有核细胞包括网织红细胞和血小板均有表达，但不同细胞表面的表达水平差异较大，表达水平最高的为淋巴细胞，其次为肝、肾、皮肤、主动脉和肌细胞，而成熟红细胞、胎盘滋养层细胞和神经细胞则不表达经典的 HLA Ⅰ类分子。

2. HLA Ⅱ类分子的分布　HLA Ⅱ类分子的分布较局限，主要表达于抗原提呈细胞的表面如 B 细胞、单核-巨噬细胞和树突状细胞等，在炎症介质和细胞因子的刺激下，内皮细胞、某些上皮细胞及活化的 T 细胞也可表达Ⅱ类分子。

除细胞表面可检出 HLA 分子，在血清、乳汁、唾液、尿液及精液等体液中也可检出可溶性 HLA 分子。

四、MHC 的生物学功能

（一）抗原的加工与提呈

HLA 分子参与对抗原的加工、处理及提呈过程，从而启动特异性免疫应答。细菌、异种蛋白等外源性抗原与抗原提呈细胞的 HLA Ⅱ类分子结合，并转运至细胞表面，供特异性 CD4+ T 细胞识别；病毒、肿瘤抗原等内源性抗原肽与靶细胞的 HLA Ⅰ类分子结合，表达于细胞表面，供 CD8+ T 细胞识别。

（二）参与 T 细胞的限制性识别

MHC 的限制性是指 T 细胞在识别抗原肽的同时，还需识别与抗原肽结合的 HLA 分子。CD8+ T 细胞识别由 HLA I 类分子提呈的抗原肽;CD4$^+$T 细胞识别由 HLA II 类分子提呈的抗原肽。

(三)参与免疫应答的调节

由于不同个体的 HLA 分子加工提呈抗原的能力不同,因此对同一抗原的应答能力也不同,此即个体抗病能力差异的主要原因。这在群体水平上有助于增强物种适应多变环境的能力,推动生命的进化。

(四)参与 T 细胞在胸腺中的分化发育

T 细胞在胸腺中经历阳性选择获得 MHC 限制性,通过阴性选择获得对自身抗原的耐受性。

(五)诱导移植排斥反应

同种异体器官移植时,若 HLA 分子配型不合即可出现迅速而强烈的移植排斥反应,甚至造成移植手术的失败。

综上所述,HLA I 类和 II 类分子从多个方面参与对特异性免疫应答的调节,新近发现的很多非经典的 HLA 基因所编码的产物主要参与对非特异性免疫应答的调节,本章未做详述。

五、HLA 与医学

(一)HLA 与同种器官移植

器官移植能否成功,关键是供、受者间 HLA 匹配的程度,匹配度越高,移植物存活的可能性就越大,通常移植物存活率高低的顺序是:同卵双胞胎>同胞>亲属>无亲缘关系者。移植术前对供、受者进行配型是预防移植排斥反应最有效的措施。一般而言,HLA-DR 对移植排斥最为重要,其次是 HLA-B 和 HLA-A。当前临床上 HLA 分型技术有很多,包括血清学和分子生物学分型技术。随着 HLA 分子生物学分型技术的广泛应用,计算机网络的普及和人群中骨髓库和脐血库的建立,极大地提高了选择 HLA 匹配供受者的准确性和配型效率。

(二)HLA 与疾病的关联

所谓 HLA 与疾病的关联是指带有某些特定 HLA 的个体比不携带者易患某一疾病。关联性通常用相对风险率(RR)来表示,若 RR>1,则认为有关联,RR 值越大,说明携带此抗原者患病的可能性就越大。最典型的例子是强直性脊柱炎(AS)与 B27 的关联。如 AS 患者中 90% 以上都带有 B27 抗原,而正常人 B27 阳性率仅为 9%,经计算其 RR 为 55~376(因人种而异)。因此,B27 的检测可作为诊断 AS 的参考指标。通过群体调查和家系遗传分析发现,500 余种疾病与 HLA 有关联,多为自身免疫病,常见者见表4-3。研究 HLA 与疾病的关联对阐明疾病的发病机制、疾病的诊断及预后判断等都有重要意义。

表 4-3　HLA 与疾病的关联

疾 病 名 称	HLA 分子	相对风险率(RR)
强直性脊柱炎	B27	55~376
急性前葡萄膜炎	B27	10.0
肾小球性肾炎咯血综合征	DR2	15.9
多发性硬化症	DR2	4.8
乳糜泻	DR3	10.8
系统性红斑狼疮	DR3	5.8
突眼性甲状腺肿	DR3	3.7
重症肌无力	DR3	2.5
胰岛素依赖型糖尿病	DR3/DR4	25.0
寻常天疱疮	DR4	14.4
类风湿关节炎	DR4	4.2
淋巴瘤性甲状腺肿	DR5	3.2

（三）HLA 分子的表达异常与疾病

正常情况下所有的有核细胞均表达 HLA Ⅰ 类分子，但肿瘤细胞 Ⅰ 类分子的表达往往缺失或减少，或特异性发生了改变，以致肿瘤抗原不能顺利地提呈给 CD8+ T 细胞，使肿瘤逃避机体的免疫监视功能。另外某些受病毒（如 HIV）感染的细胞 Ⅰ 类分子的表达也下降，从而逃避机体的抗病毒免疫。因此，HLA Ⅰ 类分子的表达状态，可作为一种警示系统。

正常情况下 HLA Ⅱ 类分子主要表达在抗原提呈细胞和活化的 T 细胞表面，在发生自身免疫病时，靶器官中不表达 Ⅱ 类分子的细胞，可异常表达 Ⅱ 类分子，从而有可能将自身抗原信息提呈给 CD4+ T 细胞，诱导自身免疫应答，使机体出现损伤。如胰岛 β 细胞异常表达 Ⅱ 类分子，可诱导出针对胰岛 β 细胞的自身免疫应答，引起 Ⅰ 型糖尿病。

（四）HLA 与法医学

HLA 具有高度的多态性，是迄今发现的人类最复杂的基因系统，意味着两个无亲缘关系的个体，在所有 HLA 基因座位上拥有相同等位基因的概率微乎其微，并且每个人所拥有的 HLA 型一般情况下终身不变。另一方面，HLA 为单倍型遗传，亲代与子代之间有且只有一个单倍型是相同的。因此，检测 HLA 可用于亲子鉴定及个体身份的识别，如死者身份鉴定等。

能力检测

一、名词解释

1. HLA 2. ELISA

二、绘图练习

1. 请绘出 ELISA 竞争法检测原理示意图。

2. 请绘出 ELISA 间接法检测原理示意图。

3. HLA 分子结构示意图填空（图 4-8）。

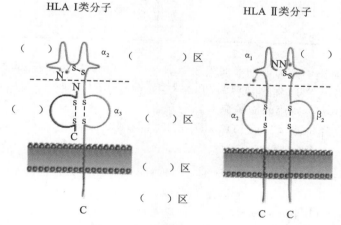

图 4-8 HLA 分子结构示意图填空

（林 梅 周秀萍）

项目五　T细胞亚群的检测

 ## 任务　T细胞亚群的检测

【申请单】　请完成申请单所要求的项目。

××市人民医院检验申请单

姓名	
性别	年龄
门诊号	住院号
诊断或症状	
检验标本	
检验目的	
送检科室	医师
送检日期	年　　月　　日

【方法选择】　见表5-1。

表 5-1　T细胞亚群的检测方法

方法	流式细胞术	免疫荧光法	AP-AAP桥联酶免疫法
本次检查选择	√		

【材料准备】

(1) 由于流式细胞仪机型不同,应选择针对该型号仪器专用的试剂。

(2) 待检者肝素(或 EDTA)抗凝静脉血。

(3) 荧光素标记单克隆抗体(CD_3-FITC/CD_8-PE/CD_4-APC)。

(4) 溶血液。

(5) 1‰多聚甲醛。

(6) 绝对计数管。

(7) Multiset 软件或 Cell Quest 软件。

【操作方法】

(1) 将荧光素标记单克隆抗体(CD_3-FITC/CD_8-PE/CD_4-APC)20 μL 加入绝对计数管底部。

(2) 将待检者肝素(或 EDTA)抗凝静脉血 50 μL 用逆向加样法加入绝对计数管底部。

(3) 盖上管帽,轻轻振荡混匀,在室温(18～25 ℃)下避光染色 15 min。

(4) 将溶血液 450 μL 加入管内,振荡混匀后,在室温(18～25 ℃)下反应 15 min,再加入 1‰多聚甲醛,混匀后取上样分析。

（5）应用 Multiset 软件或 Cell Quest 软件进行分析。

【观察结果】

流式细胞仪结果 T 细胞检测有三种表达方式可进行观察。

1. 细胞荧光强度　观察细胞分布的直方图上细胞巅峰处荧光道数。

2. 阳性细胞百分比　在检测细胞总数中，相应 CD 阳性细胞所占百分比。

3. 绝对细胞计数　以每微升全血中所含待测细胞数表示结果。

【注意事项】

（1）根据所用流式细胞仪型号选择相应试剂。

（2）一般在室温（18～25 ℃）下进行试验。

（3）按顺序加入试剂，按操作规程进行操作，避免造成误差。

（4）检测完毕后应仔细核对、记录、避免笔误。

（5）不同的检测方法结果参考值有区别，且中国人 T 细胞亚群的参考值尚无统一标准，可参考试剂盒说明书判定结果，也可在实验室分性别、年龄进行普查建立相应实验室数据库，建立当地参考标准。

【报告单】

××市人民医院检验报告单

检查项目：T 细胞亚群的检测　　　采集时间：　　　接收时间：　　　质评合格，省内参考

姓名	患者编号	标本号	报告时间
性别	床号	送检医师	临床诊断
年龄	科别	标本种类	备注

序号	项目	结果	参考值	单位

检验者：　　　　　审核者：

此结果仅对此标本负责，如有疑问，请当日咨询。

【原理】

流式细胞术是使用流式细胞仪快速而精确地对单个细胞的理化特性进行多参数定量分析及分选的新技术。其最大特点为在保持细胞、细胞器及微粒不被破坏的情况下，借助于荧光探针，从分子水平获取多个信号对细胞进行多参数定量分析或纯化分选。

流式细胞仪基本结构由三个部分组成：①液流系统，由样本和鞘液构成。样本待测细胞配制为悬液，经标记单克隆抗体染色后置于样品管，鞘液为辅助样品进行检测的液态基质。②光学和信号转换测试系统，包括激光光源、分色反光镜、光束成形器、透镜组、滤片及光电倍增管。③信号处理放大的计算机系统。流式细胞仪结构模式如图 5-1 所示。流式细胞仪工作的基本原理如下：当待测液体与入射的激光束垂直相交时，被荧光标记的细胞通过激光光斑激发产生特异性荧光，同时由于混合细胞群中细胞个体大小及所含颗粒不一，被激光激发时可产生不同的散射光，这些光电信号被激光倍增管接收后转为电压脉冲和积分脉冲，信号被放大后，由计算机系统对数据进行转换分析处理，并以直观的数据和图像显示出来，借此对待测样品中的细胞进行多参数的详细了解。

在 T 细胞亚群检测时应用到的免疫原理如下：个体中不同种类的细胞有着不同的细胞表面标志，T 细胞及其亚群 T 细胞亦是如此，其中，CD3 为所有 T 细胞的特有标志，CD4 是辅助性 T 细胞（即 Th 细胞）特有标志，CD8 是细胞毒性 T 细胞（Tc 细胞）或抑制性 T 细胞（Ts 细胞）特有标志，应用抗原抗体反应具有特异性的特点，用荧光素标记的相应单克隆抗体与淋巴细胞反应后，通过流式细胞仪可以了解相应细胞的荧光强度和阳性百分比，如果应用绝对计数管，还可以检测每微升全血中所含待测细胞数。此外，应用这种方法选择对应单克隆抗体，如 B 细胞表面标志 CD19、CD20、CD22 的单克隆抗体，还可以用于检测 B 细胞及其他细胞，在目前临床 B 细胞检测中应用比较常见的是 $CD3^- CD19^+$。临床上检测 T 细胞和 B

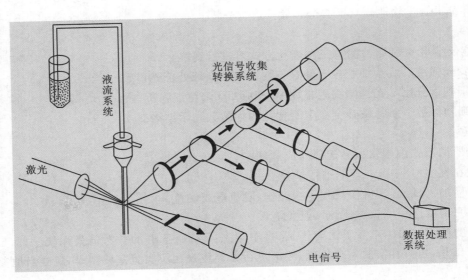

图 5-1 流式细胞仪基本结构模式

细胞的数量,可以帮助诊断免疫缺陷病、自身免疫病等,而且 T 细胞及其亚群的检测还可以推断器官移植后免疫排斥情况及免疫缺陷患者、肿瘤患者的预后。

▐趣味知识▐

T 细胞亚群检测与艾滋病

临床病例

患者,男,27 岁。自述注射吸毒 4 年余,2 年前体重减轻,近 3 个月持续低热,4 日前呼吸不畅。查体:口咽部白膜,全身浅表淋巴结肿大,肺部闻及干啰音。HIV 抗体阳性,CD4$^+$ T 细胞计数为 92 个/mL,咽拭子涂片找到白色念珠菌。

临床诊断:AIDS。

问题:该患者为什么 CD4$^+$ T 细胞数量显著减少,对免疫功能有何影响?

艾滋病(acquired immune deficiency syndrome,AIDS)全称为获得性免疫缺陷综合征,在近年来罹患率明显上升,对患者的生命安全威胁极大,也造成一些社会不安定因素。患者感染 HIV 病毒,病毒进入机体后选择性地侵犯、损伤表达 CD4 分子的细胞,主要为 CD4$^+$ T 细胞,导致 CD4$^+$ T 细胞数量减少,引起以 CD4$^+$ T 细胞缺损和功能障碍为中心的严重免疫缺陷。其特点包括:①容易出现感染性疾病,尤其是机会致病性病原体感染;②易出现肿瘤;③自身免疫病发病率高;④由于免疫缺陷病常同时累及多个器官系统,且患者感染情况不一,故而临床表现复杂多样。临床上为艾滋病患者检测 T 细胞亚群,可以了解患者免疫系统受损程度,判断治疗效果,还可以对艾滋病患者的存活时间进行评估。

 # 知识理论 I 荧光免疫技术

一、荧光的基本知识

某些物质在一定波长光的激发下,在极短的时间内发射出的波长大于激发光波长的光即为荧光。

(一)几个基本概念

1. 发射光谱 固定激发光波长,在不同波长下所记录到的样品发射荧光的相对强度。

2. 激发光谱 固定发射光(荧光)波长,不同波长的激发光激发照射样品所记录到的相应的荧光发射强度。

3. 荧光效率 荧光分子将吸收的光能转变成荧光的百分率。其与发射荧光的光量子数(荧光强度)成正比,与吸收光的光量子数(激发光强度)成反比。

4. 荧光寿命 在被一瞬时光脉冲激发后,荧光物质产生的荧光随时间而衰减到一定程度时所用的时间。

5. 荧光的淬灭 在受到激发光较长时间照射后,荧光物质的荧光辐射能力会发生减弱的现象。在荧光免疫技术中常用一些天然的具有荧光猝灭作用的化合物作淬灭剂,以消除不需要的荧光,如亚甲基蓝、碱性复红、伊文思蓝、低浓度高锰酸钾溶液和碘溶液等。

6. 荧光偏振 偏振光激发溶液中荧光分子时,若分子保持静止则发出固定偏振平面的发射光;如分子旋转或翻转则发射荧光的偏振平面会不同于激发光偏振平面。

(二)常用荧光物质

在荧光免疫技术中常将一些能产生明显荧光并且能作为染料使用的有机化合物称为荧光色素。成为荧光色素的物质需要能与蛋白质稳定结合,并且既不会影响被标记抗体的生物学活性,也不会影响抗原抗体的特异性结合。常见的荧光色素有异硫氰酸荧光素、四乙基罗丹明、四甲基异硫氰酸罗丹明、藻红蛋白、多甲藻黄素-叶绿素-蛋白等。除了荧光色素以外,还有酶作用后产生荧光的物质和镧系螯合物等其他荧光物质。

1. 异硫氰酸荧光素(fluorescein isothiocyanate,FITC) 易溶于水或乙醇等溶剂,为黄色或橙黄色结晶粉末。相对分子质量为389.4,最大吸收光波长为490~495 nm,最大发射光波长为520~530 nm,可呈现出明亮的黄绿色荧光。

2. 四乙基罗丹明(tetraethyl rhodamine,RB200) 不溶于水,易溶于乙醇和丙酮,为橘红色粉末。其性质稳定,可长期保存。最大吸收光波长为570 nm,最大发射光波长为595~600 nm,呈橘红色荧光。结合时间为12~18 h。与异硫氰酸荧光素的黄绿色荧光对比鲜明,配合使用可用于双重标记或对比染色。

3. 四甲基异硫氰酸罗丹明(tetramethyl rhodamine isothiocyanate,TRITC) 罗丹明的衍生物,紫红色粉末,性质稳定,相对分子质量为580。最大吸收光波长为550 nm,最大发射光波长为620 nm,呈橙红色荧光。结合时间为16~18 h。四甲基异硫氰酸罗丹明荧光淬灭慢,可用于单独标记染色,也可用于双重标记或对比染色。

4. 藻红蛋白(phycoerythrin,PE) 在红藻中发现的一种蛋白,可进行光合作用的自然荧光色素。不溶于水,易溶于乙醇和丙酮,褐红色粉末,性质稳定。最大吸收光波长为565 nm,最大发射光波长为578 nm,呈明亮的橙色荧光。与异硫氰酸荧光素的黄绿色荧光对比鲜明,配合使用可用于双重标记。

5. 多甲藻黄素-叶绿素-蛋白(peridinin chlorophyll protein,PerCP) 发现于甲藻和薄甲藻的光学合成器中的一种蛋白复合物,需低温冷藏保存。最大吸收光波长为490 nm,最大发射光波长为677 nm,呈深红色荧光。

6. 酶作用后产生荧光的物质 某些化合物本身并没有荧光效应,一旦经过酶的催化作用后便形成具有强荧光的物质。譬如 4-甲基伞酮-β-D-半乳糖苷在 β-半乳糖苷酶的作用下分解成的 4-甲基伞酮就可发出荧光,激发光波长 360 nm,发射光波长 450 nm。其他的还有碱性磷酸酶的底物 4-甲基伞酮磷酸盐、辣根过氧化物酶的底物对羟基苯乙酸等。

7. 镧系螯合物 铕(Eu^{3+})、铽(Tb^{3+})、铈(Ce^{3+})等某些 3 价稀土镧系元素的螯合物在激发后也能发射出特征性的荧光。镧系螯合物中以 Eu^{3+} 螯合物应用最广,其激发光谱宽、发射光谱窄、荧光寿命长,最适合用于时间分辨荧光免疫测定。

二、荧光抗体技术

荧光抗体技术又称荧光显微镜技术,采用荧光素标记抗体与标本片中组织或细胞抗原反应,经洗涤分离后,在荧光显微镜下观察呈现特异性荧光的抗原抗体复合物及其存在部位,以此对组织细胞抗原进行定性和定位检测或对自身抗体进行定性检测和效价测定。荧光显微镜技术包括标本制作、荧光抗体染色和荧光显微镜检查等内容。

（一）标本的制作

免疫荧光抗体技术主要是通过观察标本片上荧光抗体的染色结果来进行抗原的鉴定和定位的,标本制作的优劣直接影响检测结果。临床上常见的标本主要包括组织、细胞和细菌三大类。根据标本的不同可制作涂片、印片或切片。组织材料可制备成切片,包括石蜡切片和冷冻切片。也可将组织标本制成印片,用清洁的玻片轻压组织切面,在玻片表面粘上1~2层组织细胞。细胞或细菌可制备成涂片,涂片制作要求薄而均匀。涂片和印片在制成后应迅速吹干、封装,置于−10℃保存或立即使用。切片标本多用乙醇固定,组织培养标本多用丙酮固定。

（二）荧光抗体制备

荧光抗体是将荧光素与特异性抗体通过化学共价键的方式结合形成的。

1. 与荧光素的结合 用于标记的荧光抗体应具备以下特性:高特异性与高亲和力;与蛋白质分子结合后不易解离,未结合者易于清除;与蛋白质结合后仍能保持较高的荧光效率。常用的荧光素与标记抗体的结合方法有搅拌法和透析法两种。

2. 标记抗体的纯化 标记抗体完成后,还要通过对标记抗体的进一步纯化来去除未结合的游离的荧光素,纯化方法可采用透析法或凝胶过滤色谱法。

3. 去除过度标记和未标记的抗体 结合的荧光抗体并不均一,过量结合或未结合的荧光抗体都可能对反应结果的观察造成干扰,故而需要去除。

4. 去除非特异反应抗体 去除嗜异性抗体包括那些非期望的抗体或交叉抗体。采用肝粉吸收法,用于吸收的肝粉最好是与试验标本同种的动物脏器。

5. 鉴定荧光抗体活性 荧光抗体活性的鉴定可以采用琼脂双扩散法来对抗体效价进行滴定,荧光抗体的琼脂双扩散效价一般要大于1:16。

6. 荧光抗体的保存 防止抗体活性降低和蛋白变性,短期使用可以0~4℃保存,−20℃低温可保存1~2年。保存过程中最好加入1:（5000~10000)浓度的硫柳汞或1:（1000~5000)浓度的叠氮钠防腐。0.1~1mL小量分装,真空干燥后更易于长期保存。

（三）荧光抗体染色

以直接法为例:滴加经过适当稀释的荧光抗体在已固定好的标本上,置于湿盒内,在一定温度下（一般可用37℃)温育一定时间（通常30~50min,不耐热抗原的检测则以4℃过夜为宜)。用PBS充分洗涤,干燥并用缓冲甘油封片。

（四）荧光显微镜

荧光显微镜是荧光试验的基本工具。荧光显微镜应能够发射出一定波长的激发光对待测标本进行激发,产生一定波长的荧光,从而对组织细胞的结构或组分进行定性、定位和半定量分析检测。荧光显微镜与普通显微镜主要结构基本相同,不同之处在于光源、滤光片、不吸收紫外线的聚光器和镜头等,根据光路可分为透射光和落射光两种形式。

1. 光源 由于选择滤光片是获得良好荧光观察效果的重要条件。滤光片分为隔热滤光片、激发滤光片和吸收滤光片。

(1)隔热滤光片:位于灯室的聚光镜前面,能阻断红外线的通过而发挥隔热作用。

(2)激发滤光片:位于光源和物镜之间,能选择性地透过紫外线可见波长的光域,以提供合适的激发光谱。激发滤光片有两种,其中紫外光滤片（UG)只允许波长275~400nm的紫外光通过,最大透光度为365nm;蓝紫外光滤片（BG)只允许波长325~500nm的蓝外光通过,最大透光度为410nm。

(3)吸收滤光片:位于物镜和目镜之间,作用是阻断激发光谱而使发射荧光透过,使标记在暗背景上呈现荧光以易于观察,也使眼睛免受强激发光刺激。吸收滤光片的透光范围为410~650nm,有OG（橙黄色)和GG（淡绿黄色)两种。

2. 光路 分为透射光和落射光两种形式。透射光的照明光线从标本下方经过聚光器后透过标本进入物镜,适于观察对光可通透的标本;落射光的照明光线则是从标本上方经过投在物镜外周的特殊的垂直照明器,从物镜周围落射到标本上,经标本反射而进入物镜,适用于观察透明度不好的标本以及各种活性组织等。落射光和透射光联合照明,可同时观察两种荧光素的荧光,或同时观察荧光物质在细胞内的定位。

3. 聚光器　聚光器有明视野、暗视野和相差荧光聚光器等。聚光器不应吸收紫外线,并与光源、光路、激发滤片适宜组合,以期在暗视野下获得满意的荧光。

4. 镜头　目镜有氟处理镜头、消色差镜头和复消色差镜头等,常用的是消色差镜头。

（五）荧光抗体染色与结果判断

1. 直接法　用特异荧光抗体直接滴加于待检的标本上,使之与相应的抗原发生特异性结合。直接法特异性高、操作简便、非特异荧光染色因素少,但也有敏感度偏低的缺点,每检查一种抗原需制备相应的特异荧光抗体。常用于快速检查细菌、病毒等微生物和免疫病理检查中的肾炎活检、皮肤活检等。

2. 间接法　间接法可以用于检测抗体。首先将待检标本中未知的抗体加到已知的抗原片上,在37 ℃湿盒中保温 30 min,使抗原抗体充分结合,洗涤除去未结合的抗体。然后加上用荧光标记了的抗球蛋白抗体,也称为第二抗体。若第一步发生了抗原抗体反应,荧光标记的第二抗体就会和已结合抗原的抗体进一步结合,从而可鉴定未知抗体。

间接法也可用于检测抗原。首先将已知的特异抗体（第一抗体）滴加在待检的组织片上,再加入荧光标记的抗球蛋白抗体（第二抗体）来探测是否有特异抗体（第一抗体）与待检的组织片中的抗原相结合,据此判定待检的组织片中是否有相应的抗原存在。

间接法中,第一抗体是能够与抗原特异性结合的特异抗体;第二抗体是被荧光标记了的抗球蛋白抗体,即针对第一抗体的抗抗体。间接法灵敏度高,在不同抗原的检测中只需制备和应用一种荧光抗体。

3. 双标记法　分别用异硫氰酸荧光素与罗丹明标记不同的抗体共同对同一标本做荧光染色。如果有两种相应抗原存在,即可同时见到橙红色和黄绿色两种荧光色泽。

4. 荧光抗体染色结果判断　荧光抗体染色后的结果判断应严格掌握,要准确判断阳性和阴性结果,并排除假阳性和假阴性结果。在每次实验时均需设立严格的实验对照（阳性和阴性对照）,并正确区分特异性染色和非特异性染色。阳性细胞的显色分布（膜表面型、胞质型）和显色深浅可作为抗原定性、定量和定位分析的依据。

三、荧光免疫测定

荧光免疫测定是将抗原抗体结合的特异性和荧光检测的敏感性结合起来,在免疫反应后利用荧光检测仪通过测定荧光强度来定量计算被测物质浓度的测定方法。

荧光免疫测定在医学检验学中应用广泛,既可以用作细菌、病毒、寄生虫的检验,也可以在自身免疫病的实验诊断中检测自身抗体,还可以检测血清中的抗体,在流行病调查和临床回顾诊断中发挥重要作用。

（一）均相荧光免疫测定

均相荧光免疫测定是根据 1972 年 Rubenstein 等建立的均相酶免疫测定法发展形成的。"均相"指的是在反应结束后无须分离游离的标志物和结合的标志物,直接测定即可。均相荧光免疫测定是利用荧光的激发、吸收、淬灭等理化特性在标记抗原与特异性抗体结合后可发生改变而设计出的实验方法。根据其原理分为荧光保护免疫测定和荧光淬灭免疫测定。

1. 荧光保护免疫测定　在实验中引入抗荧光素抗体,来淬灭反应系统中的游离荧光素。这对于已结合特异性抗体的荧光标记抗原无影响,可以保护抗原抗体复合物的荧光免受淬灭。当样品中未被荧光标记的待测抗原含量高时,与特异性抗体竞争结合,游离的荧光标记抗原增多,在淬灭作用下受激发后荧光产生量反而减少。据此可定量测定样品中待测抗原的含量。荧光保护免疫测定法可用于测定甲状腺素、IgG、人血清清蛋白等的含量。

2. 荧光淬灭免疫测定　在荧光淬灭免疫测定反应系统内同时加入待测小分子药物和一定量用荧光物质标记的该药物抗原,二者竞争结合有限的特异性抗体。抗体与荧光标记抗原结合时发生淬灭作用,使荧光消失,这样直接测定反应系统的偏振荧光强度。如样品中未标记荧光的待测小分子药物抗原含量高,则竞争结合的抗体就多,游离的荧光标记抗原也相应增多。经紫外光激发后荧光强度高,据此可以定量测定样品中抗原含量。

荧光偏振免疫检测(fluorescent polarized immunoassay,FPIA)是一种定量免疫分析技术,也是较典型的均相荧光免疫测定。单一平面的蓝偏振光(485 nm)照射荧光物质,发出单一平面的偏振荧光(525 nm)。荧光偏振免疫检测中偏振荧光的强弱程度与荧光分子的大小呈正相关,与其受激发时转动的速度呈反相关,用竞争性方法直接测量溶液中小分子物质的含量。

在荧光偏振免疫检测反应系统内同时加入待测抗原和一定量用荧光素标记的小分子抗原,两者竞争结合限量的特异性大分子抗体。在竞争性结合过程中,样本中待测药物越多,与抗体结合的荧光素标记抗原就越少,测量到的荧光偏振程度也越低;反之样本中待测药物越少,则荧光素标记抗原与大分子抗体结合就越多,检测到的荧光偏振程度也越高。荧光偏振程度与待测抗原浓度呈反相关。实验通过检测反应系统中偏振光的大小,根据测定待测抗原标准品制作标准曲线,进而得知样品中待测抗原的含量。该法适于检测小分子抗原物质的样品含量,如药物、激素等。

(二)非均相荧光免疫测定

1. 时间分辨荧光免疫测定 时间分辨荧光免疫测定(time-resolved fluorescence immunoassay,TRFIA)是一种用镧系元素标记抗原或抗体的免疫分析技术,根据镧系元素螯合物的发光特点,用时间分辨技术同时检测荧光的波长和时间两个参数。TRFIA 的测量仪器是时间分辨荧光计。

自然本底荧光信号是短时存在的,普通的荧光标志物荧光寿命短,激发光消失,荧光也消失。TRFIA 将长衰减寿命的标志物与时间分辨荧光技术相结合,使用长效荧光标志物铕(Eu^{3+})、铽(Tb^{3+})、铈(Ce^{3+})等 3 价稀土镧系元素的螯合物,可以在关闭激发光后再测定荧光强度,使瞬时荧光干扰最小化,有效排除非特异荧光的干扰,极大地提高了分析灵敏度。实验检测中多用镧系元素铕(Eu^{3+})螯合物标记抗体。

时间分辨荧光免疫测定在测定小分子半抗原时采用竞争性免疫分析,而在测量大分子抗原时应用的是双抗体夹心分析法。

时间分辨荧光免疫测定应用广泛,可用于蛋白质,激素,肿瘤标志物,某些细菌、病毒和寄生虫的检测。

2. 荧光酶免疫测定 荧光酶免疫测定是用酶标记的抗原或抗体作用于底物,经酶催化发出荧光。如 β-半乳糖苷酶催化 4-甲基伞酮-β-D-半乳糖苷分解为 4-甲基伞酮,在波长为 360 nm 的激发光激发下就可发出发射光波长为 450 nm 的荧光。荧光酶免疫测定敏感度高,可用于先天性甲状腺功能减退的患者筛查。

3. 其他荧光免疫测定 底物背景荧光免疫测定主要用于卡那霉素、庆大霉素等半抗原小分子药物的检测,量子点荧光免疫测定主要用于蛋白质标记、DNA 标记、生物芯片以及生物活体显像等方面的测定。

▌趣味知识▐

荧光素酶

荧光素酶是自然界中一类能够产生生物荧光的酶的统称,其中最具有代表性的是某种萤火虫体内的荧光素酶。在其相应化学反应中,荧光的产生是来自于荧光素的氧化,反应体系在某些情况下也包括三磷酸腺苷。没有荧光素酶的作用,荧光素与氧气直接反应的速率非常慢,钙离子常可以进一步加速反应。

荧光素或荧光素酶是对于所有能产生荧光的底物和其对应的酶的统称,不是特指某一特定的分子。不同的发光生物体通过不同的荧光素酶来催化不同的发光反应。很多生物含有多种不同种类的荧光素酶,能够通过催化同一种荧光素底物而发出不同颜色的荧光,比如叩头虫。最为人熟知的发光生物当属萤火虫,萤火虫所采用的荧光素酶与其他发光生物(如荧光菇)或许多发光海洋生物都不相同。在萤火虫体内,发光反应所需的氧气是从被称为腹部气管的管道中输入的。萤火虫有 2000 多种,它们的荧光素酶对于生物研究很有帮助。目前研究得最透彻的荧光素酶来自于北美萤火虫。

在实验室中通过基因工程的方法合成的荧光素酶可被用于多种不同的实验。研究者合成荧光素酶的基因并将其插入到生物体中或转染到细胞中。利用基因工程的方法已经使小鼠、家蚕、马铃薯等一些生物可以合成荧光素酶。间接体外成像的研究手段能对整个动物体中的细胞群落进行分析：将荧光素酶标记到不同类型的细胞上，就可以对动物体内细胞进行高敏感度的活体观察而不会伤害动物本身。

在荧光素底物中加入适当的荧光素酶就可以放出荧光，可以被一些光敏感元件，如荧光探测器或荧光显微镜探测到。这使我们可以观察多种生命活动进程。譬如，荧光素酶可用于检测库存血液中的红细胞是否已经开始破裂；法医可以用含有荧光素酶的特殊溶液来检测犯罪现场中的残留血迹；医院用荧光素酶的发光来发现某些特定的疾病。分子生物学研究中荧光素酶还可以作为"报告蛋白"应用于报告基因检测或荧光素酶检测等。

知识理论Ⅱ 免 疫 系 统

免疫系统（immune system）是机体产生所有免疫应答的物质基础。免疫系统由免疫器官、免疫细胞、免疫分子三个部分组成。

免疫器官是免疫细胞发生、分化、成熟、定居、增殖的部位，按其不同的功能分为中枢免疫器官和外周免疫器官。免疫细胞的种类繁多，在免疫应答中能够起到主导作用。免疫分子包括抗体、补体以及有免疫活性的细胞因子等，具有调节免疫细胞活性和参与免疫效应的作用。

一、免疫器官

免疫器官包括中枢免疫器官和外周免疫器官。中枢免疫器官是免疫细胞发生、分化和成熟的场所，包括胸腺和骨髓；外周免疫器官是免疫细胞定居和发生免疫应答的场所，包括脾脏、淋巴结和黏膜相关的淋巴组织等。

（一）中枢免疫器官

1. 骨髓　骨髓（bone marrow）是所有哺乳动物的造血器官，骨髓中的造血干细胞（hemopoietic stem cell，HSC）能够分化发育包括免疫细胞在内的各种血细胞。HSC 在造血组织中所占比例极低，形态学上难以与其他单个核细胞相区别，人 HSC 的主要表面标志为 CD34 和 CD117，不表达各种成熟血细胞谱系相关的表面标志。造血干细胞经过增殖最终可以分化成为髓样干细胞（myeloid stem cell）和淋巴样干细胞（lymphoid stem cell），髓样干细胞是红细胞、粒细胞、血小板、单核细胞的前身；淋巴样干细胞分化为祖 B（pro-B）细胞和祖 T（pro-T）细胞。骨髓对于哺乳动物（包括人类）来说既是造血器官也是其 B 细胞分化成熟的场所，在骨髓微环境和激素样物质作用下祖 B 细胞发育为成熟的 B 细胞，成熟的 B 细胞离开骨髓后进入外周免疫器官定居。

2. 胸腺　胸腺（thymus）是 T 细胞分化、发育、成熟的场所。胸腺位于胸骨之后，由两叶扁平的淋巴组织组成。人在新生儿期胸腺质量为 15～20 g，青春期可达 30～40 g，老年期胸腺明显缩小，其皮质和髓质多被脂肪组织代替，导致老年个体免疫功能衰退。先天性胸腺发育不全（DiGeorge 综合征）的儿童其 T 细胞发育障碍，导致细胞免疫缺陷，伴体液免疫受损。

胸腺是实质性器官，表面包有结缔组织被膜并与胸腺内结缔组织形成小叶间隔将胸腺分成许多不完全分隔的小叶，每个胸腺小叶由皮质和髓质两部分组成。皮质位于小叶周边部，皮质分为浅皮质区和深皮质区。髓质位于中央。T 细胞在骨髓中经血流进入人的胸腺皮质，在胸腺素和胸腺微环境诱导下，可以迅速繁殖分化成为大量的小型胸腺细胞，绝大多数小型胸腺细胞在产生不久之后即死亡，只有小于 5% 的小型胸腺细胞可以继续发育并进入到髓质，继而成为具有免疫应答能力的成熟 T 细胞，成熟 T 细胞最终会离开胸腺定居在外周免疫器官。

(二) 外周免疫器官

1. 脾　脾(spleen)是人体内最大的免疫器官。脾实质分红髓和白髓两部分,脾实质的白髓是淋巴细胞聚集部位。沿脾脏中央小动脉周围分布的淋巴鞘称为胸腺依赖区,是 T 细胞定居的区域。白髓中的脾小结则是 B 细胞定居的区域。分布在白髓周围的红髓分为脾索和脾窦,脾索中含有大量的 B 细胞,脾窦则含有大量的巨噬细胞和血细胞。脾小结和脾索是胸腺非依赖区。

除具有造血、贮血和过滤的生理作用以外,脾也是淋巴细胞移居和进行免疫应答的重要场所。

2. 淋巴结　淋巴结(lymph node)分为浅皮质区和深皮质区。淋巴结皮质靠近被膜的区域称浅皮质区,有由 B 细胞聚集而形成的滤泡,称淋巴小结或一级淋巴滤泡,当 B 细胞受抗原刺激后,将转化为母细胞并不断分裂而形成生发中心,称为二级淋巴滤泡。淋巴结浅皮质区的内侧为深皮质区,也可称之为副皮质区,主要是 T 细胞定居的部位,又称为胸腺依赖区。淋巴结皮质区中除了淋巴细胞外,还有巨噬细胞和树突状细胞等,它们能够捕捉抗原、加工处理抗原并呈递抗原给 T 细胞和 B 细胞,进而诱发免疫应答。

淋巴结的髓质包括髓索和髓窦两个部分。髓索中含有 B 细胞、巨噬细胞等,髓窦中则含有较多的巨噬细胞,可以清除进入淋巴液中的细菌等异物。淋巴结皮质区的淋巴小结和淋巴结髓质中的髓索主要含有 B 细胞,被称为胸腺非依赖区。

淋巴结的主要功能是储存淋巴细胞,接受抗原刺激并产生免疫应答,淋巴结也是过滤淋巴液以及进行淋巴细胞再循环的场所。淋巴细胞再循环是指淋巴细胞在血液、淋巴液和淋巴组织间反复循环,使机体能够更好地捕捉抗原,进而发挥免疫应答的作用。

3. 黏膜相关的淋巴组织　黏膜相关的淋巴组织主要包括扁桃体、阑尾、肠集合淋巴结以及消化道、呼吸道和泌尿生殖道黏膜下层弥散的淋巴组织,这些淋巴组织也是免疫系统的重要组成部分,在局部抗感染中起到重要的作用。

二、免疫细胞

所有与免疫应答有关的细胞统称为免疫细胞。免疫细胞包括淋巴细胞、单核-巨噬细胞和其他免疫细胞。

(一) 淋巴细胞

淋巴细胞是免疫系统中主要的免疫细胞,根据表型和功能不同可分为 T 细胞、B 细胞和 NK 细胞。

1. T 细胞　T 细胞在胸腺内分化成熟,所以也被称为胸腺依赖性淋巴细胞(thymus dependent lymphocyte),在外周血中 T 细胞占淋巴细胞总数的 $65\%\sim80\%$。

(1) T 细胞的表面标志:

①T 细胞抗原受体(T cell antigen receptor,TCR):在 T 细胞表面能够特异性识别抗原并结合抗原的结构,是成熟 T 细胞特有的表面标志。T 细胞表面的 TCR 常与 CD3 分子以非共价键结合成 TCR-CD3 复合体。TCR 识别抗原信息后,CD3 分子负责将 TCR 识别信号传递至细胞内。

②绵羊红细胞受体:绵羊红细胞受体为 CD2 分子,是在人类 T 细胞表面存在的能与绵羊红细胞(erythrocyte,E)结合的受体,简称为 E 受体。在体外试验中混合人的淋巴细胞与绵羊红细胞,可以看到 T 细胞周围结合多个绵羊红细胞,形似玫瑰花环,故将此试验称为 E 花环形成试验。可用于检测人外周血中的 T 细胞含量,进而辅助判断细胞免疫功能。

③有丝分裂原受体:有丝分裂原受体能非特异性地激活淋巴细胞转化为母细胞,使其 DNA 的合成增加并发生有丝分裂。T 细胞表面的有丝分裂原受体可以与植物血凝素(PHA)、刀豆蛋白 A(ConA)及美洲商陆(PWM)等结合。受这些物质刺激后 T 细胞可以发生有丝分裂,通过这一点可与 B 细胞相区别。

④细胞因子受体:多种细胞因子受体存在于 T 细胞表面,如 IL-1 R、IL-2 R、IL-4 R、IL-6 R 等。

⑤CD4 分子和 CD8 分子:在成熟 T 细胞上 CD4 和 CD8 这两种分子互相排斥,即同一 T 细胞表面只表达其中一种,由此可将 T 细胞分为两大亚群,CD4$^+$ 的 T 细胞和 CD8$^+$ 的 T 细胞。CD4 分子和 CD8 分子可分别与 MHCⅡ类分子和 MHCⅠ类分子的非多态区结合,从而促进 TCR 与抗原提呈细胞或靶细胞的结合。

⑥CD28 分子:CD28 分子与 B 细胞或其他抗原提呈细胞上的 B7 分子结合,作为辅助刺激分子,提供 T 细胞活化的辅助信号。

(2) T 细胞亚群:按其分化抗原或功能的不同可以将 T 细胞分为多个亚群。

根据 CD 抗原的不同,成熟 T 细胞可以被分成两个亚群,即 CD4$^+$ T 细胞和 CD8$^+$ T 细胞。根据功能不同可将 T 细胞分为辅助性 T 细胞(Th)、细胞毒性 T 细胞(CTL 或 Tc)和调节性 T 细胞(Tr)。Th 细胞表达 CD4 分子,又称 CD4$^+$ Th 细胞。初始的 CD4$^+$ Th 细胞接受抗原刺激后,可分化为分泌不同细胞因子和发挥不同效应的 Th1、Th2 和 Th3 等亚群(表 5-2)。Tc 细胞表达 CD8 分子,故又称 CD8$^+$ Tc 细胞,是具有免疫杀伤效应的 T 细胞功能亚群。Tr 细胞是具有免疫调节功能的 T 细胞群体,能参与多种免疫性疾病发生的病理过程,是近年来免疫学领域研究的重点。

表 5-2 辅助性 T 细胞亚群及其免疫效应

Th 亚群	合成分泌的细胞因子	发挥的免疫效应
Th1 细胞	IL-2、IFN-γ、TNF-β	介导细胞免疫应答,参与迟发型超敏反应
Th2 细胞	IL-4、IL-5、IL-6、IL-13	辅助 B 细胞分化为浆细胞并产生抗体,参与体液免疫应答
Th3 细胞	TGF-β、IL-10	参与免疫调节,降低抗原提呈细胞(APC)和 Th1 细胞的活性

2. B 细胞 B 细胞在哺乳动物的骨髓中分化成熟,故称之为骨髓依赖性淋巴细胞(bone marrow dependent lymphocyte),简称 B 细胞。血流将成熟的 B 细胞带到外周免疫器官的非胸腺依赖区。B 细胞通过产生特异性抗体来执行体液免疫功能。外周血中 B 细胞占淋巴细胞总数的 10%～15%。

(1) B 细胞的表面标志:

①B 细胞抗原受体(B cell antigen receptor,BCR):镶嵌在 B 细胞膜上的免疫球蛋白,能特异性识别和结合抗原,称为膜表面免疫球蛋白(surface membrane immunoglobulin,SmIg)。其 Ig 类型是单体 IgM 和 IgD。

②IgG Fc 受体:能特异性地与抗原抗体复合物中 IgG 的 Fc 段相结合,有助于 B 细胞捕捉和结合抗原,进而调节 B 细胞活化、增殖、分化。

③补体受体(CR):大多数 B 细胞表面存在有与补体 C3b、C3d 结合的受体,分别为 CR I、CR II。补体受体可通过与抗原-抗体-补体复合物结合来促进 B 细胞活化。

④有丝分裂原受体:常见的 B 细胞有丝分裂原为脂多糖(LPS)、葡萄球菌 A 蛋白(SPA)和美洲商陆(PWM)等。

⑤细胞因子受体:活化的 B 细胞表面可表达多种细胞因子受体,包括 IL-1 R、IL-2 R、IL-4 R、IL-5 R 以及 IFN-γR 等。

⑥MHC 分子:B 细胞可表达 MHC I 类分子和 MHC II 类分子。MHC II 类分子对于 B 细胞介导体液免疫应答具有重要作用。

⑦白细胞分化抗原:B 细胞表面的分化抗原为 CD19、CD20、CD21、CD81、CD80、CD40 等,对 B 细胞的活化、增殖、分化以及耐受的形成均具有重要作用。

(2) B 细胞亚群:根据 B 细胞产生抗体是否需要 T 细胞辅助,分为 B1 细胞亚群和 B2 细胞亚群。B1 细胞为非 T 细胞依赖的 B 细胞,B2 细胞为 T 细胞依赖的 B 细胞。两种细胞亚群在起源、分子表型和生物学特性等方面均有所不同。

3. NK 细胞 NK 细胞占外周血淋巴细胞总数的 5%～10%,由淋巴系干细胞在骨髓内分化发育成熟,NK 细胞表面缺乏 T 细胞和 B 细胞所具有的典型表面标志。CD56 是 NK 细胞表面特有的标志,其他表面标志主要有 CD2 分子和 IgG Fc 受体。

NK 细胞的功能主要是非特异性杀伤靶细胞,对多种肿瘤细胞和病毒感染细胞都有较强的杀伤作用。NK 细胞的作用机制主要是导致靶细胞死亡:①直接与靶细胞接触,通过释放穿孔素等细胞毒因子破坏靶细胞;②通过 FcR 定向杀伤与 IgG 结合的靶细胞,这称为抗体依赖细胞介导的细胞毒作用(antibody-dependent cell-mediated cytotoxicity,ADCC)。另外,活化的 NK 细胞还可以分泌 IFN-γ、TNF、GM-CSF

等细胞因子发挥免疫调节作用。

（二）单核-巨噬细胞

单核-巨噬细胞包括血液中的单核细胞（monocyte，MC）和组织中的巨噬细胞（macrophage，MΦ）。单核-巨噬细胞来源于髓系干细胞，受某些细胞因子如巨噬细胞集落刺激因子（M-CSF）、多集落刺激因子（multi-CSF）等的作用在骨髓分化成单核细胞后，离开骨髓进入血液，血液中的单核细胞进入肝、脾、淋巴结等器官的结缔组织，进一步分化成为巨噬细胞。

单核-巨噬细胞广泛参与免疫应答和免疫调节，在非特异性免疫和特异性免疫中都发挥重要作用。主要功能包括以下几点：①吞噬杀伤作用：吞噬及杀灭损伤衰老和癌变的细胞及病原微生物。由于巨噬细胞有 IgG Fc 受体和 C3b 受体，所以与抗体结合的抗原物质或与补体结合的抗原物质更易被巨噬细胞所吞噬。②抗原提呈作用：抗原提呈是指在免疫应答过程中，细胞摄取、处理、传递抗原给淋巴细胞的过程，是诱发免疫应答的先决条件。执行抗原呈递功能的细胞被称为抗原提呈细胞（antigen presenting cell，APC），单核-巨噬细胞、B 细胞、树突状细胞、朗格汉斯细胞、并指状细胞均属抗原提呈细胞。③免疫调节作用：巨噬细胞能合成和分泌多种活性因子发挥免疫调节功能，包括 IL-1、IL-6、IL-8、IL-12、IFN、TNF、前列腺素、白三烯、补体成分等。

（三）其他免疫细胞

中性粒细胞、嗜酸性粒细胞、嗜碱性粒细胞、肥大细胞既是固有免疫的效应细胞，也是适应性免疫的参与细胞。而数量较大的红细胞，因其表面有多种受体存在，在免疫过程中也发挥了重要作用。

三、免疫分子

免疫分子包括抗体、补体以及有免疫活性的细胞因子等，其中抗体、补体前面章节已经提及，本节重点介绍细胞因子。

细胞因子（cytokine）是由免疫细胞或某些非免疫细胞（包括成纤维细胞、血管内皮细胞等）合成和分泌的小分子多肽，具有多种生物学活性。

（一）细胞因子的共同特性

目前发现并正式命名的细胞因子有数十种，但它们具有以下共同特性。

1. 多源性、多效性 一种细胞也可产生多种细胞因子，多种细胞也可产生同一种细胞因子；每种细胞因子的生物学活性都不单一，细胞因子与特异性受体结合发挥作用，相同的受体可分布在不同类型的细胞上，因此细胞因子可介导不同的生物学活性。细胞因子之间相互调节、相互控制、相互影响，组成细胞因子网络。

2. 速效性、高效性 反应迅速、合成释放迅速；在极微量（pg 水平）的情况下细胞因子也可有很高的生物学活性。

3. 自分泌、旁分泌 细胞因子多数主要是对于细胞本身或邻近细胞局部发挥效应，一定条件下某些细胞因子才能短暂地作用于远端细胞，其合成具有自限性。

（二）几种主要的细胞因子

1. 白细胞介素（interleukin，IL） 主要由淋巴细胞、单核-巨噬细胞及其他非免疫细胞产生，在免疫细胞间发挥调节作用，正式命名的迄今已超过二十种，下面简要介绍常见的几种。IL-1 主要由单核-巨噬细胞、血管内皮细胞、成纤维细胞产生，可促进 T 细胞和 B 细胞活化增殖分化、刺激 NK 细胞和单核-巨噬细胞活化、协同刺激造血细胞增殖分化、介导发热和炎症反应。IL-2 主要由活化的 T 细胞、NK 细胞产生，有促进 T 细胞和 B 细胞活化增殖分化，增强 NK 细胞、Tc 和巨噬细胞的杀伤活性的作用。IL-3 主要由活化 T 细胞产生，可刺激多能造血干细胞增殖和分化、协同促进肥大细胞增殖和分化。IL-4 主要产生于活化 T 细胞、肥大细胞，可刺激 T 细胞和 B 细胞增殖分化，促进 B 细胞 Ig 类别转换并产生 IgG、IgE 类抗体，刺激造血干细胞的增殖分化，促进肥大细胞的增殖，抑制 Th1 细胞并降低细胞免疫功能。

2. 干扰素（interferon，IFN） IFN 是发现最早的细胞因子，由微生物或其他干扰素诱生剂刺激细产生,能干扰病毒在细胞内增殖,具有抗病毒、抗肿瘤、免疫调节等功能。可将其分为 IFN-α、IFN-β、IFN-γ 三种,分别由白细胞、成纤维细胞和活化 T 细胞产生。干扰素制剂已应用于乙型肝炎、急性病毒性脑炎、尖锐湿疣等多种病毒感染性疾病的临床治疗。

3. 肿瘤坏死因子(tumor necrosis factor,TNF) TNF 是一类能特异性杀伤肿瘤细胞的细胞因子,具有杀伤肿瘤细胞和抗病毒作用,可引起发热和炎症反应,还有调节免疫细胞功能的作用。TNF 可分为两种:TNF-α(又称恶液质素),由巨噬细胞产生;TNF-β(又称淋巴毒素,LT),由 T 细胞产生的。

4. 集落刺激因子(colony stimulating factor,CSF) 由活化 T 细胞、单核-巨噬细胞、血管内皮细胞和成纤维细胞等产生,可刺激不同的造血干细胞在培养基中形成细胞集落,不同的集落刺激因子能特异性促进和调节不同的造血干细胞的活化增殖分化。分为粒细胞集落刺激因子(granulocyte-CSF,G-CSF)、巨噬细胞集落刺激因子(macrophage-CSF,M-CSF)、粒细胞-巨噬细胞集落刺激因子(GM-CSF)、多集落刺激因子(multi-CSF)、干细胞因子(stem cell factor,SCF)、红细胞生成素(erythropoietin,EPO)等。

(三)细胞因子主要生物学作用

1. 抗感染和抗肿瘤作用 IFN 诱导正常细胞产生抗病毒蛋白,阻止病毒感染和扩散。TNF 能抑制和杀死肿瘤细胞,还有些细胞因子能激活巨噬细胞和 NK 细胞来发挥抗感染和抗肿瘤作用。

2. 免疫调节作用 IL-1、IL-2、IL-5、IL-6 等可以促进 T 细胞和 B 细胞活化、增殖和分化;转化生长因子-β(transforming growth factor-β,TGF-β)可抑制 T 细胞、B 细胞和造血干细胞的生长并抑制巨噬细胞、NK 细胞的杀伤能力。IL-4 可促进 Th2 细胞形成,并抑制 Th1 细胞的形成。IFN-γ、IL-12 促进 Th1、Tc 细胞的形成并抑制 Th2 细胞的形成。

3. 介导炎症反应 IL-1、TNF 等可作用于体温调节中枢引起发热;IL-1、TNF 和 IFN 可促进吞噬细胞和血管内皮细胞的黏附;IL-1、IL-8、TNF 的趋化作用可使吞噬细胞到达感染部位。

4. 刺激造血细胞增殖分化 SCF、IL-3 可刺激早期造血干细胞增殖分化,GM-CSF 可刺激晚期髓系干细胞增殖分化,G-CSF、M-CSF、EPO、IL-7 分别对粒系干细胞、单核系干细胞、红系干细胞、淋巴系干细胞发挥作用,IL-6 和 IL-11 对巨核系干细胞起作用。

▎趣味知识▎

CAR-T 细胞

嵌合抗原受体 T 细胞免疫疗法(chimeric antigen receptor T-cell immunotherapy),简称 CAR-T 细胞疗法,是一个近几年经改良使用到临床上的新型细胞疗法,其基本原理就是利用患者自身的免疫细胞来清除癌细胞。

发生肿瘤时机体免疫功能严重受损,激活 T 细胞效率低,肿瘤细胞通过免疫逃逸逃脱免疫细胞的攻击。CAR-T 细胞疗法通过基因转导的方法转染患者的 T 细胞,使其表达嵌合抗原受体(chimeric antigen receptor,CAR)。CAR 是一种可使 T 细胞识别肿瘤细胞表面特定抗原的蛋白质。患者的 T 细胞被"重编码"后,生成大量肿瘤特异性的嵌合抗原受体 T 细胞(chimeric antigen receptor T-cell,CAR-T 细胞)。其流程是先从癌症患者身上分离 T 细胞,再利用基因工程技术给 T 细胞加入一个能识别肿瘤细胞并能激活 T 细胞杀死肿瘤细胞的 CAR,使 T 细胞成为 CAR-T 细胞,然后通过体外培养大量扩增 CAR-T 细胞,最后将扩增好的 CAR-T 细胞输回患者体内。

CAR-T 细胞疗法优势明显:①治疗更精准。由于 CAR-T 细胞是应用基因修饰患者自体的 T 细胞,能够克服肿瘤细胞的免疫逃逸。②多靶向更精准。CAR 既可以利用肿瘤蛋白质抗原,又可利用糖脂类非蛋白质抗原,扩大了肿瘤抗原靶点范围,且 CAR-T 细胞作用过程不受 MHC 的限制。③杀瘤范围更广泛。很多肿瘤细胞会表达相同的肿瘤抗原,一旦针对某种肿瘤抗原的 CAR 基因构建完成,便可以被广泛利用。④杀瘤效果更持久。在新一代 CAR 结构中加入促进 T 细胞增殖与活化的基因序列,使 T 细胞进入体内后还可增殖,CAR-T 细胞具有免疫记忆功能,可以长期在体内存活。

知识理论Ⅲ 免疫应答

一、免疫应答概念

免疫应答(immune response,Ir)是指机体免疫系统对抗原性异物进行识别、清除的整个过程。

免疫应答最基本的生物学意义是清除抗原性异物,以保持内环境稳定。但在特殊情况下,免疫应答也会引起超敏反应、自身免疫病等免疫相关性疾病。

根据免疫应答识别的特点、获得形式以及效应机制,免疫应答分为两种:一种是固有免疫应答(innate immune response),它是在生物体的进化过程中和种系发育时形成的,包括了人体屏障结构、吞噬细胞及细胞因子等效应;另一种是接受抗原刺激产生,建立在固有免疫应答的基础上的适应性免疫应答(adaptive immune response),即 T 细胞介导的细胞免疫和 B 细胞介导的体液免疫,适应性免疫应答是继固有性免疫应答之后发挥其效应的,并在最终清除病原体,促进疾病治愈,及防止再感染中起主导作用。在此主要介绍适应性免疫应答。

(一)免疫应答的基本过程

免疫应答的基本过程可人为划分为三个阶段。

1. 识别和呈递阶段 这个阶段即是抗原提呈细胞(antigen presenting cell,APC)对抗原信息进行摄取、加工、处理、呈递。可溶性游离蛋白抗原必须通过 APC 将抗原降解为多肽片段,并与 MHC 分子结合为多肽-MHC 分子复合物,表达于 APC 表面,供给免疫细胞识别。这一过程称为抗原呈递。外源性抗原(如细菌或其他动植物蛋白质)进入机体,APC 将其摄入细胞内,被蛋白酶等水解为抗原多肽片段,抗原肽与其新合成的 MHCⅡ类分子结合,形成抗原肽-MHCⅡ类分子复合物,转运至 APC 表面,供 CD4$^+$ Th 细胞识别;内源性抗原在细胞内蛋白酶的作用下降解为多肽片段,与新合成的 MHCⅠ类分子结合,形成抗原肽-MHCⅠ类分子复合物,再转运至细胞表面,供 CD8$^+$ Tc 细胞识别。在接受抗原刺激的第一信号后,T/B 细胞开始初步活化。

2. 活化、增殖和分化阶段 T/B 细胞对抗原特异性识别后,在多种细胞因子协同作用下,进一步活化、增殖、分化为 T 效应细胞或浆细胞,并产生免疫效应分子(各种细胞因子和抗体)。在此阶段,部分效应细胞会转化为记忆细胞。

3. 效应阶段 效应分子和免疫效应细胞协同作用,完成细胞免疫和体液免疫效应。其结果可能为清除抗原或诱导免疫耐受,也可能引发免疫相关疾病。

(二)免疫应答的特点

免疫应答有以下特点:①特异性:效应性 T/B 细胞只能对相应的抗原产生免疫效应。②记忆性:针对抗原的信息可产生记忆性 T 细胞和记忆性 B 细胞,当再次遇到相同抗原,产生的免疫应答快而强烈。③MHC限制性:由于 T/B 细胞识别、活化过程需要与 MHC 结合,即受 MHC 分子控制。

二、T 细胞介导的细胞免疫

机体免疫系统受到 TD-Ag 刺激后,在 APC 及多种具有免疫调节作用的细胞协同作用下,由 T 细胞活化增殖分化完成的免疫效应称为细胞免疫。细胞免疫的发生往往较慢,接触抗原后 2～3 天才出现反应,包括 Th1 细胞(CD4$^+$ T 细胞)通过释放细胞因子而引起以淋巴细胞和单核-巨噬细胞局部浸润为主的炎症反应或 Tc 细胞(CD8$^+$ T 细胞)特异性地杀伤靶细胞。

T 细胞的活化方式需有 APC 呈递抗原,并受 MHC 限制;活化的 Th 细胞及 MΦ 产生多种细胞因子作用于 Th1、Tc,使其活化并增殖分化为具有免疫效应的致敏 Th1 和 Tc 细胞或记忆 T 细胞。

(一)细胞免疫的应答过程

1. 抗原识别阶段 初始 T 细胞的 TCR 与 APC 呈递的抗原肽-MHC 分子复合物特异性结合的过程

称为抗原的识别,TCR 在特异性识别 APC 呈递的抗原肽同时,也必须识别复合物中的自身 MHC 分子。这种特性即 MHC 限制性,这种特性决定了 T 细胞只能识别同一机体 APC 呈递的抗原肽-MHC 分子复合物。外源性抗原和内源性抗原呈递的过程及机制不同,在前面已有叙述。在此阶段,T 细胞表面的共刺激分子(LFA-1、CD2 等)会与 APC 表面相应配体(ICAM-1、LFA-3 等)进行可逆性结合,这个结合有利于 TCR 识别特异性抗原肽并与之发生特异性结合。TCR 的抗原识别信号由 CD3 分子向胞内传递,APC 和 T 细胞表面表达的一系列共刺激分子对均相互结合,为 T 细胞活化提供共刺激信号,从而有效诱导抗原特异性 T 细胞活化。

2. 活化、增殖和分化阶段　T 细胞的活化需要双重信号:特异性抗原提供第一信号启动 T 细胞活化,协同刺激分子提供第二信号使 T 细胞完全活化。

(1) T 细胞的第一激活信号:CD4$^+$Th 细胞/CD8$^+$Tc 细胞通过 TCR-CD3 复合体特异性结合 APC 表面相应抗原肽-MHCⅡ/Ⅰ类分子复合体,同时,T 细胞表面的 CD3 共受体 CD4 或 CD8 分子与 APC 表面的 MHCⅡ/Ⅰ类分子的非多态区结合,激活与胞质段尾部相连的蛋白酪氨酸激酶,使 CD3 胞质区 ITAM 中的酪氨酸磷酸化,启动激酶活化的信号转导分子级联反应,通过激活转录因子,引起多种膜分子和细胞活化相关基因的激活和转录,使得 T 细胞初步被活化。此时,与 T 细胞接触的 APC 也会活化并上调表达共刺激分子。

(2) T 细胞的第二激活信号:在第一信号的基础上,T 细胞与 APC 表面 CD28、CTLA-4 和 CD80、CD40L、CD40 等协同刺激分子结合,导致 T 细胞完全活化,活化 T 细胞中一系列信号诱导细胞表达多种细胞因子和细胞因子受体,同时,活化的 APC 也会产生细胞因子,以促进 T 细胞增殖与分化。CD4 细胞和 CD8 细胞活化过程如图 5-2 和图 5-3 所示。

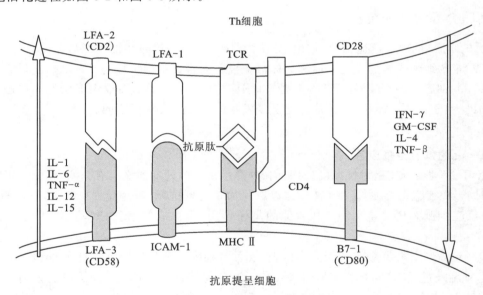

图 5-2　CD4 细胞的活化

在此过程中,存在正共刺激分子(如 CD28),可促进 IL-2 基因转录和稳定 IL-2 mRNA,促进 IL-2 合成;也存在负共刺激分子 CTLA-4,可抑制 CD28 的作用,并启动抑制信号对免疫应答进行调节。

T 细胞活化后,增殖、分化,形成特异性免疫效应细胞。

3. 效应阶段

(1) CD8$^+$效应 Tc 细胞介导的免疫效应:CD8$^+$效应 Tc 细胞(效应性 CTL)的主要生物学效应是清除肿瘤和病毒感染的靶细胞,这种效应可通过穿孔素-颗粒酶系统、Fas/FasL 系统等完成杀细胞效应。

(2) CD4$^+$效应 Th1 细胞介导的免疫效应:抗原刺激后产生的效应 Th1 细胞,可释放 IL-2、GM-CSF、IFN-γ 等多种细胞因子,刺激巨噬细胞生成,并增加局部组织血管内皮细胞黏附分子的表达,在表面吸引黏附吞噬细胞,促进淋巴细胞和单核-巨噬系细胞浸润,诱发慢性炎症反应或迟发型超敏反应。

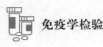

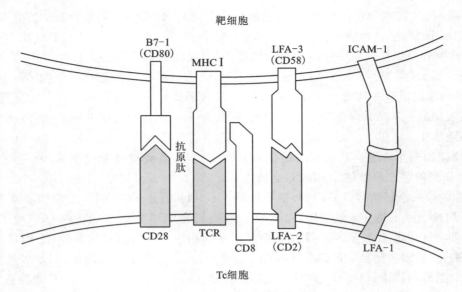

图 5-3　CD8 细胞的活化

（二）细胞免疫的生物学效应

细胞免疫的生物学效应包括抗细胞内感染、抗肿瘤效应,但免疫过强的时候,也可能导致Ⅳ型超敏反应及自身免疫病等自身免疫损伤。

三、B 细胞介导的体液免疫

抗原刺激机体后,诱导 B 细胞活化、增殖,分化为浆细胞,产生特异性抗体参与免疫效应,由于抗体存在于体液中,故将 B 细胞介导的免疫效应称为体液免疫。大多数蛋白抗原为 TD-Ag,在对它们进行识别的过程中需要 Th 细胞辅助,此外还有部分抗原(如多糖抗原)为 TI-Ag,可以由 B 细胞直接进行识别而无需 Th 细胞辅助,由于抗原性质不一,故而体液免疫发生的过程也会有所不同。

（一）体液免疫的应答过程

1. 对 TD-Ag 的体液免疫应答

（1）抗原识别阶段:首先是对抗原的处理,内、外源性抗原的处理前文已有介绍,在此不再赘述。

在某些时候,B 细胞也可发挥 APC 作用,摄取并加工处理抗原,呈递给 Th 细胞,一般地说,初次应答时,主要由巨噬细胞和树突状细胞完成抗原的呈递作用;再次应答时抗原呈递作用则主要由 B 细胞承担。

由于 TD-Ag 必须依赖 T 细胞才能完成识别,故而 B 细胞识别此类抗原需要 T 细胞先一步对抗原进行识别。①T 细胞通过 TCR 与抗原多肽-MHC 分子复合物结合,并由 CD3 分子将抗原刺激信号传入 T 细胞。Th 细胞识别抗原并活化后,产生细胞因子促进 B 细胞进一步活化。②B 细胞通过其膜表面的 BCR 识别抗原。BCR 既能识别经处理的抗原成分,又能识别游离的可溶性蛋白质或多糖抗原。但 B 细胞只有在得到活化的 Th 细胞的刺激后才能最终完成对 TD-Ag 的识别而完全活化。

（2）活化、增殖与分化阶段:与 T 细胞相似,B 细胞活化也需要双重信号。①B 细胞的第一激活信号。B 细胞活化的第一信号又称抗原刺激信号,由 BCR-Ig α/β 和 CD21/CD19/D81 共受体复合体共同传递。B 细胞通过表面 BCR-Ig α/β 复合受体与抗原特异性结合,并经 BCR 复合物中的 CD79a/b 将信号传递至 B 细胞内,同时 CD21/CD19/D81 共受体复合物结合抗原-C3d 复合物中的 C3d,显著提高 B 细胞对抗原刺激的敏感性,增强 B 细胞的活化信号。活化信号将激活 NFKB 和 NFAT 等转录因子,启动与 B 细胞增殖活化相关基因的表达。②B 细胞的第二激活信号。B 细胞活化的第二信号又称为共刺激信号。B 细胞作为 APC 对第一信号中的抗原信息进行呈递并激活 Th 细胞,Th 细胞活化后通过细胞表面表达的 CD40L 和 LFA-1 等协同刺激分子与 B 细胞表面的 CD40 和 ICAM-1 等协同刺激分子结合,其中 CD40L 与 CD40 的相互作用为 B 细胞活化第二信号。如图 5-4 所示。

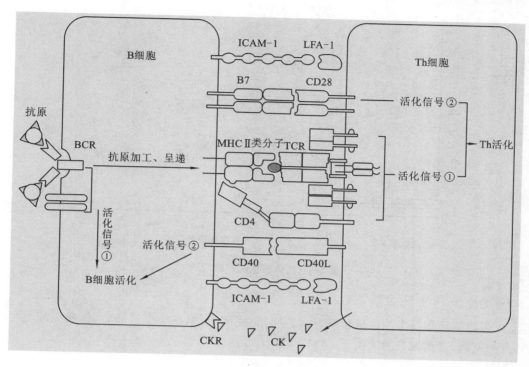

图 5-4 B 细胞的活化

在双信号的刺激下,B 细胞激活并表达多种细胞因子受体,在 Th2 细胞释放的细胞因子诱导下,B 细胞进一步活化、增殖,分化为浆细胞,部分浆细胞转为记忆细胞。

(3)效应阶段:B 细胞分化成熟形成浆细胞,浆细胞产生特异性抗体,抗体与抗原结合后,可中和抗原,并发挥激活补体、调理作用、调节多种免疫细胞功能等免疫效应,对抗原进行清除。同时,分化成熟的 B 细胞还可以产生多种细胞因子,参与调节包括 B 细胞自身在内的多种免疫细胞的功能。

2. 对 TI-Ag 的体液免疫应答 TI 抗原有两种:①多数是相同分子的聚合物,如肺炎链球菌荚膜多糖抗原,在其表面存在着相同抗原表位的重复排列,这些抗原表位与 B 细胞抗原受体亲和力强,二者形成广泛的交联引起 B 细胞活化;②细菌脂多糖(LPS)类抗原,由于 LPS 本身就是 B 细胞的有丝分裂原,当 LPS 上的抗原表位与 B 细胞的抗原受体结合时,它的有丝分裂原结构还可与 B 细胞上的相应受体结合引起 B 细胞的活化。TI 抗原刺激 B 细胞活化,不需要 T 细胞的辅助,其产生的抗体类别为 IgM,不产生记忆细胞,故而不会出现再次应答。

(二)抗体产生的一般规律

1. 初次应答 机体初次受某种抗原刺激,需经较长潜伏期才能在血液中出现抗体,其特点是:①潜伏期长;②抗体以 IgM 为主,亲和性低;③抗体滴度低;④在体内持续时间短。

2. 再次应答 当再次接触相同抗原时,由于主要是记忆细胞活化、增殖、分化参与免疫效应,抗体出现的潜伏期较初次明显缩短,其特点是:①潜伏期短;②抗体以 IgG 为主,亲和性高;③抗体滴度高;④在体内持续时间长。如图 5-5 所示。

抗体产生的一般规律在临床有广泛的应用,例如:

(1)用于传染病的预防,进行疫苗接种时,采取复种可起到强化免疫的作用,即通过机体的再次免疫应答而产生高滴度、高亲和力的抗体,维持持久的免疫力。

(2)用于传染病的诊断,在免疫应答中,IgM 产生早,消失快,因此临床上检测特异性 IgM 可作为病原微生物早期感染的诊断指标。

此外,抗体产生的一般规律还可以用于制订最佳的免疫方案;利用疾病早期和疾病晚期血清中抗体含量和类别的变化,进行免疫检测以诊断传染病并辅助判断患者的病情;以及在制备细菌多糖疫苗时,可将多糖疫苗与蛋白质偶联,以激活 Th 细胞,并可使产生高亲和力抗体的成熟记忆细胞产生,增强疫苗的免疫效果。

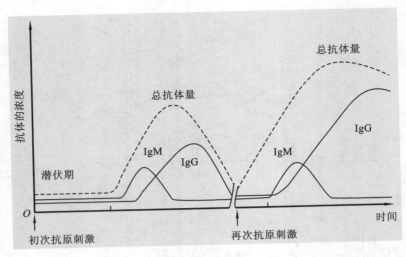

图 5-5 抗体产生的一般规律

（三）体液免疫的生物学效应

体液免疫可以清除体液中的抗原物质，可以参与免疫调节，但在免疫过强时，体液免疫也可能造成超敏反应、自身免疫病，甚至促进肿瘤生长。

能力检测

一、名词解释
1. 细胞因子　2. 干扰素　3. 白细胞介素

二、完善下列表格（表 5-3、表 5-4）

表 5-3　初次应答与再次应答的区别

区 别 项 目	初次应答	再次应答
潜伏期		
抗体的效价		
抗体的亲和力		
维持的时间		
抗体的类型		

表 5-4　T、B 细胞主要表面分子

表面分子	T 细胞	B 细胞
表面受体		
表面抗原		

（刘　璟　池　明）

下篇

临床免疫检验

项目六　过敏原检测

 任务　过敏原检测

【申请单】　请完成申请单所要求的项目。

××市人民医院检验申请单

姓名		
性别	年龄	
门诊号	住院号	
诊断或症状		
检验标本		
检验目的		
送检科室	医师	
送检日期	年　月　日	

【方法选择】　见表6-1。

表6-1　过敏原检测方法

方法	免疫印迹法	放射性过敏原吸附试验法	酶联免疫荧光分析法	ELISA法
本次检查选择	√			

【材料准备】

1. 试剂　专用商品化试剂盒,内含吸附有过敏原的纤维素膜条、酶标记抗人IgE抗体、底物和洗液等。

2. 标本　血清。

【操作方法】

按试剂盒说明书或实验室制订的SOP进行操作。

【结果计算】

膜条上出现的阳性区带与标准膜条比较,确定过敏原种类,也可对比其显色强弱,扫描后进行半定量分析,也能通过过敏原检测仪的量化分析结果与内标曲线对比,对之进行分级(以≥1级为阳性)。

【注意事项】

(1)免疫印迹法无放射性污染、无需特殊设备、操作简单、能一次性确定多种过敏原,目前已在国内广泛应用。

(2)不同厂家生产的试剂盒其包被的过敏原种类不尽相同,无论选用哪种试剂盒,均无法覆盖所有过敏原,因此需结合本地区实际选择最合适的试剂盒。

【报告单】

××市人民医院过敏原检验报告单

标本号:200909 标本:血液 科别:皮肤科 检测项目:吸-Ⅰ

序　　号	检测项目	检测结果	序　　号	检测项目	检测结果
	总 IgE 抗体	＋			
1	点青霉	－	8	家尘	＋
2	枝霉	－	9	尘螨	＋
3	交链孢霉	－	10	粉螨	＋＋
4	樟树	－	11	艾蒿	－
5	桑树	－	12	车前草	－
6	松树	－	13	菊花	－
7	向日葵	－	14	野苜蓿	－

检验者:　　　　　　　审核者:　　　　　　　　报告日期:

此结果仅对此标本负责,如有疑问,请当日咨询。

【临床意义】　血清 sIgE 的检测有助于寻找特定过敏原,可为超敏反应性疾病的诊断和治疗提供帮助。但自然界中可引起过敏的物质种类繁多(包括吸入过敏原、食入过敏原、接触过敏原、输注过敏原等),任何检测手段均无法面面俱到,因此,未检测到 sIgE 并不能排除过敏反应,只能说明本试验中所选用的过敏原与疾病无关。

【原理】　免疫印迹法(immunoblotting test,IBT)是将多种纯化的过敏原吸附于纤维素膜条上,加入待测血清,若血清中含有针对过敏原的 sIgE,则可与之形成免疫复合物,用酶标记抗人 IgE 抗体作为示踪二抗,最后加入酶底物溶液使区带呈色,参比标准膜条即可判定过敏原种类,还可通过过敏原检测仪读取检测结果。

▌趣味知识▌

过敏性疾病的危害

过敏性疾病是人类重大疾病之一。其发病率目前估计占世界人口的 $10\%\sim30\%$,而且以每年大于 1% 的速度增加,以儿童患者的发病率上升最为明显。以过敏性哮喘(哮喘)为例,我国现在儿童哮喘发病率比 10 年前明显增加,仅小儿哮喘患者就达 1000 万之多,其中过敏为主要诱因。WHO 认为,过敏性疾病造成的社会负担超过艾滋病与肺结核的总和,而经济负担仅以英国的哮喘为例就超过了年均 88.9 亿英镑。如何解释这种快速增长的趋势呢? 除遗传因素外,环境因子在此起着主要作用。"卫生假说"认为在幼年接触各类有害抗原可以帮助防止过敏和自身免疫病的发生,20 世纪大规模卫生条件的改进以及疫苗的开发和抗生素的发展直接导致了过敏反应的增加。另外接触尘螨(地毯、空调的使用)的机会增加也是一个诱因。

 ## 知识理论　超敏反应

当我们为人体的免疫系统大唱赞歌的时候,可能不曾想到,免疫系统给人类带来的不仅仅是福音,有时也会有无穷尽的烦恼。

免疫是一把"双刃剑"。

超敏反应也称变态反应,正是这把"双刃剑"的另外一面。

超敏反应(hypersensitivity)是机体受到某些抗原刺激时,出现生理功能紊乱或组织细胞损伤等异常的适应性免疫应答。根据超敏反应发生机制和临床特点,将其分为以下四型。

Ⅰ型——速发型超敏反应;

Ⅱ型——细胞毒型超敏反应；

Ⅲ型——免疫复合物型超敏反应；

Ⅳ型——迟发型超敏反应。

目前国内外由超敏反应引起的疾病的发病率明显上升。

一、Ⅰ型超敏反应

Ⅰ型超敏反应是临床最常见的一种超敏反应，世界总人口的10%～20%会受到速发型超敏反应的困扰。其特点是：①发生快，消失也快，所以称为速发型；②由IgE介导；③常引起生理功能紊乱，一般不发生组织细胞损伤；④具有明显个体差异和遗传倾向。引起Ⅰ型超敏反应的抗原称变应原。

（一）发生机制

1. 致敏阶段 变应原进入某些机体后，选择诱导变应原特异性B细胞产生IgE类抗体应答。IgE以其Fc段与肥大细胞或嗜碱性粒细胞表面的FcεRⅠ结合，使机体处于对该变应原的致敏状态。表面结合IgE的肥大细胞或嗜碱性粒细胞，称致敏的肥大细胞或致敏的嗜碱性粒细胞。此过程称致敏阶段（图6-1），维持数月到数年。如无相同变应原再次进入此机体，则致敏状态逐渐消失。

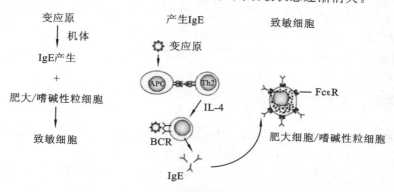

图 6-1 致敏阶段示意图

2. 激发阶段 相同变应原再次进入机体时，变应原与吸附在肥大细胞和嗜碱性粒细胞表面的IgE结合，只有变应原同时与致敏细胞表面2个以上相邻的IgE结合，使得多个FcεRⅠ交联形成复合物（图6-2），才能启动活化信号。活化信号经多种信号分子传递，导致细胞脱颗粒，释放两类活性介质。

再次进入的相同抗原与已结合在致敏肥大细胞/嗜碱性粒细胞（靶细胞）上的IgE发生特异结合。当特异性抗原与靶细胞上两个以上相邻的IgE分子结合，即可能介导交联反应

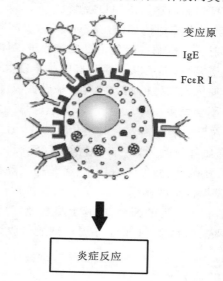

图 6-2 激发阶段

一类是预先合成的、储存在胞质颗粒内的介质，称为预存介质，包括组胺（histamine）、激肽原酶（kininogenase）等。另一类是在细胞活化后新合成的介质，包括白三烯（leukotriene，LT）、前列腺素 D_2

(prostaglandin D_2，PGD_2)、血小板活化因子(platelet activating factor，PAF)和细胞因子 IL-1、IL-4 等。

3. 效应阶段 活化的肥大细胞和嗜碱性粒细胞释放的生物活性机制作用于效应组织和器官，引起局部或全身性的过敏反应。根据反应发生的快慢和持续时间的长短，分为速发相反应(immediate-phase reaction)和迟发相反应(late-phase reaction)两种类型。

速发相反应通常在接触变应原后数秒内发生，可持续数小时，主要由组胺、前列腺素等引起，表现为毛细血管扩张、通透性增强、平滑肌收缩、腺体分泌增加。

迟发相反应发生在变应原刺激后 4～6 h，可持续数天以上，表现为局部以嗜酸性粒细胞、中性粒细胞、巨噬细胞、Th2 细胞和嗜碱性粒细胞浸润为主的炎症反应。

（二）临床常见疾病

不同的变应原，通过不同的途径进入不同的机体，人们会出现过敏反应的各种临床表现。

1. 过敏性休克 这是一种最危险的Ⅰ型超敏反应性疾病。致敏患者通常在接触变应原后数分钟内即出现胸闷、呼吸困难、脉搏细速、血压下降等症状。抢救不及时可导致死亡。

（1）药物过敏性休克：引起过敏性休克的药物主要有青霉素、头孢菌素、链霉素、普鲁卡因等，以青霉素引发最为常见。青霉素没有免疫原性，但其降解产物青霉噻唑酸或青霉烯酸与组织蛋白结合后获得免疫原性，刺激机体产生特异性 IgE 抗体，使机体致敏。当再次接触青霉素时，即可能发生青霉素过敏性休克甚至死亡。因此青霉素应现用现配制，放置后禁用。

（2）血清过敏性休克：当受外伤需注射破伤风抗毒素时，因其来源于异种动物血清，有些人会出现过敏性休克，所以应用前必须做皮试。

2. 呼吸道过敏反应 变应原为空气中的花粉、真菌、尘螨、毛屑等，主要表现为支气管哮喘和过敏性鼻炎。

3. 消化道过敏反应（又称过敏性胃肠炎） 常见变应原为鸡蛋、牛奶、鱼、虾、蟹、坚果、果仁等。进食后数分钟至一小时出现症状，有口周红斑、唇肿、恶心、呕吐、腹泻等。

4. 皮肤过敏反应 主要包括荨麻疹、湿疹和血管神经性水肿，可由药物、食物、昆虫毒液、肠道寄生虫或冷热刺激等引起。

（三）防治原则

1. 避免接触变应原 Ⅰ型超敏反应最主要的预防方法是查明变应原，避免与此变应原的再次接触。临床检测变应原最常用的方法是直接皮肤试验，青霉素使用前必须做皮肤试验，阳性者改用其他药物。但有些变应原虽可检出，然而难以避免再接触。

2. 脱敏注射 异种免疫血清如破伤风抗毒素，皮试阳性者，若必须应用，则可采用脱敏注射，即少量、短间隔、多次进行注射。其机制可能是少量变应原进入体内与致敏肥大细胞或嗜碱性粒细胞上的 IgE 结合后，释放的活性介质较少，不足以引起明显的临床症状，并能及时被体内某些物质所灭活，经过短时间内反复多次注射，可使体内致敏的肥大细胞或嗜碱性粒细胞上 IgE 大部分甚至全部被消耗。当再次注入大剂量变应原时，即不会发生超敏反应。

3. 药物治疗 对已病者需要及时用药物治疗，下述药物分别作用于Ⅰ型超敏反应的各个环节。

（1）抑制活性介质释放的药物：如色甘酸钠稳定肥大细胞膜，防治脱颗粒，阻止介质释放。

（2）拮抗活性介质的药物：如苯海拉明、氯苯那敏等抗组胺药物，通过与组胺竞争结合效应器官细胞膜上的组胺受体而发挥抗组胺作用。

（3）改善效应器官反应性的药物：如肾上腺素、麻黄碱可解除支气管痉挛且减少腺体分泌。肾上腺素不仅可解除支气管平滑肌痉挛，还可使外周毛细血管收缩及血压升高，因此在抢救过敏性休克时具有重要作用。

（四）Ⅰ型超敏反应免疫检测

Ⅰ型超敏反应的发生和特异性 IgE 有关，所以Ⅰ型超敏反应的免疫检测主要靠寻找过敏原和测定血清中的总 IgE 及特异性 IgE。

1. 皮肤试验 皮肤试验是Ⅰ型超敏反应体内检测方法之一。其原理如下：当变应原通过皮肤挑刺、划痕、皮内注射等方法进入致敏皮肤,与吸附在肥大细胞或嗜碱性粒细胞上的特异性 IgE 结合,导致肥大细胞或嗜碱性粒细胞脱颗粒,释放生物活性介质。2～30 min 内局部出现红晕、红斑、风团和瘙痒感,数小时后消失。若出现此现象者判断为皮试阳性,即对该变应原过敏;未出现上述现象者判断为皮试阴性,即对该变应原不过敏。

2. 血清总 IgE 检测 血清总 IgE 是血清中各种抗原特异性 IgE 的总和。正常人血清 IgE 含量极微。一般选用敏感性较高、稳定性较好的免疫比浊法、ELISA 法、化学发光免疫法等检测。检测总 IgE 的临床意义是其作为一种初筛试验,在鉴别超敏与非超敏反应性疾病时有一定的参考价值。总 IgE 升高常见于Ⅰ型超敏性疾病,也见于寄生虫感染、IgE 型骨髓瘤等非超敏反应性疾病。部分过敏性疾病患者总 IgE 可正常甚至偏低,因此总 IgE 升高不一定是过敏患者,过敏患者总 IgE 不一定升高。故在分析总 IgE 结果时,还需结合患者临床资料、特异性过敏原检测及当地人群的实际情况等才能做出合理解释。

3. 血清特异性 IgE 检测 特异性 IgE(specific IgE,sIgE)是指能与某种变应原特异性结合的 IgE。目前临床常用的检测 sIgE 的方法有 ELISA、免疫印迹法、放射性过敏原吸附试验和酶联免疫荧光分析等。

(1) 放射性过敏原吸附试验:放射过敏原吸附试验(radioallergosorbent test,RAST)是将纯化的过敏原吸附于固相载体上,加入待测血清,若血清中含有针对该过敏原的 sIgE,则可与之形成抗原抗体复合物,再与放射性核素(如^{125}I)标记的抗人 IgE 抗体反应,形成"过敏原-固相载体-sIgE-放射性核素标记的抗人 IgE 抗体"复合物,最后用 γ 计数仪检测放射活性。放射活性与 sIgE 含量呈正相关。

(2) 酶联免疫荧光分析:酶联免疫荧光分析(fluorescent enzyme immunoassay,FEIA)原理与 RAST相似。其固相载体为一内置有多孔性、弹性以及亲水性纤维素微粒的帽状塑料。将多种纯化的过敏原吸附于纤维素微粒上,加入待测血清及参考品,如果待测血清中含有针对过敏原的 sIgE,即可形成抗原抗体复合物,冲洗除去未结合物,再与 β-半乳糖苷酶标记的抗人 IgE 抗体反应,形成"过敏原-固相载体-sIgE-β-半乳糖苷酶标记的抗人 IgE 抗体"复合物,加入 4-甲基伞酮-β-半乳糖苷荧光底物,使之产生荧光,最后用荧光分光光度计测量荧光强度,荧光强度与 sIgE 含量呈正相关。

二、Ⅱ型超敏反应

Ⅱ型超敏反应又称为细胞毒型或细胞溶解型超敏反应,其特点是 IgG 或 IgM 类抗体与靶细胞表面相应抗原结合后,在补体、吞噬细胞及 NK 细胞参与下,引起的以细胞溶解或组织损伤为主的病理性免疫反应。

(一) 发生机制

1. 参与Ⅱ型超敏反应的抗原 ①同种异型抗原如 ABO 血型抗原、RH 血型抗原;②修饰的自身抗原如微生物感染、电离辐射、药物等导致自身组织细胞结构改变;③外来抗原或半抗原吸附于细胞表面,如某些药物作为半抗原吸附于血细胞表面。这些抗原刺激机体产生 IgG 或 IgM。

2. 抗体 参与Ⅱ型超敏反应的抗体有 IgG 和 IgM。

3. 杀伤途径 抗体与细胞膜上相应抗原结合后,可经补体的经典激活途径、吞噬细胞的调理吞噬、NK 细胞的 ADCC 作用杀伤靶细胞(图 6-3)。

(二) 临床常见疾病

1. 输血反应 一般发生于 ABO 血型不合的输血。供血者红细胞表面的抗原,与受血者血清中的抗体结合,激活补体,导致红细胞溶解,发生输血反应。因为血型抗体属于 IgM,天然存在于人的血清中,所以第一次血型不合的输血就能发生输血反应。

2. 新生儿溶血症 发生于母子间 Rh 血型不合。血型为 Rh⁻ 的母亲由于输血、流产或分娩等原因,受到 Rh⁺ 红细胞的刺激而产生 IgG 类 Rh 抗体,当她妊娠或再次妊娠,且胎儿血型为 Rh⁺ 时,母体内的Rh 抗体可通过胎盘进入胎儿体内,与其红细胞结合导致细胞溶解,引起流产或发生新生儿溶血症。母婴之间 ABO 血型不符,也可发生新生儿溶血症,但症状较轻。

3. 药物过敏性血细胞减少症 临床上,不少药物如青霉素、磺胺、安替比林等作为半抗原吸附在血细

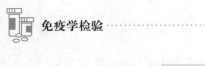

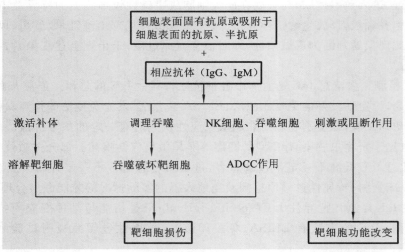

图 6-3　Ⅱ型超敏反应发生机制示意图

胞表面,成为完全抗原,从而刺激机体产生相应的抗体。这种抗体与药物结合的红细胞、粒细胞和血小板作用,而引起药物性溶血性贫血、粒细胞减少症和血小板减少性紫癜。

4. 自身免疫性溶血性贫血　服用甲基多巴类药物,或某些病毒如流感病毒、EB 病毒感染机体后,可使红细胞膜表面成分发生改变,从而刺激机体产生相应抗体。这种抗体与改变的红细胞表面成分特异性结合,激活补体,溶解红细胞,引起自身免疫性溶血性贫血。

5. 肺出血-肾炎综合征　患者产生针对基底膜的 IgG 类抗体,该自身抗体与肺泡基底膜和肾小球基底膜结合,激活补体或通过调理吞噬作用,导致肺出血和肾炎。其机制可能是病毒、药物、有机溶剂等损伤肺泡基底膜,诱导产生自身抗体。

6. 其他　某些抗细胞表面受体的自身抗体与受体结合后并不引起细胞溶解,而是导致受体相关的细胞功能紊乱。例如,抗甲状腺刺激素(TSH)受体的 IgG 类自身抗体能高亲和力结合 TSH 受体,刺激甲状腺细胞持续分泌大量甲状腺素,引起甲状腺功能亢进症(Graves 病)。抗乙酰胆碱受体的自身抗体与该受体结合,干扰乙酰胆碱的作用,减少受体的数量,从而导致重症肌无力。

(三)Ⅱ型超敏反应免疫检测

1. 酶介质法检测 Rh 抗体　为防止 Rh 血型不合所致死胎或新生儿溶血症的发生,可对孕妇血清或胎儿羊水的 Rh 抗体进行检测。酶介质法的原理是 Rh(D)抗体多为 IgG 型不完全抗体,当它与有相应抗原的红细胞相遇时,便与红细胞上特异性抗原结合。但由于 IgG 型不完全抗体的两个抗原表位的跨度小于红细胞因排斥力而产生的间距(250 nm),所以不能将相邻的红细胞彼此连接形成肉眼可见的凝聚。而加入酶介质可破坏红细胞膜表面的唾液酸糖肽,降低红细胞膜表面负电荷,减少红细胞间排斥力,使红细胞间的距离缩小,有利于 IgG 型不完全抗体在两个红细胞抗原位点连接,呈现肉眼可见的凝集。最常用的酶是 1% 木瓜酶或菠萝蛋白酶。

2. 直接 Coombs 试验检测红细胞表面不完全抗体　直接检测红细胞表面有无不完全抗体的试验称为 Coombs 试验。由 Coombs 于 1945 年建立。这是检测红细胞不完全抗体的一种经典方法。所谓不完全抗体,多数是 7S 的 IgG 类抗体,能与相应抗原牢固地结合,但因其相对分子质量较小,不能起到桥联作用,在一般条件下不能出现可见反应。Coombs 用抗球蛋白抗体作为第二抗体,连接与红细胞表面抗原结合的特异抗体,发挥桥联作用而使红细胞凝集。

取患者红细胞制成细胞悬液,直接加入抗球蛋白抗体试剂,若红细胞表面有不完全抗体,即可出现凝集现象,此试验可用玻片法做定性测定,也可用试管法做半定量检测。临床上常用于新生儿溶血症、自身免疫性溶血症等疾病患者红细胞上存在的不完全抗体的检测。

3. 间接 Coombs 试验检测游离在血清中的不完全抗体　将待检血清与正常人 O 型红细胞混合,如待检血清中有不完全抗体,即可吸附于红细胞上,形成致敏红细胞,再加入抗球蛋白抗体,与致敏红细胞表面的不完全抗体结合,使红细胞凝集。此试验多用于检测母体 Rh(D)抗体,以便及早发现和避免新生儿溶血症的发生,也可用该方法对红细胞不相容输血后所产生的血型抗体进行测定。

三、Ⅲ型超敏反应

Ⅲ型超敏反应又称免疫复合物型或血管炎型变态反应,是由抗原抗体结合形成中等大小的可溶性免疫复合物沉积于局部或全身多处毛细血管基底膜后,激活补体,并在中性粒细胞、血小板、嗜碱性粒细胞等效应细胞参与下,引起以充血水肿、局部坏死和中性粒细胞浸润为主要特征的炎症反应和组织损伤。

(一)发生机制

1. 中等大小可溶性免疫复合物的形成 抗原抗体复合物又称为免疫复合物,当可溶性抗原持续在体内存在时(如持续链球菌感染、自身抗原),刺激机体产生抗体 IgG、IgM 或 IgA。当抗原量略多于抗体量时,抗原与相应的抗体 IgG 或 IgM 特异性结合,形成中等大小的可溶性免疫复合物,既不能被吞噬细胞吞噬,也不能通过肾小球滤过,长期在血液中循环。

2. 中等大小可溶性免疫复合物的沉积 当免疫复合物随血流经过一些毛细血管迂回曲折、血流缓慢的部位如肾小球、关节滑膜时,在一定条件下可沉积在毛细血管基底膜上。

3. 免疫复合物沉积引起的组织损伤 免疫复合物沉积在血管基底膜即可激活补体,产生 C3a、C5a、C567,吸引中性粒细胞到达免疫复合物所在部位,吞噬免疫复合物,释放溶酶体酶,使组织损伤。这是病变的主要机制。C3a、C5a 作用于肥大细胞、嗜碱性粒细胞,使其脱颗粒,释放组胺等活性介质,而使毛细血管扩张、血管通透性增加、组织水肿;活化血小板,释放活性介质,同时血小板聚集形成微血栓,导致局部组织出血、淤血、坏死,加重了组织的损伤;所引起的疾病称免疫复合物病(图 6-4)。

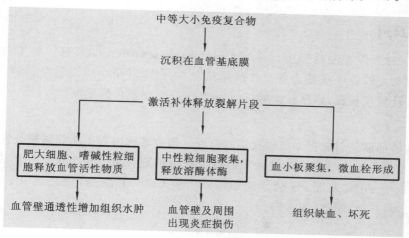

图 6-4 Ⅲ型超敏反应发生机制示意图

(二)临床常见疾病

1. Arthus 反应 实验性局部Ⅲ型超敏反应。用马血清经皮下反复免疫家兔数周后,会在注射局部出现红肿、出血和坏死等剧烈炎症反应。其机制是,马血清反复免疫可诱导机体产生大量抗体,再次注射马血清后,血中抗体与局部抗原在血管壁相遇,结合成为免疫复合物并沉积,引起局部血管炎。

2. 类 Arthus 反应 胰岛素依赖型糖尿病患者局部反复注射胰岛素后可刺激机体产生相应 IgG 类抗体,若再次注射胰岛素,在注射局部出现红肿、出血和坏死等类似 Arthus 反应的炎症反应。长期吸入抗原性粉尘、真菌孢子等,再次吸入相同抗原后也能在肺泡间形成免疫复合物,引起过敏性肺泡炎。

3. 血清病 机体初次注射大量异种动物血清(如含破伤风抗毒素的马血清)7～14 天后,可出现发热、淋巴结肿大、关节肿痛和皮疹、一过性蛋白尿等症状,称为血清病。这是由于患者体内新产生的针对抗毒素的抗体与大量未排除的抗毒素结合形成中等大小的免疫复合物所致。血清病具有自限性,停止注射抗毒素后症状可自行消退。长期应用大剂量青霉素、磺胺等药物也可出现类似症状。

4. 链球菌感染后肾小球肾炎 少数患者感染 A 群溶血性链球菌后 2～3 周,可出现急性肾小球肾炎症状,这是由于 A 群溶血性链球菌的可溶性抗原与抗体结合形成中等大小的复合物,沉积在肾小球基底膜所致。免疫复合物型肾小球肾炎也可在其他病原微生物如葡萄球菌、肺炎链球菌、乙型肝炎病毒或疟原虫感染后发生。

(三)Ⅲ型超敏反应免疫检测

免疫复合物检测是Ⅲ型超敏反应的主要检测指标,对诊断疾病、疗效观察、判断预后有重要意义。

免疫复合物可以固定在组织中,也可以出现在血液循环中。前者采用免疫组织化学技术检测,用光学显微镜或电子显微镜观察免疫复合物在局部组织中的沉积情况。

循环免疫复合物(circulating immunocomplex,CIC)存在于血液中,其检测方法分为抗原特异性方法和抗原非特异性方法。由于免疫复合物中抗原性质不清,抗原特异性方法不常用。临床上多采用抗原非特异性方法。

抗原非特异性循环免疫复合物的检测仅是检测血清中循环免疫复合物,其检测的方法种类较多,大致可分为物理法、补体法、抗球蛋白法和细胞法(表 6-2)。

表 6-2　常见抗原非特异性循环免疫复合物的检测

类　别	原　理	方　法	敏感度/(mg/L)
物理法	溶解度	PEG 比浊试验	20
补体法	结合 C1q	C1q 固相试验	0.1
抗球蛋白法	结合 RF	mRF 固相抑制试验	1～20
细胞法	补体受体	Raji 细胞试验	6

四、Ⅳ型超敏反应

Ⅳ型超敏反应又称迟发型超敏反应(delayed type hypersensitivity,DTH),是 T 细胞介导的免疫应答,与抗体和补体无关。效应 T 细胞与特异性抗原结合后,引起以单个核细胞浸润和组织损伤为主要特征的炎症反应。DTH 发生较慢,通常在接触抗原后 24～72 h 出现炎症反应。

(一)发生机制

1. 效应 T 细胞的形成　引起Ⅳ型超敏反应的抗原主要有细胞内寄生菌如结核分枝杆菌、伤寒沙门氏菌、某些病毒、寄生虫和化学物质等。这些物质经抗原提呈细胞(APC)摄取加工处理成抗原肽-MHC Ⅱ/Ⅰ类分子复合物,表达于 APC 表面,分别呈递给 CD4$^+$ 和 CD8$^+$ T 细胞,使之活化、增殖、分化为效应 CD4$^+$ Th1细胞和 CD8$^+$ CTL 细胞(图 6-5)。

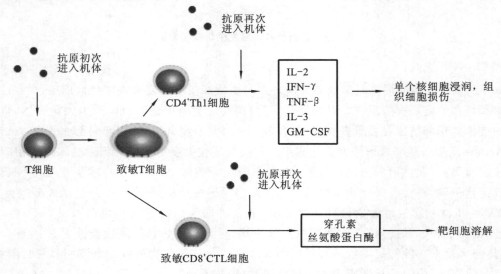

图 6-5　Ⅳ型超敏反应发生机制示意图

2. 效应 T 细胞引起的炎症反应和细胞毒作用

（1）CD4$^+$Th1 细胞介导的炎症反应和组织损伤：CD4$^+$Th1 细胞再次与抗原提呈细胞表面抗原作用后，可通过释放多种细胞因子，如 γ 干扰素（IFN-γ）、α 肿瘤坏死因子（TNF-α）、单核细胞趋化蛋白-1（MCP-1）、白细胞介素-2（IL-2）等细胞因子，产生以单个核细胞和淋巴细胞浸润为主的免疫损伤反应。趋化性细胞因子 MCP-1 可以吸引单个核细胞（淋巴细胞、单核细胞和巨噬细胞）聚集在抗原部位；TNF-α 促进单个核细胞至抗原存在部位聚集，引起组织损伤；IFN-γ 和 TNF-α 可使巨噬细胞活化，进一步释放促炎症细胞因子 IL-1 和 IL-6 等加重炎症反应。

（2）CTL 介导的细胞毒作用：效应 CTL 与靶细胞相互作用后被活化，通过释放穿孔素和颗粒酶（丝氨酸蛋白酶）等，使靶细胞溶解或凋亡；或通过其表面的 FasL 与靶细胞表面的 Fas 结合，导致靶细胞凋亡。

（二）临床常见疾病

1. 感染性迟发型超敏反应 多发生于胞内寄生物感染，如结核分枝杆菌和某些原虫感染等。胞内感染结核分枝杆菌的巨噬细胞在 Th1 细胞释放的 IFN-γ 作用下被活化，可将结核分枝杆菌杀死。如果结核分枝杆菌抵抗活化巨噬细胞的杀伤效应，则可发展为慢性感染，形成肉芽肿。肉芽肿的中央是由巨噬细胞融合所形成的巨细胞，在缺氧和巨噬细胞的细胞毒作用下，可形成干酪样坏死。

2. 接触性皮炎 接触性皮炎是较为常见的Ⅳ型超敏反应。一些小分子的化学物质，如化妆品、油漆、染料、农药和某些药物（磺胺和青霉素）等首次与皮肤接触后，可与表皮内的角蛋白结合，成为完全抗原，如果再次接触，便会在 12～48 h 出现红斑、水疱等皮炎症状。某些植物毒素也会引起同样的症状。

此外，皮肤移植或器官移植的排斥反应与迟发型超敏反应有关。

（三）Ⅳ型超敏反应的免疫检测

Ⅳ型超敏反应的常见免疫学检测方法是皮肤试验。

1. 皮肤试验原理 使用皮内注射、皮肤斑贴等方法使变应原进入已经致敏的机体，体内致敏的 T 细胞再次接触到变应原后，释放多种细胞因子，造成局部以单核细胞和淋巴细胞浸润为主的炎症反应。24～48 h 后局部出现红肿、硬结、水疱等现象，以此来判断变应原是否引起Ⅳ型超敏反应或机体的细胞免疫功能状态。

2. 皮肤试验方法 Ⅳ型超敏反应皮肤试验包括结核菌素皮内试验和斑贴试验两种方法。判断标准见表 6-3。

表 6-3 Ⅳ型超敏反应皮肤试验结果的判断标准

反 应 程 度	皮内试验（皮试）	斑 贴 试 验
－	无反应或小于对照	无反应或小于对照
＋	仅有红肿	轻度红肿、瘙痒
＋＋	红肿伴硬结	明显红肿、时有红斑
＋＋＋	红肿、硬结、水疱	红肿伴痘疹、水疱
＋＋＋＋	大疱或（和）溃疡	红肿、水疱、溃疡

（1）结核菌素试验：检测Ⅳ型超敏反应的典型例子。用一定浓度的旧结核菌素（old tuberculin，OT）或结核分枝杆菌的纯蛋白衍生物（purified protein derivative，PPD）作抗原，于前臂内侧注射，48～72 h 后观察结果。

（2）斑贴试验（patch test）：主要用于寻找接触性皮炎的变应原。取数层 1 cm^2 大小或直径为 1 cm 的圆形纱布浸蘸变应原溶液，贴敷于待检者前臂内侧或背部正常皮肤上，用玻璃纸或蜡纸遮盖住药纱后，再用纱布等固定，等待 24～72 h 观察结果。

3. 临床意义 结核菌素皮试的目的是了解机体是否对结核分枝杆菌有免疫力及接种卡介苗后的免疫效果观察。人群中大约 96% 的人感染过结核分枝杆菌，细胞免疫正常者，皮试结果为阳性；如果细胞免疫正常，皮试结果为阴性，可排除结核分枝杆菌感染；某些传染病，用相应病原体特异性抗原进行皮试，可起到诊断或鉴别诊断的作用,如布氏菌病、某些病毒感染、真菌感染及某些寄生虫感染等。斑贴试验主要用于寻找接触性皮炎的变应原。

　　临床实际情况是复杂的,一种超敏反应性疾病可由多种免疫损伤机制引起。同一抗原也可在不同条件下引起不同类型的疾病。例如,青霉素对不同的个体,除了可以引起过敏性休克外,还可导致溶血性贫血(Ⅱ型超敏反应)、免疫复合物型肾小球肾炎(Ⅲ型超敏反应)及接触性皮炎(Ⅳ型超敏反应)。

能力检测

一、名词解释
1. 超敏反应　2. 变应原　3. 新生儿溶血症　4. Coombs 试验
二、请填写下列表格(表 6-4)

表 6-4　Ⅰ～Ⅳ型超敏反应的比较

类型	名称	主要参与成分	发病机制	常见疾病

(魏仲香)

项目七　TORCH 检测

 任务　TORCH 检测

【申请单】　请完成申请单所要求的项目。

××市人民医院检验申请单

姓名	
性别	年龄
门诊号	住院号
诊断或症状	
检验标本	
检验目的	
送检科室	医师
送检日期	年　月　日

【方法选择】　见表 7-1。

表 7-1　TORCH 检测

方法	ELISA 法	CLIA 法	胶体金法
本次检查选择			√

【材料准备】

（1）血清样本。

（2）试剂盒。

（3）加样枪（含吸头）。

【操作方法】

以胶体金免疫层析法检测抗体为例,严格按试剂盒说明书操作。示例:在试纸条的样品垫上加样品（人血清一般为 25 μL）,再加 75 μL 缓冲液,按试剂盒规定的时间判断结果。

【注意事项】

（1）血清标本应尽可能新鲜。溶血、反复冻融、高血脂血影响结果。

（2）试剂盒均应获国家食品药品监督管理总局批准文号,并应在有效期内使用。

（3）试剂盒与待测血清、阳性对照以及废弃物均应视为生物危险品妥善处理。

【报告单】

检查项目:TORCH 采集时间: 接收时间:

姓名	患者编号	标本号	报告时间
性别	床号	送检医师	临床诊断
年龄	科别	标本种类	备注

序号	项目	结果	参考值	单位
	抗弓形虫抗体-IgM			
	抗弓形虫抗体-IgG			
	抗风疹病毒抗体-IgM			
	抗风疹病毒抗体-IgG			
	抗巨细胞病毒抗体-IgM			
	抗巨细胞病毒抗体-IgG			
	抗单纯疱疹病毒 1 型-IgM			
	抗单纯疱疹病毒 1 型-IgG			
	抗单纯疱疹病毒 2 型-IgM			
	抗单纯疱疹病毒 2 型-IgG			

检验者: 审核者:

此结果仅对此标本负责,如有疑问,请当日咨询。

【临床意义】

(1)抗弓形虫 IgM 抗体阳性提示近期感染。由于母体 IgM 类抗体不能通过胎盘,故在新生儿体内查到抗弓形虫特异性 IgM 抗体则提示其有先天性感染。IgG 抗体阳性提示有弓形虫既往感染。

(2)抗风疹病毒 IgM 抗体在发病 2~5 天即可测出,6~25 天检出率可达高峰,常用于风疹急性期或新近感染的诊断。抗风疹病毒 IgG 抗体用于调查既往感染。

(3)血清中抗 CMV(巨细胞病毒)-IgM 抗体阳性有助于对急性或活动性 CMV 感染的诊断。抗 CMV-IgG 抗体阳性对诊断既往感染和流行病学调查有意义,若间隔 3 周后抽取血清该抗体阳性滴度升高 4 倍以上(双份血清进行对比),则对判断 CMV 近期复发感染有意义。

(4)抗 HSV(单纯疱疹病毒)-IgM 抗体阳性提示有近期感染。人感染 HSV 后,一周后即可检测 HSV-IgM 抗体。一般 HSV-IgM 抗体的存在表示近期感染或复发感染。原发性感染患者 2~3 周后,体内一般会出现特异性 IgG 抗体,但几个月后其滴度会下降,而复发感染的患者滴度不会下降。

由于鉴定技术上的原因和生物学上的交叉反应,对阳性结果的意义应结合临床综合判断,不能仅以此次 TORCH 检测结果作为孕妇终止妊娠的依据。

【原理】

用胶体金标记抗体,利用硝酸纤维素膜(NC 膜)条状纤维的毛细管作用,使样品在泳动中与胶体金标志物及包被在 NC 膜上的抗原结合,出现呈色的阳性信号。

试验结果:测试线与质控线均出现红色条带为阳性;仅质控线出现红色条带为阴性;质控线不出现红色条带,即使测试线出现红色条带也判断为试验失败,提示试剂失效或操作失当,应重做试验。

 # 知识理论 I　固相膜免疫测定

一、概述

固相膜免疫测定与 ELISA 相似,是以微孔膜作为固相。固相膜像滤纸一样,可被液体穿过流出,液体也可通过毛细管作用在膜上向前移行。固相膜的特点在于其多孔性、非共价键高度吸附抗体或抗原和易于漂洗等。标志物可用酶或各种有色微粒子,如彩色胶乳、胶体金或胶体硒等。利用这些特点建立了多种类型的快速检验方法。该类试验的最大特点是不需要大型设备,对检测人员稍加培训即能掌握操作要领和判定标准。一些小型便携式的固相膜免疫检测试剂盒是目前最广为应用的家庭式检测和床旁检测的选择。固相膜免疫测定中常用的膜有玻璃纤维素膜、尼龙膜、聚偏氟乙烯膜和硝酸纤维素膜等。其中最常用的是硝酸纤维素膜。

二、金标记免疫技术

金标记免疫分析也称免疫胶体金技术,是用胶体金颗粒标记抗体或抗原,检测未知抗原或抗体的方法。

(一)金标记免疫技术的原理

金标记免疫技术是以胶体金作为标志物,用于抗原抗体检测的一种免疫标记技术。胶体金也称金溶胶,是氯金酸在还原剂作用下形成的有一定大小、形态和颜色的金颗粒,金颗粒均匀、分散地悬浮在液体中,呈稳定的胶体状态,故称胶体金。在碱性环境中,胶体金颗粒表面带有许多的负电荷,可与带正电荷的抗体(或抗原)借静电牢固结合而形成金标记抗体(或抗原)。这种金标记抗体(或抗原)与相应的抗原(或抗体)反应后,通过观察胶体金的颜色等特征可对被检对象做出定性、定位分析。

(二)胶体金

1. 胶体金性质 胶体金颗粒大小在 1～100 nm,微小金颗粒稳定地、均匀地、呈单一分散状态悬浮在液体中,成为胶体金溶液。最小的胶体金(2～5 nm)是橙黄色的,中等大小的胶体金(10～20 nm)是酒红色的,较大颗粒的胶体金(30～80 nm)则是紫红色的。根据这一特点,用肉眼观察胶体金的颜色可粗略估计金颗粒的大小。

胶体金在可见光范围内有单一光吸收峰,这个光吸收峰的波长(λ_{max})在 510～550 nm 范围内,随胶体金颗粒大小而变化,大颗粒胶体金的 λ_{max} 偏向长波长,反之,小颗粒胶体金的 λ_{max} 则偏于短波长。表 7-2 为部分胶体金的 λ_{max}。

表 7-2　四种粒径胶体金的特性

胶体金粒径/nm	呈色	λ_{max}/nm
16	橙色	518
24.5	橙色	522
41	红色	525
71.5	紫红	535

2. 胶体金溶液的制备 胶体金的制备多采用还原法。配制方法见表 7-3。根据所需胶体金颗粒的直径,分别配制 A 液和 B 液;A、B 液均预热至 60 ℃并保持此温度;在磁力搅拌下,迅速将二液混合,继续加热至沸腾,溶液由蓝紫色变成橙红色,表明胶体金颗粒已形成。冷却后补加重蒸馏水至 100 mL。

配制胶体金溶液时,调整各试剂的比例可获直径不同的金颗粒。直径大于 10 nm 的金粒子不易穿透组织,故做细胞内抗原定位时,以配制直径 5 nm 的金溶液为宜。金标记免疫渗滤技术可用直径 15 nm 的胶体金。

表 7-3　颗粒直径不同的胶体金制备方案

颗粒直径/nm	A 液				B 液	
	10 g/L 枸橼酸钠/mL	0.1 mol/L K_2CO_3/mL	10 g/L 鞣酸/mL	H_2O/mL	10 g/L 氯金酸/mL	H_2O/mL
5	4	0.2	0.7	15.1	1	79
10	4	0.025	0.1	15.875	1	79
15	4	0.0025	0.01	15.9875	1	79

（三）金免疫测定技术的种类与原理

1. 斑点金免疫渗滤试验(dot immunogold filtration assay, DIGFA) 又名滴金免疫测定法（简称滴金法）。该法利用微孔滤膜的可滤过性，使抗原抗体反应和洗涤在一渗滤装置以液体渗滤过膜的方式迅速完成，不需要酶对底物的反应。渗滤装置（图 7-1）由塑料小盒、吸水垫料和点加了已知抗原或抗体的硝酸纤维素(NC)膜片三部分组成。盒盖的中央有一直径 0.4～0.8 cm 的小圆孔，盒内垫放吸水材料，NC 膜片安放在正对盒盖圆孔下，关闭盒盖，使 NC 膜片紧贴吸水垫料。

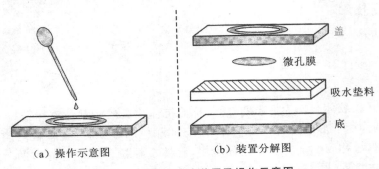

（a）操作示意图　　　（b）装置分解图

图 7-1　DIGFA 渗滤装置及操作示意图

（1）斑点金免疫渗滤试验的原理：以双抗体夹心法为例，在 NC 膜的膜片中央滴加纯化的抗体，为膜所吸附。当滴加在膜上的标本液体渗滤过膜时，标本中所含抗原被膜上抗体捕获，其余无关蛋白等滤出膜片。其后加入的胶体金标记的抗体也在渗滤中与已结合在膜上的抗原结合。因胶体金本身呈红色，阳性反应即在膜中央显示红色斑点。

（2）斑点金免疫渗滤试验的测定操作：以双抗体夹心法为例，具体步骤如下：①反应板平放于实验台面上，于小孔内滴加血清标本（含待测抗原）1～2 滴，待完全渗入；②于小孔内滴加金标记抗体试剂 1～2 滴，待完全渗入；③于小孔内滴加洗涤液 2～3 滴，待完全渗入；④判读结果：在膜中央有清晰的淡红色或者红色斑点显示者为阳性反应；反之则为阴性反应。斑点呈色的深浅相应地提示阳性强度。

有的试验将硝酸纤维素(NC)膜中心的下方作为质控点，结果判定参照图 7-2。

阳性：测试点(T)、质控点(C)均出现红斑。

阴性：仅质控点出现红斑。

失败：质控点不出现红斑（无论测试点是否出现红斑）。

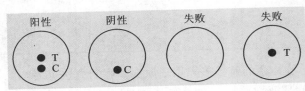

图 7-2　斑点金免疫渗滤试验结果判断示意图

有将被包被斑点由原点式改成短线条式的：质控斑点横向包被成横线条，如"—"；反应斑点纵向包被成竖线条，如"|"；两者相交成"＋"。这样，阳性反应结果在膜上显示红色的"＋"，阴性反应结果则为负号"—"，肉眼观察判断直观、明了。

2. 斑点金免疫层析试验(dot immunochromatographic assay, DICA) 该法也是以 NC 膜作为载体，并利用微孔滤膜的毛细管作用，使加于膜条一端的液体标本向另一端渗移，犹如层析一般。仍以双抗体夹心法为例，其原理与方法如下：实验所用试剂均为干试剂，多个试剂被组合在一狭长的试剂条上。试剂条的上端(A)和下端(B)附有吸水材料，胶体金标记的抗体粘贴在 B 附近的 C 处，紧接着为硝酸纤维素膜，膜上有两个反应区域，测试区(T)包被有特异性抗体，参照区(R)包被有抗小鼠 IgG 抗体（图 7-3）。

以人绒毛膜促性腺激素(human chorionic gonadotropin, HCG)金标记抗体检查法为例。测试时将试剂条下端浸入液体标本中，下端吸水材料即吸取标本液向上移动，流经 C 处时，标本中的抗原与该处的金标记抗体结合成抗原抗体复合物，并继续向上渗移至测试区，被此处的固相抗体捕获，形成抗体-抗原-金

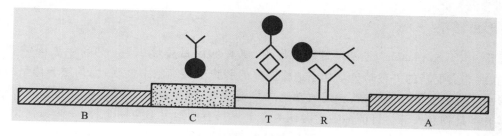

图 7-3　斑点金免疫层析试验原理示意图

标记抗体复合物,并出现红色反应线条(T)。剩余的金标记抗体继续渗移至参照区,与固相抗小鼠 IgG 抗体结合(免疫金复合物中的单克隆抗体为小鼠 IgG),而呈现红色质控线条(R)。试验结果(图 7-4)以测试线与质控线均出现红色条带为阳性;仅质控线出现红色条带为阴性;质控线不出现红色条带,无论测试线出不出现红色条带均判断为试验失败,提示试剂失效或操作失当,应重做试验。

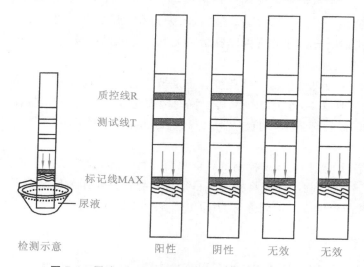

图 7-4　尿液 HCG 金标抗体检测法结果判断示意图

知识理论 Ⅱ　先天性感染的免疫检测

　　2016 年 1 月 1 日正式实施的新《人口与计划生育法》明确规定国家提倡一对夫妻生育两个子女;国家建立婚前保健、孕产期保健制度,防止或者减少出生缺陷,提高出生婴儿健康水平。这意味着我国迎来了"全面二孩"时代。在开展孕前检查的众多检查项目中,TORCH 检测值得我们关注。TORCH 是一组与优生优育有关的病原微生物的英文名称的首写字母缩写,其中 T(Toxoplasma gondii,Toxo)代表刚地弓形虫,R(rubella virus,RV)代表风疹病毒,C(cytomegalovirus,CMV)代表巨细胞病毒,H(herpes simplex virus,HSV)代表单纯疱疹病毒,O(others)指的是其他有关病毒如 EB 病毒、人类免疫缺陷病毒(HIV)和人细小病毒 B19 等。孕妇在妊娠早期感染这些病原体,均有可能引起胎儿的早产、流产、宫内发育迟滞、畸形、死胎等,婴儿出生后可能有严重的智力障碍,生活不能自理,造成极大的精神及经济负担。据报道,我国每年约有 26000 个 TORCH 患儿出生,平均每小时就有 3 人,对优生优育与人口素质构成极大的威胁,因此临床上应常规开展 TORCH 检测。

　　为减少病残儿的出生率及提高出生人口素质,临床工作者应进一步加强对孕妇的宣传教育,积极做好 TORCH 感染的血清学筛查,以便及早发现不良妊娠并及时处理。对新生儿也应常规开展 TORCH 检测,了解新生儿 TORCH 感染情况,以便早干预、早治疗。

　　下面我们一起来学习 TORCH 的相关知识。

一、弓形虫感染

刚地弓形虫(Toxoplasma gondii)简称弓形虫,属真球虫目弓形虫科,1908 年法国学者 Nicolle 及 Manceaux 在北非突尼斯的一种啮齿动物刚地梳趾鼠的肝脾单核细胞中发现,因其滋养体呈弓形,故命名为刚地弓形虫。该虫呈世界性分布,在温血动物中广泛存在,猫科动物为其终宿主和重要传染源。中间宿主包括哺乳类动物和人等。目前多数学者认为全世界只有刚地弓形虫一个种、一个血清型。弓形虫寄生在除红细胞外的几乎所有有核细胞中,引起人兽共患的弓形虫病(toxoplasmosis),是一种重要的机会致病原虫。

弓形虫是一种专性细胞内寄生原虫,人类可通过食入含有弓形虫(包囊)而未充分加热的肉类、蛋类食品,误食被猫粪便中卵囊污染的食物,以及输血等多种途径感染弓形虫。如果孕妇发生弓形虫感染,可以通过胎盘传播给胎儿,可能会危及胎儿,比如引起自然流产、早产或死胎等。如果在妊娠前 3 个月感染弓形虫,则可能会引起胎儿中枢神经系统的严重损伤,最终导致胎儿死亡。如果在妊娠中 3 个月感染弓形虫,则可能导致婴儿脑积水、智障、精神运动性阻抑、失明和大脑钙化。然而,在妊娠末 3 个月感染弓形虫是最为常见的,此时可能会导致婴儿视网膜脉络膜炎和其他眼睛损伤。对中枢神经系统的损伤和潜伏无症状感染最终可致疾病发生。

人体感染弓形虫后,一般可产生保护性免疫。也是按先特异性 IgM 后 IgG 抗体的顺序出现,特异性 IgG 抗体在临床症状出现后 2~5 个月达到高峰。同时随着免疫应答的进行,抗体亲和力逐步增强。近期感染 IgG 抗体亲和力低,既往感染 IgG 抗体亲和力高,因此,IgG 抗体亲和力测定可用于区别近期感染和既往感染。

1976 年 Voller 等首次应用 ELISA 检测抗弓形虫特异性抗体,此法敏感性高、特异性强,能检测抗弓形虫 IgM、IgG 类抗体。目前,临床已经将检测抗弓形虫特异性抗体作为诊断弓形虫感染的常用指标。目前广泛应用并有商品试剂盒供应的检测方法为 ELISA 法和 CLIA 法。

二、风疹病毒感染

风疹病毒(rubella virus,RV)是披膜病毒科风疹病专属(Rubivirus)的唯一成员,为单股正链 RNA 病毒,只有一个血清型。病毒结构为不规则球形,直径约 60 nm,核壳体直径约 30 nm,呈 20 面体,外有脂蛋白双层包膜,表面有短刺突,含血凝素,能凝集禽类及人"O"型红细胞。

风疹病毒不耐热,56 ℃ 30 min 或 37 ℃ 1 h 则大部分可被灭活,对有机溶剂和紫外线敏感,1∶4000 甲醛 37 ℃ 1 h 可使病毒灭活。

风疹病毒可由感染者的分泌物经呼吸道传播给易感人群。妊娠 4 个月内的妇女若被感染,病毒可通过胎盘感染胎儿,引起先天性风疹综合征(congenital rubella syndrome,CRS),导致胎儿器官缺损或畸形,如新生儿先天性白内障、先天性心脏病、先天性耳聋等。

人体感染风疹病毒后能产生特异性抗体,获终生免疫力。对风疹病毒感染的首次体液免疫应答产生特异性抗风疹病毒 IgM 抗体,在感染后两周达到高血清水平,并且会持续存在 1~2 个月。特异性 IgG 抗体一般晚于 IgM 一周产生。IgG 会在出现感染症状后 6~10 周内快速升高以达到平稳水平,随后逐渐降低至一定水平(15~200 IU/mL),并持续终生。完全无症状的再次感染通常会伴随特异性 IgG 水平适当升高。特异性风疹病毒 IgM 和 IgG 抗体的常用检测方法有 ELISA 和 CLIA,ELISA 法最常用并且有商品试剂盒供应。

风疹病毒的免疫检测临床意义如下:对风疹病毒 IgM 抗体和 IgG 抗体的准确检测将会为诊断和随访风疹病毒急性感染、评估育龄妇女的免疫状态,以及为可疑育龄妇女选择适当的预防措施提供基本手段。抗风疹病毒 IgM 抗体在发病 2~5 天即可测出,6~25 天检出率可达高峰,常用于风疹急性期或新近感染的诊断。风疹病毒 IgG 抗体用于调查既往感染。此外,现在已经能够生产出风疹病毒疫苗,风疹病毒 IgG 测试则可更广泛地用于确定在疫苗接种后受者的血清转换状态。鉴于技术上的原因和生物学上的交叉反应,对阳性结果的意义应结合临床综合判断,孕妇不能仅以此抗体阳性反应作为终止妊娠的依据。

三、巨细胞病毒感染

巨细胞病毒(cytomegalovirus,CMV)又称巨细胞包涵体病毒,是人类病毒性疾病的常见病原体之一。人类对 CMV 普遍易感,初次感染多在 2 岁以下,常呈隐性感染,但可长期带病毒成为潜伏感染。病毒主要潜伏在唾液腺、肾脏、乳腺及其他腺体处,且可长期或间歇性地自各种分泌液中排出。CMV 可通过多种途径传播,如性接触、输血、器官移植等。密切接触的人群、免疫力低下或经免疫抑制剂治疗的患者 CMV 感染率较高。妊娠妇女感染 CMV 可通过胎盘感染胎儿,引起胎儿先天性畸形,重者导致流产或死胎。通过产道或母乳感染的新生儿,一般无临床症状或症状较轻。

成熟的 CMV 病毒颗粒直径为 180～250 nm,病毒体有包膜,衣壳为 20 面对称状,表面有壳微粒。感染了 CMV 的细胞变肿大,形成巨大细胞,核内有大的嗜酸性包涵体,可释放三类病毒颗粒,即典型病毒、致密体(非感染病毒颗粒,无衣壳)和非感染性包膜颗粒。CMV 易被脂溶剂、酸(pH5.0 以下)、热(37 ℃ 1 h)、紫外线照射(5 min)灭活。

人感染 CMV 后,同样会激发机体的免疫应答而产生特异性抗体,同样也是先出现 IgM 特异性抗体,然后是 IgA 和 IgG。CMV 对宿主或培养的组织细胞有高度的种属特异性,人类 CMV 只感染人且只能在人的成纤维细胞中增殖。应用免疫学技术检查抗原或者抗体,不仅有助于区别先天性或获得性感染,而且有助于区别急性或既往感染。检测 CMV 抗体的方法较多,包括补体结合试验、间接血凝试验、免疫荧光试验、免疫印迹试验、ELISA 和放射免疫分析等。最常用的方法为 ELISA,其次是 CLIA,有商品试剂盒供应,可检测抗 CMV IgM、IgA、IgG 类抗体。目前临床主要检测抗 CMV IgM 和 IgG 类以及 IgG 抗体亲和力。

四、单纯疱疹病毒感染

单纯疱疹病毒(herpes simplex virus,HSV)是 DNA 病毒,有两个血清型,HSV-1 和 HSV-2。两型间有不同的型抗原。HSV 常存于感染者唾液中,主要通过分泌物、直接密切接触以及性接触而感染,器官移植、输血或血液制品也可以传播。

HSV 在人群中感染较普遍,通常是隐性感染,但也可能是全身性严重感染。HSV-1 主要引起生殖器以外的皮肤、黏膜和器官感染,也可引起原发性生殖器疱疹。HSV-2 则主要引起生殖器疱疹,也与子宫癌发生有关。HSV 可通过胎盘感染胎儿,导致胎儿畸形、流产等。孕妇生殖器疱疹可于分娩时传染胎儿,引起新生儿疱疹。感染分原发性感染和复发性感染,前者临床表现有疱疹性口龈炎、疱疹病毒性外阴阴道炎、疱疹性角膜结膜炎、湿疹性疱疹、疱疹性脑膜炎、新生儿疱疹等。

HSV 对高温及脂溶剂如乙醚、氯仿等敏感,对乙醇、甲醛及各种氧化剂较敏感。紫外线照射可灭活病毒。

人感染 HSV 后,一周后即可检测到 HSV IgM 抗体。一般 HSV IgM 抗体的存在表示有近期感染或复发感染。原发性感染患者 2～3 周后,体内一般会出现特异性 IgG 抗体,但几个月后其滴度会下降,而复发感染的患者滴度不会下降。通过对 IgG 的检测可评估患者的免疫状态并且提供 HSV 既往感染的血清学证据。HSV-1 或 HSV-2 抗体血清转化可帮助诊断近期(原发性或继发性)HSV 感染。

目前诊断 HSV 感染的免疫学试验方法有补体结合试验、中和试验、免疫荧光试验、ELISA 和放射免疫分析等。临床最常用 ELISA 法和 CLIA 法。检测抗 HSV-1 和(或)HSV-2 IgM 类抗体通常采用捕获法或间接法,IgG 抗体检测则采用间接法,并有商品试剂盒供应。

HSV 的免疫检测临床意义如下:35％的儿童到 5 岁时具有 HSV-1 型病毒的抗体,80％的成人到 25 岁时有特异性抗 HSV-1 型病毒的抗体。由于 HSV-1 和 HSV-2 具有相同的抗原表位,这两种病毒的抗体可能会发生交叉反应。尽管体内有抗病毒抗体,这两种类型的病毒感染也会经常复发。

快速准确地诊断 HSV 感染有助于及早采用抗病毒治疗,减少感染传播。多数生殖器疱疹病毒感染由 HSV-2 型病毒所致,有 20％为 HSV-1 型病毒引起。感染初期的症状是相同的,但生殖器感染 HSV-1 型后的再激活概率明显比 HSV-2 型低,因此 HSV-1 型引起的生殖器感染的临床复发率通常很低。HSV-2 型引起的生殖器感染是 HSV-1 型的 4 倍,流行更广且具有明显的临床症状。HSV-2 型引起的生殖器感染可用抑制病毒繁殖的抗病毒药物治疗,如阿昔洛韦、泛昔洛韦等。HSV-1 型、HSV-2 型的血清学及病毒学差异能够指导对疾病的正确预后判断和治疗。

能力检测

一、名词解释

1. 胶体金　2. 胶体金免疫标记技术　3. 胶体金免疫渗滤试验　4. 胶体金免疫层析试验
5. TORCH

二、请完善以下表格(表 7-4)

表 7-4　TORCH 检测的临床意义

TORCH	临床意义
T:	
O:	
R:	
C:	
H:	

(李庆华)

项目八　C反应蛋白的检测

 任务　C反应蛋白的检测

【申请单】　请完成申请单所要求的项目。

××市人民医院检验申请单

姓名	
性别	年龄
门诊号	住院号
诊断或症状	
检验标本	
检验目的	
送检科室	医师
送检日期	年　月　日

【方法选择】　见表8-1。

表8-1　C反应蛋白(CRP)检测

项目	CRP检测	hs-CRP检测
本次检查选择	√	

【材料准备】

（1）专用商品化试剂盒:抗CRP抗体、稀释液、缓冲液、标准品和质控品。

（2）免疫比浊检测仪或其他专用检验仪器。

（3）待检者标本。

【操作方法】

按照试剂盒使用说明书或实验室制订的标准操作程序进行操作。

【结果计算】

应使用试剂盒匹配的标准品,建立标准曲线,CRP或超敏CRP(hs-CRP)浓度可从标准曲线获得,通常由仪器自动计算获得。

【参考区间】

各实验室应建立自己的参考区间,如用文献或说明书提供的参考区间,使用前应加以验证。

【注意事项】

（1）CRP或hs-CRP参考区间随测定方法及试剂不同而异,请参考不同试剂盒说明书。不同厂家以及同一厂家不同批号的试剂不能混用。

（2）轻度黄疸、溶血、脂血及含少量类风湿因子的标本不干扰本实验的检测。

（3）标本要尽量新鲜，避免反复冻融。血清标本必须待血液彻底凝固后吸取，并在离心后保证不含任何颗粒或残存的纤维蛋白。

（4）更换不同批号试剂或同一批号试剂使用超过试剂盒说明书规定的期限，要重新制作标准曲线。

【报告单】

××市人民医院检验报告单

质评合格,省内参考

检查项目:C反应蛋白检测　　　　　采集时间:　　　　　接收时间:

姓名	患者编号	标本号	报告时间
性别	床号	送检医师	临床诊断
年龄	科别	标本种类	备注

序号	项目	结果	参考值	单位

检验者:　　　　　　审核者:

此结果仅对此标本负责,如有疑问,请当日咨询。

【临床意义】

1. CRP 检测

（1）用于器质性疾病筛查:细菌感染引起的急慢性炎症,自身免疫病或免疫复合物病,组织坏死和恶性肿瘤。

（2）并发感染的鉴别:CRP＞100 mg/L 通常为细菌感染,病毒感染通常不大于 50 mg/L,革兰阴性菌感染可高达 500 mg/L。

（3）评价疾病活动性和疗效监控:CRP 为 10～50 mg/L 提示轻度炎症(膀胱炎、支气管炎、脓肿)、手术、创伤、心肌梗死、深静脉血栓、非活动风湿病、恶性肿瘤、病毒感染等;CRP≥100 mg/L 提示为较严重的细菌感染,治疗需静脉注射抗生素,且治疗过程中,CRP 仍维持高水平提示治疗无效。

2. 超敏 CRP(hs-CRP)检测

（1）可作为心血管疾病危险的一个独立危险指标。hs-CRP＜1.0 mg/L,心血管疾病发生风险低;hs-CRP＞3.0 mg/L,风险高。

（2）在与急性冠状动脉综合征的传统临床实验室检查结合使用时,可以作为冠心病或急性冠状动脉综合征患者复发性事件预后的一个独立指标。

（3）患者 hs-CRP 多次检测结果始终居高不下,且无法解释原因时应考虑是否为近期发生的组织损伤、感染或炎症等非心血管病因所致。

【原理】

CRP 检测可用免疫透射比浊法或免疫散射比浊法。免疫透射比浊法:溶液中的抗 CRP 抗体和样品中的 CRP 反应形成免疫复合物,光线通过溶液时,一部分被混浊的免疫复合物颗粒吸收,吸收的多少与免疫复合物的量成正比,通过检测吸光度的变化反映 CRP 浓度。免疫散射比浊法:溶液中抗原抗体反应形成免疫复合物,悬浮的颗粒受到光线照射后,产生反射和折射而形成散射光,散射光强度与颗粒的大小、数量等密切相关,通过检测散射光信号的变化反映 CRP 浓度。为了提高检测的灵敏度,将抗人 CRP 抗体包被于聚苯乙烯颗粒或胶乳颗粒上,捕获样本中的 CRP,形成较大凝集物可增加对光的吸收或散射作用。

超敏 CRP(hs-CRP)的检测是在上述检测 CRP 原理的基础上,通过改进检测试剂中的微粒颗粒的性状、选择高反应性抗 CRP 单克隆抗体等手段,提高 CRP 检测的灵敏性。

知识理论 细菌感染性疾病的免疫学检验

感染是病原体以某种传播形式从传染源传播到易感者,并在宿主体内生长繁殖、释放毒素后导致机体内微生态平衡失调的病理生理过程。大多数病原体是由外界侵入的,受病原体致病力、传播途径及宿主免疫状态等多种因素的影响,破坏机体的正常代谢后产生不同的感染症状,出现感染性疾病。

感染性疾病的早期诊断对疾病的诊断和治疗至关重要。感染性疾病的免疫检验主要针对病原体以及致病过程中的相关因素,采用多种免疫学原理进行设计,临床上最为常用的是病原体抗原检测和宿主血清抗体检测。患者样本中若有病原体抗原检出,即表明有该病原体的存在;病原体感染机体时可诱导产生相应的抗体,特异性抗体的检出是临床诊断的重要依据。IgM类抗体出现早、消失快,常作为感染的早期诊断指标。IgG类抗体出现晚、维持时间长,是流行病学检查的重要依据。

抗细菌的特异性免疫应答主要包括T细胞介导的细胞免疫应答和成熟B细胞产生抗体介导的体液免疫应答,其中前者是抗细胞内细菌感染的主要效应机制,后者则在抗细胞外细菌感染中发挥主要作用。在感染、烧伤、大型手术、炎症、组织损伤等应激原出现后,可诱发机体产生快速反应,如血浆中某些蛋白浓度快速变化,这种变化为急性时相反应,这些蛋白称为急性时相反应蛋白(acute phase reactants,APR),主要包括C反应蛋白(C reactive protein,CRP)、前降钙素原(procalcitonin,PCT)、血浆铜蓝蛋白、纤维蛋白原、淀粉样蛋白A、结合珠蛋白、α-抗胰蛋白酶等。

一、急性时相反应蛋白

急性时相反应蛋白在健康人血清中浓度通常很低,但在炎症、创伤、心肌梗死、感染、肿瘤等情况下显著上升,通常认为具有较高的临床价值,可以通过检测急性时相反应蛋白来反映机体的感染情况,辅助临床对感染性疾病的诊断。

(一)C反应蛋白(CRP)

CRP检测已经作为医院常规检测项目,主要是因为其在感染急性期的浓度水平可升高上千倍,在辅助诊断感染性疾病上得到广泛应用。目前在临床上主要有CRP检测和超敏CRP检测两种,后者检测方法不断更新,能够即时获得检验结果,应用越来越广泛。CRP本身不仅仅是炎症标志物,还直接参与到炎症过程中。CRP升高可见于多种炎症,如肺炎、肾炎、急性感染、外伤和组织坏死、结节性多动脉炎、系统性红斑狼疮以及结核病和疫苗接种等,但其在病毒感染时浓度变化不大,可作为细菌和病毒感染的鉴别指标,但其特异性不如PCT。超敏CRP还是心血管疾病的独立危险指标。

(二)前降钙素原(PCT)

PCT是无激素活性的降钙素前肽物质。当严重细菌、真菌、寄生虫感染以及脓毒症和多脏器功能衰竭时,其在血浆中的水平特异性升高,且升高的程度与感染的严重程度和预后有关,因此在全身性细菌感染和脓毒症的辅助鉴别诊断、预后诊断、疗效观察等方面有较高的临床价值。自身免疫病、过敏性疾病和病毒感染时PCT不会升高,局部有限的细菌感染、轻微的感染、慢性或无菌性炎症时不会升高或仅轻度变化。目前,PCT已经作为全身性细菌感染和脓毒症辅助鉴别诊断的常规指标在临床上广泛应用。

特异性检测PCT的方法有免疫化学发光法和放射免疫分析法(RIA),由于RIA有放射性污染,目前临床应用最多的是免疫化学发光法,主要检测原理是双抗体夹心法,应用单克隆抗体特异性结合PCT,应用化学发光进行检测,特异性和灵敏度都很高。

二、链球菌感染

(一)链球菌

化脓性(A群)链球菌是致病力最强的一种链球菌,能产生多种毒素(链球菌溶血素O和S)、M蛋白、脂磷壁酸、链激酶和透明质酸酶等致病因子,可引起急性咽炎、呼吸道感染、脓疱疮、皮下软组织感染、心内膜炎、脑膜炎和猩红热等。该细菌感染后可致超敏反应性疾病,如风湿性心脏病、风湿性关节炎和急性肾小球肾炎等。

链球菌感染最常用的免疫学实验室检查是抗链球菌溶血素"O"(ASO)检测。

链球菌溶血素"O"(ASO)是 A 群链球菌的重要代谢产物,是具有溶血活性的蛋白质,能溶解人类和动物的红细胞,且具有一定的抗原性,能刺激机体产生相应的抗体。临床上常采用胶乳凝集试验、免疫散射比浊法检测 ASO。ASO 增高常见于溶血性链球菌感染、急性咽炎等上呼吸道感染、风湿性心肌炎、心包炎、风湿性关节炎和急性肾小球肾炎等。A 群溶血性链球菌所致败血症、菌血症、心内膜炎等患者中,免疫功能不全或大量使用肾上腺皮质激素时,ASO 水平可不升高。ASO 降低常由水杨酸盐类、肾上腺皮质激素和抗生素等药物引起。

(二)猪溶血性链球菌

猪溶血性链球菌是一种革兰阳性球菌,菌体常呈链状,也可呈双球状。常以正常菌群或致病菌的方式存在于哺乳动物体表,猪作为主要传染源与疫情息息相关,在病猪的饲养和加工等活动中,相关人员可通过破损皮肤或食入感染;目前未发现人传人的证据。猪溶血性链球菌感染的主要临床表现包括普通型表现,中毒休克综合征表现和脑膜炎表现。

猪溶血性链球菌的实验室检查有病原学检测(细菌培养、鉴定)和免疫学检测(血清抗体)等方法,分子诊断技术是鉴定分型诊断方法,主要用于猪溶血性链球菌的快速诊断和流行病学调查。

三、伤寒沙门氏菌(沙门菌)感染

沙门菌可致多种感染,轻者为自愈性胃肠炎,重者可引起致死性伤寒。伤寒和副伤寒 A、B、C 沙门菌引起急性胃肠炎、菌血症和肠热症等。伤寒的典型症状是发热、头痛、腹泻、腹痛,并可引起呼吸系统、肝、脾和(或)神经系统的致命损伤。在发病 2 周后,机体出现免疫反应,通过特异性抗体和致敏淋巴细胞消灭细菌。但有时可引起迟发型超敏反应,导致肠壁和集合淋巴结的坏死和溃疡,甚至造成肠穿孔而危及生命。

伤寒沙门氏菌感染的实验室诊断主要有免疫学检测方法和病原学检测方法,免疫学检测方法主要有凝集试验、ELISA 试验和胶体金试纸条法。

(一)凝集试验

伤寒沙门氏菌有菌体(O)抗原、鞭毛(H)抗原和表面(Vi)抗原,三者的抗体均为非保护性抗体。由于 O 与 H 抗原的抗原性较强,故常用于做血清凝集试验(肥达反应)辅助临床诊断。产生凝集时抗体效价≥1∶80,或双份血清效价呈 4 倍以上增长为阳性,结合流行病学资料可以做出诊断。

(二)酶联免疫吸附试验(ELISA)

可用于检测伤寒沙门氏菌的抗原和抗体。目前有:①以伤寒沙门氏菌脂多糖为抗原,用间接 ELISA 法检测伤寒患者血清中特异性 IgM 抗体,该方法有助于伤寒早期诊断。②以高纯度的伤寒沙门氏菌 Vi 抗原包被反应板,采用 ELISA 法测定患者血清中的 Vi 抗体,有助于检出伤寒带菌者及慢性带菌者。

(三)胶体金试纸条法

将伤寒(副伤寒)沙门氏菌特异性抗原分离纯化,点样并固化在硝酸纤维素膜上,膜上沙门菌抗原特异性结合人血清中相应的 IgM 和 IgG 抗体,特异结合的抗体与胶体金缀合物标记的抗 IgM 或 IgG 的单克隆抗体呈色形成红色斑点,根据是否出现斑点判断结果。此方法快速方便,但不能定量。

四、结核分枝杆菌感染

结核分枝杆菌(TB)为结核病的病原体,能引起多种组织器官感染,如肺结核、肝结核、肾结核、肠结核、皮肤结核及结核性脑膜炎、胸膜炎和腹膜炎等,以肺结核最为多见。TB 是一种细胞内寄生菌,进入人体后,可以诱导机体产生抗感染的细胞免疫,也能产生抗结核分枝杆菌的抗体反应。一般认为细胞免疫反应与体液免疫反应在 TB 感染时可发生分离现象,即活动性细胞免疫功能低下,抗体效价升高。在恢复期或者稳定期,细胞免疫功能增强,而抗体效价下降。

TB感染机体后,可刺激机体产生抗体。目前认为抗体在抗结核免疫方面无保护作用,但高滴度的抗体可作为结核病辅助诊断的手段。结核病的细胞免疫在抗感染免疫中起重要作用,即致敏细胞与抗原相遇,释放淋巴因子(主要是干扰素-γ),作用于巨噬细胞,促进细胞内溶酶体含量增加,其中酶的活性增高,吞噬能力增加。这种活化的巨噬细胞能吞噬TB,形成纤维化或钙化灶,但有些菌体能够在巨噬细胞中存活,一方面刺激机体产生免疫应答,另一方面形成继发感染的风险。

TB感染的免疫学方法如下。

(一)结核菌素试验

以Ⅳ型变态反应为原理的一种皮肤试验,检测机体是否感染过TB或是否接受过卡介苗(BCG)的试验。感染过TB或成功接种过BCG的机体,会产生相应的致敏淋巴细胞,当再次遇到少量的TB或结核菌素时,致敏T细胞受相同抗原再次刺激会释放出多种可溶性淋巴因子,导致血管通透性增加,巨噬细胞在局部集聚,导致浸润。在48～72 h,局部出现红肿硬节的阳性反应。

结核菌素是TB的菌体成分,有旧结核菌素(OT)和纯蛋白衍生物(PPD)两种。结核菌素试验是将OT或PPD注入体内,72 h检查反应情况,出现红肿和硬结反应为阳性。阳性反应表明机体对TB有变态反应,过去曾感染过TB,但不表示有病,因接种过BCG的人也呈阳性反应。强阳性反应则表明可能有活动性感染,应进一步检查是否有结核病。阴性反应表明无TB感染,但应考虑受试者处于原发感染早期,尚未产生变态反应;或正患严重结核病,机体已丧失反应能力;或受试者正患其他传染病。在此类情况下,均可暂时出现阴性反应。

(二)分枝杆菌抗体检测

以分枝杆菌外膜抗原为已知抗原,检测待测血清中的分枝杆菌抗体。可采用胶体金方法和ELISA法进行。需注意的是,其他分枝杆菌感染如麻风分枝杆菌感染也呈阳性。

(三)全血干扰素测定法

IFN-γ是参与结核病发病的细胞因子,产生IFN-γ的淋巴细胞在防御肺部TB感染方面起重要作用,因此可通过检测IFN-γ浓度反映TB感染情况。当全血与PPD和对照抗原共同孵育后,致敏的淋巴细胞可分泌IFN-γ,通过检测IFN-γ的含量来鉴定菌种。本实验所得结果与结核菌素试验相当,且不受BCG接种史影响,又能与非结核分枝杆菌进行区分,同时还可避免结核菌素试验在操作上与结果判断上存在的多种主观或人为因素的影响。IFN-γ测定可应用于活动性肺结核、肺外结核、潜伏性结核、免疫抑制的结核病患者检测以及抗结核疗效评估。

能力检测

一、名词解释

1. CRP 2. PCT 3. 肥达反应 4. 抗"O" 5. 结核菌素试验

二、请查阅其他参考书列出肥达反应的原理、方法、临床意义

(胡志军)

项目九　乙型肝炎病毒免疫检测

 任务　HBeAg 检测

【申请单】 请完成申请单所要求的项目。

××市人民医院检验申请单

姓名		
性别	年龄	
门诊号	住院号	
诊断或症状		
检验标本		
检验目的		
送检科室	医师	
送检日期	年　月　日	

【方法选择】 见表 9-1。

表 9-1　HBeAg 检测方法

方法	ELISA 法	CLIA 法	免疫渗滤层析法
本次检查选择	√		

【材料准备】

（1）HBeAg 试剂盒。

（2）待检者血清或血浆。

（3）微量加样枪。

（4）生理盐水。

（5）试管。

【操作方法】

（1）平衡：将试剂盒各组分从盒中取出，平衡至室温（18～25 ℃）。微孔板开封后，取出所需数量，余者即时以自封袋封存。

（2）配液：浓缩洗涤液配制前充分摇匀（如有晶体应充分溶解），浓缩洗涤液和蒸馏水或去离子水按 1∶19 稀释后使用。

（3）编号：将微孔板条固定于支架，按序编号。

（4）加样：分别用加样器在对照孔中加入阴、阳性对照 50 μL，或待测血清样品 50 μL 于相应孔中。

（5）加酶标志物：分别在每孔中加入酶标记抗体 50 μL，轻拍混匀。

（6）温育：置 37 ℃温育 25 min，室温平衡 5 min。

（7）洗涤：用洗涤液充分洗涤 5 次，洗涤后扣干。每次洗涤保持 30～60 s 的浸泡时间。

（8）显色：每孔加底物 A、B 各 50 μL，轻拍混匀，于 37 ℃暗置 15 min。

（9）终止：每孔加终止液 50 μL，混匀。

（10）测定：用酶标仪测定各孔 OD 值（双波长 450 nm/630 nm）。

【结果判定】

（1）临界值（CO）计算：临界值＝阴性对照孔 OD 均值 $N×2.1$；阴性对照 OD 均值大于 0.1 时应重新试验，小于 0.05 时以 0.05 计算。

（2）结果判定：样品 OD 值 $S/C.O.≥1$ 者为 HBeAg 阳性；样品 OD 值 $S/CO<1$ 者为 HBeAg 阴性。

（3）根据检测 OD 值判断标本阴、阳性。

（4）报告检测结果：实验操作人员将最终测定结果记录在相应的实验结果记录单中并确认签字。

（5）实验操作人员提交最终检测报告。

【注意事项】

（1）洗涤时各孔均须加满，防止孔口内有游离酶未能洗净。

（2）加试剂前应将试剂瓶翻转数次，使液体混匀。如果滴加，滴加前应弃去 1～2 滴。滴加时瓶身应保持垂直，以使滴量准确。注意勿将试剂滴在孔壁上。

（3）所有样品都应按传染源处理。

（4）样本显色深浅与样品中抗原的含量没有一定正相关。任何一种测试都不能绝对保证样品没有低浓度的抗原存在。

（5）封口膜使用说明：①微孔板拆封后，在取出当天所需的微孔条后，其余微孔条可以封口膜封存以避免受潮。在封存时，注意勿把封口膜粘贴到微孔条底部，以免影响其透光性。②微孔板温育时，以封口膜覆盖孔口，可避免其他因素对实验带来的非预期的影响。

（6）不同品名、不同批号的试剂不可混用，以免产生错误结果。

（7）检测试剂盒应于 2～8 ℃避光保存，当天剩余试剂及时放回冰箱中保存。

【报告单】

××市人民医院检验报告单

质评合格，省内参考

检查项目：　　　　　　采集时间：　　　　　　接收时间：

姓名	患者编号	标本号	报告时间	
性别	床号	送检医师	临床诊断	
年龄	科别	标本种类	备注	
No	项目	结果	参考值	单位
1	HBeAg			

检验者：　　　　　　审核者：

此结果仅对此标本负责，如有疑问，请当日咨询。

【临床意义】　见表 9-2。

表 9-2　乙型肝炎病毒五项指标检测的临床意义

序号	HBsAg	HBsAb	HBeAg	HBeAb	HBcAb	临床意义
1	－	－	－	－	－	过去和现在未感染过 HBV
2	－	－	－	－	＋	(1)既往感染未能测出 HBsAb；(2)恢复期 HBsAg 已消失，HBsAb 尚未出现；(3)无症状 HBsAg 携带者
3	－	－	－	＋	＋	(1)既往感染过 HBV；(2)急性 HBV 感染恢复期；(3)少数标本仍有传染性：①HBV 感染已过；②HBsAb 出现前的窗口期
4	－	＋	－	－	－	(1)注射过乙型肝炎疫苗有免疫；(2)既往感染；(3)假阳性

续表

序号	HBsAg	HBsAb	HBeAg	HBeAb	HBcAb	临 床 意 义
5	−	+	−	+	+	急性 HBV 感染后康复
6	+		−		+	(1)急性 HBV 感染;(2)慢性 HBsAg 携带者;(3)传染性弱
7	−	+	−	−	+	(1)既往感染,仍有免疫力;(2)HBV 感染,恢复期
8	+		−	+	+	(1)急性 HBV 感染趋向恢复;(2)慢性 HBsAg 携带者;(3)传染性弱,即俗称的"小三阳"
9	+		+	−	+	急性或慢性乙型肝炎感染,提示 HBV 复制,传染性强,即俗称的"大三阳"
10	+		−		−	(1)急性 HBV 感染早期,急性 HBV 感染潜伏期;(2)慢性 HBV 携带者,传染性弱
11	+	−	−	+	−	(1)慢性 HBsAg 携带者易转阴;(2)急性 HBV 感染趋向恢复
12	+		−		+	急性 HBV 感染早期或慢性携带者,传染性强
13	+		+	+	+	(1)急性 HBV 感染趋向恢复;(2)慢性携带者
14	+	+	−		+	(1)亚临床型 HBV 感染早期;(2)不同亚型 HBV 二次感染
15	+	+	−		+	(1)亚临床型 HBV 感染早期;(2)不同亚型 HBV 二次感染
16	+	+	−	+		亚临床型或非典型性感染
17	+	+	−			亚临床型或非典型性感染
18	+	+	+	−	+	亚临床型或非典型性感染早期。HBsAg 免疫复合物,新的不同亚型感染
19	−	−	+	−	−	(1)非典型性急性感染;(2)见于 HBcAb 出现之前的感染早期,HBsAg 滴度低而呈阴性,或呈假阳性
20	−	−	+	−	+	非典型性急性感染
21	−	−	+	+	+	急性 HBV 感染中期
22	−	+	−	+	−	HBV 感染后已恢复
23	−	+	+	−		非典型性或亚临床型 HBV 感染
24	−	+	+	−		非典型性或亚临床型 HBV 感染
25	−	−	−	+		急性 HBV 感染趋向恢复
26	+	+	+	+	+	(1)一种亚型的 HBsAg 及异型的 HBsAb(常见);(2)血清从 HBsAg 转化为 HBsAb 的过程(少见)

【原理】

本试剂盒在微孔条上预包被乙型肝炎病毒 e 抗体(HBeAb),配以酶标记抗体(HBeAb-HRP)及 TMB 等其他试剂,用双抗体夹心法原理检测人血清(或血浆)中的乙型肝炎病毒 e 抗原(HBeAg)。

知识理论 病毒感染性疾病的免疫检测

病毒(virus)侵入机体并在体细胞内增殖的过程称为病毒感染,病毒感染可出现隐形携带、潜伏感染或病毒性疾病。运用免疫学检验技术可以检测病毒特异性抗原和抗体等标志物,对于流行病学调查和辅助临床诊断具有重要意义。

一、肝炎病毒感染的免疫检测

目前已明确的肝炎病毒有 5 种：甲型肝炎病毒（hepatitis A virus, HAV）、乙型肝炎病毒（hepatitis B virus, HBV）、丙型肝炎病毒（hepatitis C virus, HCV）、丁型肝炎病毒（hepatitis D virus, HDV）、戊型肝炎病毒（hepatitis E virus, HEV）。

（一）甲型肝炎病毒标志物测定

甲型肝炎的病原体为 HAV，甲型肝炎多为急性，预后良好。甲型肝炎的实验室诊断主要靠血清中特异性抗体 HAV IgG 和 IgM 的检测。常用的检测方法有 ELISA、CLIA 及免疫渗滤/层析试验。抗-HAV IgM 在急性感染 1～4 周出现，维持 8～12 周，少数患者维持半年，是近期感染的标志。血清中抗-HAV IgG 于感染后 4 周出现，可维持多年，具有保护性，是流行病学调查的常用指标。

（二）乙型肝炎病毒标志物测定

乙型肝炎病毒（hepatitis B virus, HBV）感染导致的肝脏炎症，称为乙型病毒性肝炎，是威胁人类健康的重要传染病之一。

乙型肝炎的免疫学诊断主要包括对乙型肝炎病毒表面抗原（hepatitis B surface antigen, HBsAg）、乙型肝炎病毒表面抗体（hepatitis B surface antibody, HBsAb, 抗-HBs）；乙型肝炎病毒 e 抗原（hepatitis B e antigen, HBeAg）、乙型肝炎病毒 e 抗体（hepatitis B e antibody, HBeAb, 抗-HBe）；乙型肝炎病毒核心抗原（hepatitis B core antigen, HBcAg）、乙型肝炎病毒核心抗体-IgM（hepatitis B core antibody IgM, 抗-HBc-IgM）、乙型肝炎病毒核心抗体-IgG（hepatitis B core antibody IgG, 抗-HBc-IgG）；乙型肝炎病毒前 S1 抗原（HBV PreS1 Ag）、抗乙肝病毒前 S1 抗体（HBV PreS1 Ab）；乙型肝炎病毒前 S2 抗原（HBV PreS2 Ag）、抗乙肝病毒前 S2 抗体（HBV PreS2 Ab）等的检测。

由于乙型肝炎病毒有不同的基因型（A～H）、亚型（6 种）及变异率极高的特点，因此在免疫学检验中要注意抗原的变异和抗体对不同型别、变异的识别能力。

1. 乙型肝炎病毒表面抗原 血清 HBsAg 的检测可以用放射免疫法、ELISA、反向间接血凝等方法，是乙型肝炎患者早期诊断的重要指标。目前可采用化学发光法对血清中的 HBsAg 进行定量检测，对肝炎患者动态评价病情与药物疗效有重要价值。

（1）HBsAg 为乙型肝炎患者血清中首先出现的病毒标志物，可作为乙型肝炎的早期诊断和普查指标。在急性肝炎潜伏期即可出现阳性，先于临床症状及肝功能异常 1～7 周。

（2）HBsAg 与其他标志物联合检测可诊断 HBsAg 携带者、急性乙型肝炎潜伏期、急性和慢性肝炎患者以及与 HBV 有关的肝硬化或肝癌。HBsAg 阴性不能排除乙型肝炎。

（3）同时出现 HBsAg 和抗-HBs，可能是不同亚型重复感染。

（4）无论急性、慢性肝炎或 HBsAg 携带者，只要在血中和其他体液中有 Dane 颗粒，且与之有密切接触就有传染可能。如果仅表现 HBsAg 阳性者，传染性较弱。

2. 乙型肝炎病毒表面抗体 抗-HBs 是一种保护性抗体，是机体感染或接种乙型肝炎疫苗的标志。绝大多数自愈性 HBV 感染者仅在血中 HBsAg 消失后才能检出抗-HBs，其间隔时间可长达数月；如一过性 HBsAg 阳性，则抗-HBs 可以为阴性；如过去已有隐形感染，此时抗-HBs 效价较低，不能防止 HBV 的再次感染；再次感染 HBV 后，2 周以内出现抗-HBs，且效价较高，在体内可持续多年。目前常用的方法是 ELISA 法和固相放射免疫法。

（1）抗-HBs 阳性提示急性感染后的康复。在发病后抗-HBs 转为阳性或效价显著升高，亦具有诊断乙型肝炎的价值。临床上一向认为抗-HBs 是一种保护性抗体，但是如伴有高效价抗-HBs 者，不能排除肝脏有持续性 HBV 感染的可能。

（2）在接受 HBV 疫苗接种后，血中可出现抗-HBs 阳性。HBV 疫苗接种后血中能否检出抗-HBs，是衡量预防接种效果的最主要指标。

（3）在接受抗-HBV 阳性血液的受血者中，可出现短暂性的抗-HBs 阳性。

（4）乙型肝炎病毒表面抗原的血清学转换，即 HBsAg 含量消失同时伴有抗-HBs 的出现，是目前临床上慢性乙型肝炎治疗的最终目标,对临床个体化治疗有重要指导意义。

3. 乙型肝炎病毒 e 抗原　HBeAg 多存在于 HBsAg 阳性的标本中,很少有 HBeAg 阳性者。

(1) 在急性乙型肝炎早期常有 HBeAg 的检出,HBeAg 阳性是乙型肝炎传染性的标志。

(2) HBeAg 阳性和 HBV DNA 复制、肝脏损害程度呈正相关。

4. 乙型肝炎病毒 e 抗体　抗-HBe 多出现于急性肝炎恢复期的患者中,比抗-HBs 转阳要早,常在 HBsAg 即将消失或已经消失时检出,存在于乙型肝炎恢复期及痊愈的患者血清中,也可出现于慢性肝炎、肝硬化或无症状的 HBsAg 携带者,并可长期存在。

乙型肝炎病毒 e 抗原的血清学转换,即 HBeAg 含量消失同时伴有抗-HBe 的出现,是目前临床上慢性乙型肝炎治疗的近期目标(最初目标是减少乙型肝炎病毒的 DNA 复制),对临床个体化治疗有重要指导意义。

5. 乙型肝炎病毒核心抗原　HBcAg 能反映血清中 Dane 颗粒的存在及肝内 HBV 的复制。

作为乙型肝炎传染性、活动性病变的标志,HBsAg、HBeAg、抗-HBc 等指标是体内存在乙型肝炎病毒颗粒的间接标志,而 HBcAg 则是乙型肝炎病毒存在的直接标志,HBcAg 与 HBV 复制呈现正相关,可反映 HBV 的活动性及复制程度。但 HBcAg 在血清中不易检测到,乙型肝炎病毒抗原抗体检测项目主要包括 HBsAg 和抗-HBs、HBeAg 和抗-HBe、抗-HBc,所以简称乙肝五项或乙肝两对半。

6. 乙型肝炎病毒核心抗体-IgM

(1) 抗-HBc-IgM 是早期 HBV 感染的特异性血清学标志。初次感染早期即上升,数月后无论 HBsAg 消失与否,抗-HBc-IgM 总是稳定表达,这对于急性乙型肝炎诊断很有意义。

(2) 抗-HBc-IgM 效价降低常提示预后较好,迟迟不降至正常范围者,提示有转化为慢性肝炎的可能。

(3) 有助于区分慢性活动性或非活动性肝炎,慢性活动性肝炎时,抗-HBc-IgM 常呈阳性,但一般效价较低,部分病例效价可较高。在 HBV 活动性复制并引起机体免疫应答时,抗-HBc-IgM 可明显升高,以此可作为急性病毒复制和机体免疫应答的标志。

(4) 发生暴发性乙型肝炎时肝细胞大量坏死,可能影响 HBsAg 生成,因此血清中 HBsAg 浓度较低,HBsAg 检测常呈阴性,并且此时抗-HBs 和抗-HBe 也可呈阴性,但抗-HBc-IgM 可呈阳性,因此对 HBsAg 阴性的急性暴发性肝炎有早期诊断价值。

7. 乙型肝炎病毒核心抗体-IgG　抗-HBc-IgG 出现较早,不是保护性抗体,检测抗-HBc-IgG 有流行病学调查意义。

8. 乙型肝炎病毒前 S1 蛋白　乙型肝炎病毒外膜蛋白包括 S 蛋白、前 S1 蛋白(pre-S1)和前 S2 蛋白(pre-S2)三种成分。pre-S1 在病毒侵入肝细胞过程中发挥作用,主要存在于 Dane 颗粒和管形颗粒上,在病毒感染、装配、复制和刺激机体产生免疫反应等方面有着十分重要的意义。

(1) pre-S1 仅在 HBV-DNA 阳性血清中检测出,两者符合率较高。pre-S1 随 HBeAg 消失而消失,与阴转时间呈正相关,因此可以作为病毒清除与病毒转阴的指标。

(2) pre-S1 阳性患者传播病毒的危险性明显高于阴性和无症状的 HBsAg 携带者,故其可反映病毒的复制和传染性。pre-S2 阳性常提示急性乙型肝炎向慢性转变。比较急性乙型肝炎、慢性乙型肝炎和 HBsAg 阳性患者的血清中的 pre-S1,转阴越早,疗程越短,预后也越好。

9. 乙型肝炎病毒前 S2 蛋白　pre-S2 上具有高免疫性的抗原表位和多聚蛋白受体,是人类 B 细胞和 T 细胞识别表位。pre-S2 与 HBV 感染和复制有密切的关系,对临床早期诊断、了解预后及制备乙型肝炎高效疫苗有重要意义。

(1) 在急性乙型肝炎中,pre-S2 和 HBeAg 都可作为 HBV 复制标准。在慢性乙型肝炎中,pre-S2 的出现提示慢性肝炎进入活动期,而 pre-S2 的下降,提示 HBeAg 即将消失以及抗-HBe 的产生。pre-S2 的长期存在,提示患者有转为慢性乙型肝炎的可能。

(2) pre-S2 的检测不仅可以判断 HBV 的感染,而且对观测病情预后、药物选择及疗效观察也有作用,是乙肝两对半与 HBV DNA 检测的有效补充。

(三) 丙型肝炎病毒标志物测定

丙型肝炎病毒(hepatitis C virus,HCV)是丙型肝炎的病原体。

HCV感染的实验室检验主要包括免疫学及分子生物学检测。针对特异性抗体抗-HCV IgG和抗-HCV IgM的免疫学检测是临床常用的诊断方法。抗-HCV不是中和抗体，没有保护性，但它是HCV感染的标志性物质，更是诊断慢性丙型肝炎、肝硬化的重要指标。

抗-HCV IgM阳性可作为HCV活动性复制的血清学标志，其常与慢性丙型肝炎的急性发作有关。然而，抗-HCV IgM不仅存在于急性感染者中，慢性感染者中的检测率也高达71%～90%，因此对抗-HCV IgM是否作为急性感染的指标还有争议。HCV含量的多少与丙型肝炎的严重程度、预后以及抗病毒疗效都有非常密切的关系，所以HCV定量检查对丙型肝炎预后及临床治疗有着重要意义。

（四）丁型肝炎病毒标志物测定

丁型肝炎病毒（hepatitis D virus，HDV）是丁型肝炎的病原体。HDV是一种缺陷病毒，只有在HBV的伴随下才能造成感染，因此，HDV和HBV的感染关系决定了HDV的感染类型与病程。

HDV感染的实验室检查包括免疫学及分子生物学检测。目前免疫学检查主要针对HDV抗原和抗-HDV总抗体、抗-HDV IgM、抗-HDV IgG。

1. 抗-HDV IgM的检测 常用ELISA捕获法。在HDV急性感染时，抗-HDV IgM是首先可以检出的抗体，尤其是在与HBV同步感染时，抗-HCV IgM往往是唯一可检出的HDV感染的血清学标志物。

2. 抗-HDV IgG的检测 常用ELISA竞争抑制法。抗-HDV IgG出现在抗-HDV IgM下降之际，在慢性HDV感染中，其IgG抗体保持高滴度，即使HDV感染终止后仍存在数年。

（五）戊型肝炎病毒标志物测定

戊型肝炎病毒（hepatitis E virus，HEV）是戊型肝炎的病原体。

HEV感染的免疫学检测是针对抗-HEV IgM、抗-HEV IgG的检测。抗-HEV IgM出现和消失都较早，持续时间短，是HEV急性感染的诊断指标。抗-HEV IgG比抗-HEV IgM出现略晚，患者急性期、恢复期抗-HEV IgG的阳性率均较低，血清中抗体存在时间短，因此仅作为HEV急性感染的一项辅助指标。

二、流感病毒感染的免疫学检测

流行性感冒病毒（influenza virus）简称流感病毒，是流行性感冒（简称流感）的病原体，分为人流感病毒和动物流感病毒。

（一）人流感病毒感染的免疫学检测

人流感病毒分为甲、乙、丙三型，主要通过飞沫传播，感染后获得对同型病毒的免疫力。甲型流感病毒一般10～15年发生一次完全变异，产生一个新的亚型，可引发世界性大流行，机体难以产生持久性的免疫力，接种疫苗的现实意义也存在争议。乙型流感病毒5～6年发生一次小变异，引起局部流行。丙型流感病毒抗原稳定，致病力弱，主要感染婴幼儿和免疫力低下人群，多为散发病例。

流感病毒的免疫学检测主要包括以下两种。

1. 流感病毒的抗原检测 常采用免疫荧光或酶标记技术，以标记的特异性抗体检测鼻咽分泌物中的流感病毒抗原。该方法具有快速和灵敏度高的优点，有助于早期诊断。阳性结果具有诊断意义，但阴性不能完全排除。

2. 流感病毒的抗体检测 方法有血凝抑制试验和补体结合试验，可检测急性期和恢复期患者血清中流感病毒的总体抗体效价，效价4倍升高有助于回顾性诊断和流行病学调查，但不能用于早期诊断。

（二）禽流感病毒感染的免疫学检测

禽流感病毒是禽流感的病原体，可引起人类感染的亚型有H5N1、H9N2、H7N7。禽流感病毒的免疫学检测主要包括对禽流感病毒特异性IgM和IgG的检测。检测方法有ELISA和免疫渗滤/层析试验等。其检测的临床意义为抗禽流感病毒IgM检测用于近期感染的辅助诊断，抗禽流感病毒IgG效价出现4倍以上增加提示为近期感染，早期诊断主要依赖于病毒核酸检测。

三、轮状病毒感染的免疫学检测

轮状病毒可引起婴幼儿和成人急性胃肠炎和腹泻。

检验项目有轮状病毒抗原和抗体。常用 ELISA 和免疫渗滤/层析试验检测粪便标本中的轮状病毒抗原,ELIEA 法检测血清标本中的轮状病毒抗体。

临床意义为抗原检测可用于轮状病毒感染的早期诊断和疫情监测。轮状病毒感染 5 天后即可在血清标本中检测出 IgM 抗体,因此,可用于早期诊断。IgG 抗体检测可用于流行病学调查。

四、冠状病毒感染的免疫学检测

普通冠状病毒(coronavirus)主要引起成人普通感冒以及儿童上呼吸道感染。SARS 冠状病毒是冠状病毒的变种,引起严重急性呼吸系统综合征(severe acute respiratory syndrome,SARS)。

检验项目有抗 SARS 病毒抗体,检测方法有 ELISA、荧光免疫试验、免疫渗滤/层析试验等。

临床意义为 IgM 抗体检测用于近期感染的辅助诊断,IgG 抗体检测用于流行病学调查。

能力检测

请填空

1. 目前明确的肝炎病毒有五种,即_____、_____、_____、_____和_____。

2. "大三阳"是指_____、_____和_____。

3. "小三阳"是指 _____、_____和_____。

4. 乙型肝炎病毒检测的五项指标是指 _____、_____、_____、_____和_____。

(吴阿阳)

项目十　梅毒抗体检测

 任务　梅毒抗体检测

【申请单】　请完成申请单所要求的项目。

×××市人民医院检验申请单

姓名			
性别	年龄		
门诊号	住院号		
诊断或症状			
检验标本			
检验目的			
送检科室	医师		
送检日期	年　月　日		

【方法选择】　见表10-1。

表10-1　梅毒抗体检测方法

方法	梅毒非特异性抗体检测			梅毒特异性抗体检测				
	TRUST	USR	VDRL	ELISA法	CLIA法	胶体金试纸条法	TPPA	梅毒螺旋体特异抗体确认试验
本次检查选择	✓							

【材料准备】

（1）TRUST试剂盒（试剂盒包括TRUST抗原混悬液、反应卡纸、专用滴管、阳性对照和阴性对照）。

（2）待检者血清或血浆。

（3）微量加样枪。

（4）生理盐水。

（5）试管。

【操作方法】

按试剂盒说明书操作。举例如下。

1. 定性试验

（1）TRUST试剂和待测血清置室温（20～25 ℃）平衡10 min。

（2）将待测血清或血浆（无需灭活处理）、阴性对照和阳性对照分别加1滴至反应纸卡的反应圈内，每

1 滴 50 μL。

（3）轻轻摇匀抗原试剂，专用滴管及针头垂直滴加 1 滴抗原于反应圈内。

（4）摇床按每分钟 100 转摇动 8 min，立即肉眼观察结果。

2. 定量试验 将待检血清用生理盐水做倍比稀释，然后按上述定性方法进行试验，以呈现明显凝聚反应的最高稀释度作为该血清的凝聚效价。

【结果判定】

阴性：呈粉红色均匀分散沉淀物。

阳性：出现粉红色凝集块，根据凝集块大小记录（＋）～（＋＋＋＋）。

【注意事项】

（1）试验需在室温（具体温度要求以试剂盒要求为准）中操作，结果稳定性、重复性较好。

（2）待测血清须新鲜、无污染，否则可能出现假阳性或假阴性结果。

（3）在规定的时间内及时观察结果。

（4）检样及废弃物应视为生物危险品。

（5）本法仅为非特异性血清学过筛试验，阴性结果不能排除梅毒感染，阳性结果需进一步做抗梅毒螺旋体抗体试验确认。

【报告单】

××市人民医院检验报告单　　　　　　　　　　　　　质评合格，省内参考

检查项目：　　　　　　采集时间：　　　　　　　　接收时间：

姓名	患者编号	标本号	报告时间	
性别	床号	送检医师	临床诊断	
年龄	科别	标本种类	备注	
No	项目	结果	参考值	单位
	梅毒 TRUST			

检验者：　　　　　　审核者：

此结果仅对此标本负责，如有疑问，请当日咨询。

【临床意义】

甲苯胺红不加热血清试验（TRUST）是一种非梅毒螺旋体抗原血清试验，用来测定患者血清中的反应素（非特异性抗体——抗心磷脂抗体）。主要用于梅毒的筛选和疗效观察。反应素在初期梅毒病灶出现后 1～2 周就可测出，在二期梅毒滴度最高，三期梅毒较低。所用抗原不具有特异性，除梅毒患者外，一些非梅毒疾病也可暂时或长期地存在反应素，如结核病、麻风、传染性单核细胞增多症、系统性红斑狼疮、类风湿关节炎、回归热、雅司以及一些发热性疾病。此外，在孕妇、老年人和吸毒者有生物学假阳性反应。

艾滋病合并感染时，其梅毒血清学试验常呈阴性反应，因而对于怀疑梅毒感染者，建议同时做抗 HIV 抗体检测。

【原理】

试剂中的心磷脂作为抗原与抗体发生反应，卵磷脂可加强心磷脂的抗原性，胆固醇可增强抗体的敏感性。这些成分溶于无水乙醇中，在加入水后，胆固醇析出形成载体，心磷脂和卵磷脂在水中形成胶体状包裹在其周围，形成胶体微粒。将此抗原微粒混悬于甲苯胺红溶液中，加入待测血清，血清中的抗体与之反应，可出现肉眼可见的凝集块。

 知识理论　性传播疾病的免疫检测

性传播疾病（sexually transmitted diseases，STDs）是指主要由性接触传染的疾病，可简称为性病。其传播途径主要有直接性接触传染、间接接触传染和胎盘产道感染等。性病在我国正在迅速蔓延，目前已

跃居为第二大常见传染病。原国家卫生部制定的《性病防治管理办法》中所指定的性病为8种,即艾滋病、淋病、梅毒、软下疳、性病性淋巴肉芽肿、非淋菌性尿道炎、尖锐湿疣、生殖器疱疹。《中华人民共和国传染病防治法》中规定:艾滋病、淋病、梅毒属乙类传染病。性传播疾病的检测方法根据疾病不同差异很大,免疫学方法主要有抗原检测、抗体检测和免疫组织学检查。

一、梅毒螺旋体感染

1. 生物学特性 梅毒(syphilis)属于一种性传播疾病,病原体为苍白密螺旋体(*Treponema pallidum*,TP)苍白亚种,又称梅毒螺旋体,其形态呈柔软纤细的螺旋状,体长6～20 μm,宽0.15～0.25 μm,螺旋有8～20个,运动特征为弯曲移动、绕轴转动和前后伸缩运动。梅毒螺旋体属厌氧菌,在体外不易生存,煮沸、干燥、常用的消毒剂均可致其死亡,但对潮湿、寒冷环境的耐受力较强。

2. 致病性 人是梅毒的唯一传染源,由于感染方式不同可分先天性梅毒和后天性梅毒。前者是患梅毒的孕妇经胎盘传染给胎儿的;后者是出生后感染的,主要通过性接触直接感染,接吻、手术、哺乳、输血、接触污染物也可被感染。

(1)先天性梅毒又称胎传梅毒。梅毒螺旋体经胎盘进入胎儿血循环,引起胎儿全身感染,螺旋体在胎儿内脏(肝、脾、肺及肾上腺)及组织中大量繁殖,造成流产或死胎,如胎儿不死则称为梅毒儿,会出现皮肤梅毒瘤、骨膜炎、锯齿形牙、神经性耳聋等症状。

(2)后天性梅毒又称获得性梅毒。获得性梅毒以反复隐伏与再发为特点,临床上分为三期。

Ⅰ期(初期)梅毒:感染后3周左右局部出现无痛性硬下疳。多见于外生殖器,其溃疡渗出液中有大量苍白亚种螺旋体,感染性极强。一般4～8周后,硬下疳常自愈。

Ⅱ期(中期)梅毒:发生于硬下疳出现后2～8周。苍白亚种螺旋体血症,全身皮肤、黏膜常有梅毒疹,全身淋巴结肿大,有时亦累及骨、关节、眼及其他脏器。在梅毒疹和淋巴结中存在有大量苍白亚种螺旋体。初次出现的梅毒疹经过一定时间后会自行消退,但隐伏一段时间后重又出现新的皮疹。Ⅰ、Ⅱ期感染性强,但破坏性较小。

Ⅲ期(晚期)梅毒:发生于感染2年以后,亦可长达10～15年。病变可波及全身组织和器官。基本损害为慢性肉芽肿、局部组织坏死。Ⅲ期梅毒损害也常出现进展和消退交替进行。皮肤、肝、脾和骨骼常被累及,病损部位螺旋体少但破坏性大。若侵害中枢神经系统和心血管,可危及生命。

3. 梅毒的免疫检测 人体感染梅毒螺旋体后,患者血清中可出现两类抗体:一类是抗梅毒螺旋体的特异性制动抗体,当有补体存在和厌氧条件下对活体梅毒螺旋体有制动作用,并能将螺旋体杀死或溶解。主要有IgM、IgG两种特异性抗梅毒螺旋体抗体。IgM抗体持续时间短,IgG抗体可终生存在,但抗体浓度一般较低,不能预防再感染。另一类是由梅毒螺旋体感染人体后,螺旋体破坏的组织细胞所释放的类脂样物质以及螺旋体自身的类脂和脂蛋白刺激机体产生的IgM和IgG类抗体。此类抗体能与广泛分布于生物组织中的类脂质抗原发生非特异性反应,故称其为反应素。反应素也可在非梅毒螺旋体感染的多种急、慢性疾病患者的血清中检出。

梅毒的血清学检测试验根据抗原不同分为两类。

(1)非特异性类脂质抗原试验:试验使用的抗原由从牛心肌中提取的心磷脂、胆固醇和纯化的磷脂酰胆碱(卵磷脂)组成,即类脂质抗原,检测患者血清中的反应素,用于对梅毒的筛查。方法主要有性病研究实验室试验(venereal disease research laboratory test,VDRL)、不加热血清反应素试验(unheated serum reagin test,USR)、甲苯胺红不加热血清试验(toluidine red unheated-serum test,TRUST)。

(2)梅毒螺旋体抗原试验:使用的抗原是梅毒螺旋体的特异成分,用于证实梅毒感染,排除非特异类脂质抗原试验的假阳性。这类试验有多种,国际上通用的试验是梅毒螺旋体血凝试验(TPHA)和荧光螺旋体抗体吸收试验(FTA-ABS),这些试验多用于梅毒感染的确证。ELISA和CLIA检测目前作为梅毒螺旋体感染筛查试验在临床广泛应用。

二、人类获得性免疫缺陷病毒感染

1. 生物学特性 人类免疫缺陷病毒(human immunodeficiency virus,HIV)是获得性免疫缺陷综合征(acquired immunodeficiency syndrome,AIDS,艾滋病)的病原体。HIV 属于逆转录病毒科慢病毒属中的灵长类免疫缺陷病毒亚属,分两种血清型。引起全球艾滋病流行的为 HIV-1 型,流行局限于西部非洲的艾滋病病原体为 HIV-2 型。HIV 病毒直径 90～130 nm,大致呈球形。病毒外膜是类脂包膜,来自宿主细胞,并嵌有病毒的蛋白 gp 120 与 gp 41;gp 41 是跨膜蛋白,gp 120 位于表面,并与 gp 41 通过非共价作用结合。向内是由蛋白 P17 形成的球形基质(matrix),以及蛋白 P24 形成的半锥形衣壳(capsid),衣壳在电镜下呈高电子密度。衣壳内含有病毒的 RNA 基因组、酶(逆转录酶、整合酶、蛋白酶)以及其他来自宿主细胞的成分(如 tRNA(Lys 3),作为逆转录的引物)。包膜蛋白的免疫原性比核心蛋白免疫原性强,均能刺激机体产生抗体。HIV 的形态、组成及结构蛋白如图 10-1。

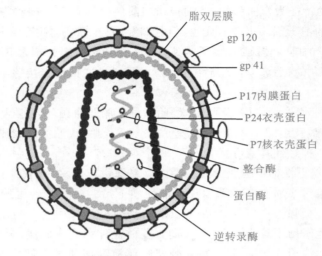

图 10-1　HIV 模式图

2. 致病性　HIV 感染的主要靶细胞为 CD4$^+$ T 细胞,可引起 CD4$^+$ T 细胞的不断下降,导致感染者细胞免疫功能缺损,并继发体液免疫功能缺损,最终进入 AIDS 期,因各种机会性感染及肿瘤而死亡。其传染源是 HIV 无症状携带者和艾滋病患者,传播途径主要有性接触传播、血液传播及母婴传播。注射毒品、同性恋、受血者及免疫功能低下者是常见的易感人群。2004 年中华医学会颁布的《艾滋病诊疗指南》中,艾滋病分为急性期、无症状期和艾滋病期。

3. HIV 感染的免疫检测　HIV 感染后,感染者血液循环中最早出现的是 HIV 核酸,然后是 P24 抗原,接着出现针对 HIV 相应蛋白如 P24、gp 120 和 gp 41 等特异抗体。在感染后的 10～14 天内,病毒 RNA 水平呈指数上升,随后下降并保持在持续稳定的水平上,进入 HIV 无症状期。P24 抗原水平伴随病毒 RNA 水平发展,HIV 侵入机体后,P24 抗原在急性感染期就可以出现,因此 P24 抗原被认为是病毒复制的间接标志,但其检出时间要比 RNA 晚。血清学诊断是目前最成熟、最有效和最易行的 HIV 感染分析方法。一般来说,HIV 抗体在感染后 3～8 周才能被检测出来。从 HIV 感染到 HIV 抗体能够被检出的时间段称为"窗口期"。在窗口期虽然不能检测到 HIV 抗体,但可通过病毒 RNA、P24 抗原和 CD4$^+$ T 细胞水平来反映 HIV 感染。病毒 RNA、P24 抗原、HIV 抗体和 CD4$^+$ T 细胞水平还可以用来反映病情发展、评估药物疗效等。

HIV 感染的血清学检测指标通常包括抗-HIV、P24 抗原等。血清学检测方法包括初筛试验和确证试验两类。

(1) 初筛试验:初筛试验要求敏感性高,理论上要达到 100%,尽可能避免漏掉可能阳性的对象。对特异性的要求相对来说略低,允许有少量假阳性,这些假阳性可以通过重复试验和确证试验排除。方法常用的有 ELISA、CLIA、免疫层析试验等。

(2) 确证试验:方法主要有免疫印迹(WB)或重组免疫印迹等。其中以 WB 最为常用。

三、其他性传播疾病感染

淋病是指由淋病奈瑟球菌(*Neisseria gonorrhoeae*,NG,简称淋球菌)引起的泌尿生殖系统的化脓性感染,是常见的性传播疾病之一。淋病的免疫检测主要是抗原的检测,其中固相免疫试验可用来检测临床标本中的淋球菌抗原,多用于妇女人群中淋球菌感染诊断。另一种方法是直接免疫荧光试验,通过荧光标记的单克隆抗体直接检测淋球菌外膜蛋白-1,检测荧光是否存在和强度大小可以反映标本中淋球菌的情况。

尖锐湿疣又称生殖器疣或性病疣,是一种由人类乳头瘤病毒(HPV)感染引起的性传播疾病。迄今为止,HPV难以用传统的病毒培养及血清学技术检测,主要试验检测技术是核酸杂交。尖锐湿疣的免疫检测主要是指免疫组织学检查。免疫组织学检查常用过氧化物酶抗过氧化物酶(PAP)方法,显示湿疣内的病毒蛋白,以证实疣损害中有病毒抗原。HPV蛋白阳性时,尖锐湿疣患者的浅表上皮细胞内可出现淡红色的弱阳性反应。

能力检测

一、名词解释
1. RPR   2. TRUST   3. TPPA   4. TPHA

二、请完善以下表格(表 10-2)

表 10-2　梅毒抗体检测试验

	VDRL	USR	RPR	TRUST
抗原成分	心磷脂、卵磷脂、胆固醇	同前＋EDTA＋氯化胆碱		
抗原稳定性	不稳定,1 天	稳定,4～8 ℃保存 12 个月		
血清试验前处理			不需灭活	
反应板及结果判断		玻片、肉眼或显微镜		纸卡片、肉眼

(林美娜)

项目十一　抗核抗体的检测

 任务　抗核抗体的检测

【申请单】　请完成申请单所要求的项目。

××市人民医院检验申请单

姓名		
性别	年龄	
门诊号	住院号	
诊断或症状		
检验标本		
检验目的		
送检科室	医师	
送检日期	年　　月　　日	

【方法选择】　见表11-1。

表 11-1　抗核抗体(ANA)测定方法

方法	RIA 法	ELISA 法	间接免疫荧光法	免疫印迹
本次检查选择			√	

【材料准备】

1. 抗原基质片　固定有核抗原,目前有商品化试剂供应。

2. 荧光抗体　FITC 标记的羊抗人 IgG,有商品化试剂供应。临用前按说明书稀释至工作浓度。

3. 洗涤液　0.01 mol/L PBS,pH7.2。

4. 标本　待检血清,阴性和阳性对照血清。

5. 缓冲甘油　取甘油 9 份加 PBS 1 份,混匀。

6. 仪器和材料　荧光显微镜、湿盒、染色缸、吸管、滴管、37 ℃培养箱等。

【操作方法】

(1) 自冰箱中取出抗原基质片,平衡至室温。

(2) 将待检血清、阴性和阳性对照血清分别用 PBS 做 1∶10 稀释,用滴管加 1 滴待检血清或对照血清于抗原基质片上,水平置于湿盒中,于 37 ℃培养箱孵育 30 min。

(3) 以 PBS 冲洗抗原基质片,再分别浸于盛有 PBS 的染色缸中,反复漂洗 3 次,每次 5 min。

(4) 取出抗原基质片,吹干余留的液体,滴加荧光抗体 1 滴于抗原基质片上,水平置于湿盒内。37 ℃培养箱孵育 30 min。

(5)重复步骤(3),滴加缓冲甘油封片,荧光显微镜观察。

【观察结果】

1. 阳性 镜下可见明亮、清晰、点状黄绿色荧光,大小不一,为 ANA 阳性细胞。根据荧光分布情况,可分为 5 种荧光核型。

(1)均质型:细胞核呈均匀一致的荧光。

(2)周边型:细胞核周围呈现荧光,核中央染色弱或无荧光。

(3)斑点型:细胞核呈现斑点状荧光。

(4)核仁型:核仁部分呈现荧光。

(5)混合型:兼有 2 种以上的核染色。

2. 阴性 镜下未见到荧光。

3. 非特异性荧光 镜下见到模糊、较暗淡、块状或片状荧光,一般为非特异性荧光。

【注意事项】

(1)抗原片不宜太厚,否则容易出现非特异性荧光。

(2)滴加血清或者荧光标记抗体一定要覆盖抗原片,否则容易出现假阴性。

(3)染好的片子要及时观察,以免荧光淬灭。

【报告单】

××市人民医院检验报告单

质评合格,省内参考

采集时间: 接收时间: 报告时间:

姓名	患者编号	标本号	临床诊断
性别	床号	住院号	送检医师
年龄	科别	标本种类	备注

项目名称	检测结果	参考值
抗核抗体检测		

检验者: 审核者:

此结果仅对此标本负责,如有疑问,请当日咨询。

【原理】

将含有抗原的细胞制成抗原基质片(本实验采用小鼠肝细胞组织切片),加待检血清于抗原基质片上。若样品中含有 ANA,则 ANA 与细胞核成分发生特异性结合,洗涤时也不会脱落。再加入异硫氰酸荧光素标记的羊抗人 IgG 抗体,又可与 ANA 结合,形成核抗原-抗核抗体-标记抗抗体复合物,在荧光显微镜下观察,可见细胞核部位呈现荧光。

 知识理论 自身免疫病

免疫应答是把双刃剑,一方面,正常情况下,机体的免疫系统具有识别"自己"和"非己"的能力,对非己抗原发生免疫应答,对自身抗原形成免疫耐受,从而给机体带来免疫保护作用;另一方面,当针对自身的免疫耐受被打破,或免疫调节功能发生紊乱时,所出现的异常免疫应答可导致多种免疫相关疾病的发生。

一、自身免疫病的概念与分类

正常情况下,免疫系统对宿主自身的组织和细胞不产生免疫应答,这种现象称为自身耐受(self-tolerance)。自身耐受是维持机体内环境稳定十分重要的因素,其机制与胚胎期的免疫接触有关。某些情况下,自身免疫耐受遭到破坏,机体免疫系统针对自身抗原产生免疫应答,体内产生低水平的自身抗体(autoantibody)或自身反应性 T 细胞,这种现象称为自身免疫(autoimmunity)。自身免疫不一定都引起疾病,正常机体存在的微弱自身免疫有利于协助清除衰老变性的自身成分,对维持免疫系统的自身免疫稳定具有重要的生理学意义。当某种原因使自身免疫应答过分强烈时,会导致相应的自身组织器官损伤或功能障碍,称为自身免疫病(autoimmune disease,AID)。

自身免疫病可根据累及的器官不同分为器官特异性自身免疫病和全身性自身免疫病两大类。

1. 器官特异性自身免疫病 病变常局限于某一特定器官,由针对特定器官的靶抗原的自身免疫反应引起。此外,某些自身抗体可通过对靶器官的正常功能过度刺激或抑制而引发器官特异性功能异常型自身免疫病。

2. 全身性自身免疫病 又称系统性自身免疫病,由针对多种器官和组织的靶抗原的自身免疫反应引起,患者的病变可见于多种器官和组织,病变分布广泛,如皮肤、肾脏和关节等均发生病变,表现出各种相关临床体征和症状。

二、自身免疫病的特点

自身免疫病一般具有下述特点:①患者体内可检测到高效价的自身抗体和(或)自身反应性 T 细胞;②自身抗体和(或)自身反应性 T 细胞介导对自身细胞或组织成分的免疫应答,造成损伤或功能障碍;③病情的转归与自身免疫反应强度密切相关,应用免疫抑制剂治疗有效;④病变组织中有 Ig 沉积或淋巴细胞浸润;⑤通过血清或淋巴细胞可以被动转移疾病。

三、自身免疫病引起的免疫损伤

自身免疫应答引起组织、器官炎症性损伤的基本机制与超敏反应类似(表 11-2)。针对自身抗原发生的免疫应答可通过下述一种或几种方式共同作用导致免疫损伤或功能异常,继而引发自身免疫病:①自身抗体与相应的可溶性自身抗原形成免疫复合物沉积于组织或器官中,通过Ⅲ型超敏反应造成组织的炎症性损伤;②针对细胞膜表面抗原的自身抗体可通过Ⅱ型超敏反应直接导致组织细胞的破坏;③自身反应性 T 细胞浸润局部组织,释放多种细胞因子,引发Ⅳ型超敏反应;④抗细胞表面受体的自身抗体可通过模拟配体的作用,或竞争性阻断配体的效应等导致靶细胞功能异常。

大多数自身免疫病是由某一型超敏反应引起,也可同时存在两种及以上的超敏反应,如有些重症肌无力患者是Ⅱ型和Ⅳ型超敏反应共同作用的结果。

表 11-2 常见自身免疫病

自身免疫病	自身抗原	超敏反应类型	分　类
肺出血-肾炎综合征	基底膜Ⅳ型胶原	Ⅱ	器官特异性
自身免疫性溶血性贫血	血型抗原或药物	Ⅱ	器官特异性
自身免疫性血小板减少性紫癜	血小板	Ⅱ	器官特异性
弥漫性甲状腺肿	甲状腺刺激素受体	Ⅱ	器官特异性
重症肌无力	乙酰胆碱受体	Ⅱ、Ⅳ	器官特异性
类风湿关节炎	自身变性 IgG 等	Ⅱ、Ⅳ	全身性
强直性脊柱炎	免疫复合物	Ⅲ	全身性
系统性红斑狼疮	自身细胞核(DNA、核蛋白)等	Ⅱ、Ⅲ	全身性
胰岛素依赖型糖尿病	胰岛 β 细胞	Ⅳ	器官特异性
多发性硬化症	髓磷脂碱性蛋白	Ⅳ	全身性

四、自身抗体检测与自身免疫病的诊断

实验室检查对自身免疫病的诊断非常重要,自身免疫病的检验多检测血清中的自身抗体,也可检测

淋巴细胞、免疫复合物和补体等。

（一）自身抗体的检测

多数自身免疫病患者血清中都会出现自身抗体，这些自身抗体在自身免疫病的诊断和疗效评价方面具有重要意义。一种自身免疫病可检出多种自身抗体，检出一种自身抗体可涉及多种相关自身免疫病，因此临床往往参考多种免疫指标做出诊断。自身抗体的检测方法种类繁多，传统的补体结合试验、凝集试验和沉淀试验等对实验条件要求比较低、特异性强，但敏感性较低，有被淘汰的趋势。目前常用的有间接免疫荧光法、ELISA 法和 RIA 法等。

1. 抗核抗体　抗核抗体(antinuclear antibody,ANA)泛指抗各种核成分的抗体，是一种广泛存在的自身抗体。ANA 的性质主要是 IgG，也有 IgM、IgA、IgD 和 IgE。ANA 主要存在于血清中，也可存在于其他体液如滑膜液、胸水和尿液中，ANA 无器官特异性和种属特异性，可以与不同来源的细胞核反应。ANA 阳性的疾病很多，最多见于 SLE(95%)，也可见于药物所引起的红斑狼疮、重叠综合征、类风湿关节炎(RA)、混合性结缔组织病(mixed connective tissue disease,MCTD)、干燥综合征(Sjogren's syndrome,SS)、多发性肌炎(polymyositis,PM)、皮肌炎(dermatomyositis,DM)、进行性全身性硬化症(progressive systemic sclerosis,PSS)、自身免疫性肝炎、桥本甲状腺炎和重症肌无力(MG)等。

目前广泛采用间接免疫荧光法进行总的 ANA 的筛查，也可以采用 ELISA 方法。间接免疫荧光法中多用小鼠肝切片或印片作为细胞核基质，在荧光显微镜下观察细胞核有荧光着色为阳性反应。如将患者血清进行稀释，可以做大致的定量试验，在 1∶80 稀释仍然呈阳性时，对 SLE 的诊断有较大的参考价值。在荧光显微镜下观察结果，可以出现不同的荧光核型，核型的确定对临床诊断有进一步的参考价值(表 11-3)。

表 11-3　ANA 核型与相关疾病

ANA 核型	抗体	相关疾病
周边型（核膜型）	抗 DNA 抗体	主要见于 SLE
均质型	抗 DNP 抗体	SLE、RA、慢性活动性肝炎、PSS 等
斑点型	抗 ENA 抗体	SLE、PSS、SS、PM/DM、MCTD
核仁型	抗 RNA 抗体	PSS、雷诺现象、SLE
着丝点型	抗着丝点抗体	PSS、CREST 综合征

由于细胞核成分的复杂性，不同成分的抗原性也不同，因此会有多种不同的 ANA。

1) 抗 DNP 抗体　亦称抗核蛋白抗体。DNP 即核蛋白，由 DNA 和蛋白质组成，有不溶性和可溶性两个部分，可分别产生相应的抗体。不溶性抗 DNP 抗体通常不完全被 DNA 和组蛋白所吸收，它是形成狼疮细胞的因子。可溶性 DNP 抗原存在于各种关节炎患者的滑膜液中，其相应抗体也可出现于 RA 患者的滑膜液中。

2) 抗 DNA 抗体　可以分为抗天然 DNA 抗体和抗变性 DNA 抗体两类。抗天然 DNA 抗体又称为抗双链 DNA(double stranded DNA,dsDNA)抗体，抗变性 DNA 抗体又称为抗单链 DNA(single stranded DNA,ssDNA)抗体。抗 dsDNA 抗体对 SLE 有较高的特异性，是 SLE 的诊断标准之一，阳性率为 40%~60%，其效价的高低也代表疾病的活动性，活动期增高，缓解期降低，对疾病活动期的判断和药物疗效观察很有帮助。此外，在 MCTD、RA、SS 等风湿病中也可有部分阳性。抗 ssDNA 抗体可见于SLE、其他结缔组织病和少数非结缔组织病患者，特异性较差。检测抗 dsDNA 抗体的方法很多，如琼脂双扩散法、对流免疫电泳法、间接血凝试验、间接免疫荧光法、酶免疫组织化学法、ELISA 法和 RIA 法等。

(1) 间接荧光免疫法：间接荧光免疫法是检测抗 dsDNA 抗体的最常用的方法。短膜虫(Crithidia luciliae,CL)的动基体内含有大量纯的 dsDNA，无其他抗原干扰，因此常用作基质抗原来测定抗 dsDNA 抗体。阳性结果时，可见动基体显示清晰的荧光。该试验用于测定抗 dsDNA 抗体具有特异性强和敏感性高的优点。另外，短膜虫对人畜无害，可以人工养殖，来源方便，值得推广。

(2) ELISA 法：应用间接 ELISA 方法检测抗 dsDNA 抗体，其重复性和敏感性均较对流免疫电泳和琼脂双扩散法高。目前已有成套的试剂盒供应。

（3）RIA 法：可分为 Farr 法和放射免疫过滤法。临床上常用 Farr 法，其原理是用放射性核素标记 DNA，被标记的 DNA 和待检血清中的抗 DNA 抗体结合，经 50％硫酸铵饱和溶液沉淀，然后比较沉淀物和上清液中的放射活性，从而得出 DNA 结合活性，结合率大于 20％为阳性。放射免疫过滤法是在分离结合物时用纤维素酯薄膜滤器（孔径 0.45 μm）进行过滤，游离的 DNA 被滤去，而与抗体结合的复合物被阻留在滤膜上。

3）抗 ENA 抗体　亦称抗可提取性核抗原的抗体。可提取性核抗原（extractable nuclear antigen，ENA）是盐水可提取性核抗原的总称，是非组蛋白核蛋白。

检测抗 ENA 抗体过去多用琼脂双扩散法和对流免疫电泳法，近年来相继建立了 ELISA 法和 Western blot 方法。Western blot 方法是将 ENA 抗原进行 SDS-聚丙烯酰胺凝胶电泳（SDS-PAGE），使所含的多肽抗原按相对分子质量大小分离，然后转移至硝酸纤维素膜，最后用酶标抗体进行检测和分析。抗 ENA 多肽抗体谱检测试剂盒提供含 Sm、u1RNP、SS-A、SS-B、Jo-1、Scl-70 和 Rib 七种抗原的印迹膜，试验时可直接加入血清进行印迹显色，非常方便。免疫印迹法不仅可以用来检测自身抗体，还可用于研究抗原分子的组成及抗原表位。由于不须纯化单个抗原，可在同一固相上做多项分析检测，灵敏度高，特异性强，故目前已广泛用于自身免疫病患者血清中多种自身抗体的检测。

（1）抗 u1RNP 抗体：抗 u1RNP 抗体在 MCTD 阳性率可达 95％以上，是 MCTD 的标志抗体，在其他结缔组织病的阳性率较低，分别是 SLE 为 30％，SS 为 20％，PSS 为 70％。

（2）抗 Sm 抗体：抗 Sm 抗体是酸性糖蛋白，是 SLE 的标志抗体，阳性率为 30％～50％。

（3）抗 SS-A 抗体：抗 SS-A 抗体在 SS 患者的阳性率为 70％～80％，合并 SLE 者为 30％～50％，单纯 SLE 者为 8％～10％，其他结缔组织病极少阳性。

（4）抗 SS-B 抗体：抗 SS-B 抗体常伴随抗 SS-A 抗体同时出现，抗 SS-B 和抗 SS-A 抗体并存对诊断 SS 有特异性。SS 患者抗 SS-B 抗体阳性率为 30％，SLE 为 13％。

（5）抗 Scl-70 抗体：抗 Scl-70 抗体是 PSS 的标志抗体，阳性率为 50％～64％。

（6）抗 Jo-1 抗体：抗 Jo-1 抗体是 PM 和 DM 的标志抗体，阳性率为 25％～40％。

（7）抗 Rib 抗体：核糖体（ribosome，Rib）在核仁合成，然后转入胞质。抗原表位在大亚基上的相对分子质量为 38000、16500 和 15000 的多肽上。抗 Rib 抗体主要见于 SLE，阳性率为 20％～30％，是 SLE 的另一标志抗体。

4）抗组蛋白抗体

组蛋白是一种碱性蛋白质，含有大量的赖氨酸和精氨酸，由 H-1、H-2A、H-2B、H-3、H-4 五个亚单位构成。抗组蛋白抗体及其抗亚单位抗体见于 SLE 和药物性狼疮，RA 患者血清中也可测到。SLE 患者血清中的抗组蛋白亚单位抗体检出率顺序为：抗 H-2B、抗 H-1、抗 H-3、抗 H-2A 及抗 H-4，以抗 H-2B 和抗 H-1 为主，并与 SLE 的活动性有关。检测抗组蛋白抗体的方法很多，以 ELISA 法和荧光免疫法较实用。

2. 类风湿因子　类风湿因子（rheumatoid factor，RF）相对分子质量为 1000000，是抗变性 IgG 的自身抗体，有 IgM、IgG、IgA、IgD 和 IgE 五种类型。检测 RF 对于 RA 的诊断、分型和疗效观察具有重要意义。RF 在 RA 患者中检出率很高，但并不是 RA 的特异性抗体，SLE 患者约有 50％ RF 阳性，在其他结缔组织病如 SS、PSS、慢性活动性肝炎以及老年人中也有不同程度的阳性率。RF 阳性支持早期 RA 的倾向性诊断，对年轻女性应进行 RA 和风湿热的鉴别，对非活动期 RA 的诊断，需参考病史。

测定 RF 方法已有 10 余种，胶乳凝集试验检测 RF 简便、经济，但灵敏度和特异性均不高，而且只能检出血清中的 IgM 类 RF；激光比浊法或速率比浊法检测 RF 敏感性高，可自动化，但不能区分所测 RF 的类别，且仪器昂贵；RIA 法敏感性高，但使用放射性核素，所以有放射性损伤和污染等弊端，临床难以推广；ELISA 法具有较高的特异性和敏感性，重复性好，操作简便，且可定量测定不同类型的 RF，有广泛的应用前景。

（二）其他检测

1. 淋巴细胞检测　虽然自身免疫病多与自身抗体有关，但仍有部分疾病不存在相关的自身抗体，而与致敏淋巴细胞有关,还可能与免疫调节异常或其他因素有关。淋巴细胞数量功能的改变是介导免疫病理损伤的重要因素。检测淋巴细胞数量及功能可反映出患者体内免疫细胞状况,可为临床治疗提供参考指标。

(1)特异性致敏淋巴细胞:检测致敏淋巴细胞可用器官特异性抗原做诱导剂,进行淋巴细胞增殖试验或吞噬细胞移动抑制试验等;皮肤试验也能反应机体致敏情况,但有诱导超敏反应的危险,试验结果需结合临床或其他检查进行综合分析。溃疡性结肠炎、外周神经炎及实验性变态反应性脑脊髓炎等疾病可能与自身反应性致敏淋巴细胞有关。

(2)淋巴细胞数量和比值:在免疫缺陷病或免疫失调时容易发生自身免疫病,所以进行淋巴细胞数量和亚群比例的检测有一定的意义。检测内容包括淋巴细胞总数、T 和 B 细胞分类计数及 CD4/CD8 比值测定等。SLE、RA、MG 和自身免疫性溶血性贫血等疾病 CD4/CD8 比值升高,原发性胆汁性肝硬化患者CD4/CD8 比值降低。

2. 狼疮细胞试验 狼疮(LE)细胞是胞质内含有大块聚合 DNA 的中性粒细胞。狼疮患者血清中的抗核抗体可诱导 LE 细胞的形成,因此称为 LE 因子。用患者血清与正常人中性粒细胞一起培养,可使后者变成 LE 细胞,该试验称为狼疮细胞试验。SLE 患者有 75%～80%呈阳性。在 RA、PSS、部分肝炎、结节性多动脉炎、多发性硬化症和 DM 等偶尔也可呈阳性。

3. 免疫复合物和补体的检测 某些自身免疫病的活动期可出现循环免疫复合物增加和血清补体水平下降等情况,因此这两项检测对诊断部分自身免疫病和判断疾病活动水平有一定的临床意义。

五、自身免疫病的治疗原则

自身免疫病是免疫耐受异常所引起的对自身抗原的免疫应答,因此免疫治疗原则是去除引起免疫耐受异常的因素,抑制对自身抗原的免疫应答,重建对自身抗原的特异性免疫耐受。

1. 预防和控制微生物感染 多种微生物可诱发自身免疫病,所以采用疫苗和抗生素控制微生物的感染,尤其是慢性持续的微生物感染,可降低某些自身免疫病的发生率。

2. 应用免疫抑制剂 免疫抑制剂是目前治疗自身免疫病的有效药物。一些真菌代谢物如环孢霉素和 FK-506 对多种自身免疫病的治疗有明显的临床疗效。这两种药物的作用机理是抑制激活 IL-2 基因的信号转导通路,进而抑制 T 细胞的分化和增殖。糖皮质激素抑制炎症反应可减轻自身免疫病的症状。

3. 应用抗细胞因子及其受体的抗体 如应用 TNF-α 单克隆抗体治疗类风湿关节炎,用可溶性 TNF 受体/Fc 融合蛋白和 IL-1 受体拮抗蛋白治疗类风湿关节炎。

4. 应用抗免疫细胞表面分子抗体 用抗体阻断相应免疫细胞的活化,或清除自身反应性淋巴细胞克隆,可抑制自身免疫应答,如抗 MHC Ⅱ类分子的单抗抑制 APC 的功能,抗 CD3 和抗 CD4 的单抗抑制自身反应性 T 细胞活化。

5. 应用单价抗原或表位肽 自身抗原的单价抗原或表位肽可特异性结合自身抗体,达到阻断自身抗体与自身细胞结合的目的。

6. 重建免疫耐受 通过口服自身抗原或模拟胸腺阴性选择的方式诱导免疫耐受。如临床尝试以口服重组胰岛素的方法,预防和治疗糖尿病;通过树突状细胞(DC)表达自身组织特异性抗原,模拟阴性选择清除自身反应性 T 细胞,诱导对多发性硬化症动物模型的免疫耐受。

六、常见自身免疫病

1. 毒性弥漫性甲状腺肿(Graves 病) 由血清中促甲状腺激素受体(thyroid stimulating hormone receptor,TSHR)的自身 IgG 抗体引起的自身免疫病,患者表现甲状腺功能亢进的症状。患者体内的自身 IgG 抗体持续作用于甲状腺细胞的 TSH 受体,刺激甲状腺细胞分泌过多的甲状腺素,进而发生甲状腺功能亢进。

2. 类风湿关节炎(rheumatoid arthritis,RA) 以慢性进行性关节滑膜以及关节软骨坏损为特征的炎症性疾病,发病率高。尤其女性的发病率是男性的 3～4 倍,可发生于任何年龄,以 30～50 岁为发病高峰。类风湿关节炎的病因及发病机制尚未完全明确,在患者的滑膜组织中出现异常增多的 T、B 细胞和细胞因子、自身抗体等均提示这些物质可能参与类风湿关节炎的发生和发展。其中体内 IgG 分子在感染、创伤等诱因下发生变性,刺激机体产生以 IgM 为主的自身抗体,即类风湿因子(rheumatoid factor,RF)。自身变性 IgG 与类风湿因子结合形成免疫复合物,反复沉积于关节滑膜,同时激活补体与趋化因子,募集并活化炎性细胞到关节中,释放蛋白水解酶,造成组织炎性损伤、关节组织破坏及血管炎的发生。患病早期关节肿胀、疼痛并伴有功能障碍,关节滑膜炎症使其肥厚、皱褶,伴有淋巴细胞浸润和关节软骨损伤,晚期可导致关节软骨破坏和关节畸形。

3. 胰岛素依赖性糖尿病(insulin-dependent diabetes mellitus,IDDM) 由自身反应性 T 细胞引起的自身免疫病,又称 1 型糖尿病。患者体内存在的自身反应性 T 细胞持续杀伤胰岛 β 细胞,致使胰岛素的分泌严重不足。有报道,胰岛素依赖性糖尿病患者在接受同卵双生的半胰腺移植后,移植的胰腺细胞很快被受者的 CD8$^+$ CTL 杀伤排斥。患者因缺乏胰岛素而导致糖代谢紊乱和血糖浓度增高,主要症状是多尿、烦渴、尿酮过多、体重下降、乏力等。

4. 系统性红斑狼疮(systemic lupus erythematosus,SLE) SLE 可累及多种组织和脏器,患者血清中可检出多种自身抗体,能与细胞核成分、细胞质成分、血细胞、凝血因子、心血管结缔组织、肾小球基底膜、关节滑膜等发生反应,导致相应自身成分损伤。SLE 患者多为育龄妇女,主要临床表现为发热、关节疼痛、面部红斑、蛋白尿、血沉加快、高丙种球蛋白血症等。免疫病理以自身抗体和免疫复合物在皮下、关节和肾小球基底膜等处沉积造成炎症反应为主。

能力检测

一、名词解释
1. 类风湿因子　2. SLE　3. 抗核抗体　4. 器官特异性自身免疫病

二、请标记下图并解释之(图 11-1)

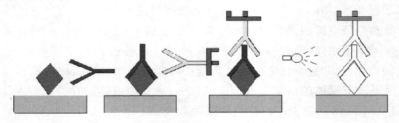

图 11-1　间接免疫荧光原理示意图

三、请完善以下表格(表 11-4)

表 11-4　抗 ENA 抗体的临床意义

标 志 抗 体	相 关 疾 病
抗 Sm 抗体	
抗 SS-A 抗体/SS-B 抗体	
抗着丝点抗体	局限性系统性硬化症
抗 Scl-70 抗体	
抗 u1RNP 抗体	
抗 Jo-1 抗体	多发性肌炎/皮肌炎

(阳大庆)

项目十二　HIV 抗体筛查

 任务　HIV 抗体筛查

【申请单】　请完成申请单所要求的项目。

×× 市人民医院检验申请单

姓名			
性别		年龄	
门诊号		住院号	
诊断或症状			
检验标本			
检验目的			
送检科室		医师	
送检日期		年　月　日	

【方法选择】　见表 12-1。

表 12-1　HIV 抗体筛查方法

方法	ELISA 法	CLIA（化学发光）	PA（颗粒凝集试验）	快速检测（RT）
本次检查选择	√			

【材料准备】

（1）HIV 抗原包被酶标板。

（2）洗涤液 PBS-Tween20。

（3）辣根过氧化物酶标记 HIV 抗原。

（4）显色剂 A 液，显色剂 B 液。

（5）终止液。

（6）血清：待测血清、阳性血清、阴性血清。

（7）酶标板、洗板机等。

【操作方法】

1. 编号　将试剂盒（上海科华生物）平衡至室温，取出所需的条板，装好所需使用数目的孔条，将样品对应微孔按顺序编号，设 2 个空白对照孔，2 个阴性对照孔，3 个 HIV-1 阳性对照孔，剩余的即时封存。

2. 加样　每孔加入 100 μL 待检样品、阳性对照、阴性对照，可振摇 15 s。

3. 孵育　用膜封板后置 37 ℃孵育 60 min。

4. 洗涤　小心把封板膜揭去，置于洗板机上洗涤 5 遍（用洗液将反应孔完全加满，静置 30 s，共洗涤 5

遍,洗完后孔上方及底部不应残存液体,禁止在滤纸上拍干)。

5. 加酶 每孔加酶结合物 100 μL(空白对照除外),取新粘胶纸覆盖反应板,37 ℃孵育 30 min。

6. 洗涤 同步骤 4。

7. 显色 每孔加入底物缓冲液 50 μL,TMB 50 μL,混匀,封板后置 37 ℃避光显色 10 min。

8. 测定 每孔加入 50 μL 1 mol/L 硫酸终止反应,充分混匀。设定酶标仪波长 450 nm,空白孔调零,读取各孔 $A_{450\,nm}$ 值。

【观察结果】

(1) NC≤0.08。

(2) 临界值(CO)=阳性对照值×10%(若阳性对照 $A_{450\,nm}$ 值＞2.5,按 2.5 计算)。

正常情况下,阳性对照孔的 $A_{450\,nm}$ 值≥0.8。样品 $A_{450\,nm}$ 值≥临界值者为 HIV 抗体阳性。若 1 孔阳性对照的 $A_{450\,nm}$ 值＜0.8,应舍弃,若有 2 个孔或 2 个孔以上阳性对照的 $A_{450\,nm}$ 值＜0.8,应重复试验;阴性对照孔的 $A_{450\,nm}$ 值≤0.08。样品 $A_{450\,nm}$ 值＜临界值者为 HIV 抗体阴性。若 1 孔阴性对照的 $A_{450\,nm}$ 值＞0.08,应舍弃,若有 2 个孔或 2 个孔以上阴性对照的 $A_{450\,nm}$ 值＞0.08,应重复试验。

【注意事项】

(1) 抗 HIV(1+2)ELISA 检测,属于筛查试验,因其与前述肝炎病毒的免疫检测无论是在检测方法、检测流程、生物安全防护和废弃物处理上均无区别,医疗机构和采供血机构实验室内的艾滋病初筛实验室,不需要单独设置,也不需要配备单独的仪器设备,其清洁区、半污染区和污染区为整个实验室共用。检测可与肝炎病毒血清学检测共用仪器设备等。

(2) ELISA 法检测呈阳性反应的样本应按照《全国艾滋病检测技术规范》进行相应的复检及确认步骤进行确认。只有经确认是阳性的才能报告阳性。

(3) 本试剂的使用单位必须是经当地卫生行政部门批准的 HIV 初筛实验室。

(4) 整个 HIV 检测必须符合《全国艾滋病检测技术规范》,严格防止交叉感染。操作时必须戴手套、穿工作服,严格健全和执行消毒隔离制度。

(5) HIV-1/HIV-2 抗体测定结果的判定必须以酶标仪读数为准。对 HIV 抗体筛查试验,呈阴性反应者可出具"HIV 抗体阴性"报告。对初筛试验呈阳性反应者不能出阳性报告,可出具"HIV 抗体待复查"报告。

(6) 样品、酶结合物溶液等用加液器加注,并经常校对其准确性。

(7) 洗涤时各孔均须加满液体,防止孔口有游离酶不能洗净。

(8) 所有样品、洗涤液和各种废弃物都应按传染物处理。

(9) 微孔板条从冷藏环境中取出时应在室温中平衡至潮气干尽方可使用;未用完者须放入有干燥剂的密封袋中保存。

(10) 用于检测的样品应保持新鲜。

(11) 剩余样品及废弃物应经 121 ℃高压蒸汽灭菌 30 min,或用 5.0 g/L 次氯酸钠等消毒剂处理 30 min 后废弃。

(12) 不同批号的试剂组分不可混用。

【报告单】

HIV 抗体筛查报告

REPORT OF HIV ANTIBODY SCREENING TESTING

秘密　　　　　　　　　　　　　　　　　　　　　　　　　　　　编号:
SECRET　　　　　　　　　　　　　　　　　　　　　　　　　　NO.:

送检单位 FROM		送检日期 DATE	年　月　日
送检样品 SPECIMEN	全血□　血浆□　血清□ 唾液□　尿□ 其他:＿＿＿＿	送检人群 POPULATION	

续表

姓名 NAME		年龄 AGE		性别 GENDER		职业 OCCUPATION	
国籍 NATIONALITY		民族 ETHNICS		婚姻状况 MARRIAGE		文化程度 EDUCATION	
身份证号 ID NUMBER	□□□□□□□□□□□□□□□□□□					联系电话 PHONE	
现住址 ADDRESS	＿＿＿省＿＿＿市＿＿＿县＿＿＿乡(镇、街道)＿＿＿村＿＿＿(门牌号)						
户籍地址 PERMANENT ADDRESS	＿＿＿省＿＿＿市＿＿＿县＿＿＿乡(镇、街道)＿＿＿村＿＿＿(门牌号)						
检测方法 METHODS	检测结果 RESULTS		检测日期 TESTING DATE		备注 NOTE		
酶免实验(ELISA)	阳性□　阴性□						
化学发光 (chemiluminescence)	阳性□　阴性□						
颗粒凝集实验(PA)	阳性□　阴性□						
快速实验(RT)	阳性□　阴性□						
其他实验：＿＿＿	阳性□　阴性□						
初筛结论 CONCLUSION	HIV 抗体待复检□　阴性□						
检测者 OPERATOR		复核者 REOPERATOR		签发者 HEAD		报告日期 DATE	年　月　日
筛查单位或实验室(公章) INSTITUTION OR LABORATORY (OFFICIAL SEAL)			备注 NOTE				

PRINTED BY CHINESE CENTER FOR
DISEASE CONTROL AND PREVENTION
中国疾病预防控制中心制订

【临床意义】

检测血清或血浆中的 HIV-1 和 HIV-2 抗体，用于帮助检测受感染个体的 HIV-1 和 HIV-2 抗体。检测阳性者，需进一步确证。

【原理】

采用两步双抗原夹心法：在微孔板上预包被基因重组人类免疫缺陷病毒Ⅰ型和Ⅱ型(HIV-1/HIV-2)抗原，当加入的待测样本中存在 HIV 抗体时，将反应形成抗原抗体复合物，再与加入的酶标记基因工程 HIV(1＋2)型抗原反应，最后形成"固相 HIV 抗原-HIV 抗体-酶标记 HIV 抗原"的免疫复合物，加入底物后形成显色反应。

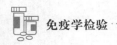

 ## 知识理论　免疫缺陷病及其检测

一、免疫缺陷病的分类和特点

免疫缺陷病（immunodeficiency disease，IDD）是免疫系统先天发育障碍或后天损害而使免疫细胞的发育、增殖、分化和代谢异常并导致免疫功能不全所出现的临床综合征。

IDD 按病因不同分为原发性免疫缺陷病（primary immunodeficiency disease，PIDD）和继发性免疫缺陷病（secondary immunodeficiency disease，SIDD）两大类；根据主要累及的免疫系统组分不同，可分为体液免疫缺陷、细胞免疫缺陷、联合免疫缺陷、吞噬细胞缺陷和补体缺陷等。

不同类型免疫缺陷病的临床表现各异，与其缺陷的成分、程度、范围有关，但是均具有以下共同临床特征。

1. 易感染　免疫缺陷病患者对病原体的易感性增加，易发生反复感染，且病情迁延不愈、难以控制，是导致患者死亡的主要原因。感染的性质和严重程度主要取决于免疫缺陷的类型及程度。一般而言，以抗体缺陷为主者，易发生化脓性感染；以 T 细胞缺陷为主者，易发生病毒、胞内寄生菌感染，真菌和原虫感染；T、B 细胞联合免疫缺陷对各种病原体易感，机会性感染是其重要特点；补体成分缺陷者，易发生奈瑟菌属感染；中性粒细胞功能缺陷者，易感染金黄色葡萄球菌（表 12-2）。

表 12-2　各类免疫缺陷病感染特点

免疫缺陷病	易感病原体类型	感染类型
体液免疫缺陷	以化脓性感染为主	败血症、化脓性脑膜炎、肺炎、气管炎、中耳炎等
细胞免疫缺陷	以细胞内寄生病原体感染为主	重症病毒感染、真菌感染、布氏菌病、结核病等
联合免疫缺陷	以化脓菌感染为主，合并胞内寄生病原体感染	全身重症细菌及病毒感染，顽固性腹泻或脓皮病
吞噬细胞缺陷和补体缺陷	以化脓菌感染为主，补体缺陷常见脑膜炎链球菌和淋球菌感染	肺炎、化脓性淋巴结炎、脓皮病、全身性肉芽肿

2. 易伴发恶性肿瘤　免疫缺陷病患者易发生恶性肿瘤，尤其是 T 细胞缺陷患者恶性肿瘤发生率比正常人高 100~300 倍，多为病毒所致肿瘤和淋巴系统肿瘤。

3. 易伴发自身免疫病　免疫缺陷病患者有高发自身免疫病倾向，其自身免疫病发生率高达 14%，而正常人群仅为 0.001%~0.01%，以 SLE、类风湿关节炎和恶性贫血等多见。

免疫缺陷病临床表现复杂多样，免疫系统不同成分的缺陷可引起不同的疾病，并可同时累及多系统、多器官，出现相应的症状和功能障碍，同一疾病的不同患者亦可有不同的临床表现。

免疫缺陷病领域的研究进展，将有助于进一步理解正常人体免疫系统的发育，以及各种免疫细胞、免疫分子和胞内信号分子在免疫应答中的作用。

二、原发性免疫缺陷病

原发性免疫缺陷病是免疫系统的遗传缺陷或先天发育不全所致的临床综合征。在人群中总的发病率约为 0.01%。按其累及的免疫成分不同，又可分为原发性 B 细胞免疫缺陷病（体液免疫缺陷）、原发性 T 细胞免疫缺陷病（细胞免疫缺陷）、原发性联合免疫缺陷病（T、B 细胞缺陷）、原发性吞噬细胞缺陷病和原发性补体系统缺陷病。各型所占比例分别为：原发性 B 细胞免疫缺陷病占 50%、原发性 T 细胞免疫缺陷病占 18%、原发性联合免疫缺陷病占 20%、原发性吞噬细胞缺陷病占 10%、原发性补体系统缺陷病占 2%。

（一）原发性 B 细胞缺陷病

B 细胞免疫缺陷病以免疫球蛋白水平的降低或缺失为主要特征。原发性 B 细胞缺陷（primary B lymphocytes deficiency）是由于 B 细胞发育、分化受阻，或 B 细胞对 Th 细胞传递的信号无应答能力，导致抗体合成或分泌障碍。患者体内 Ig 水平降低或缺陷，外周血 B 细胞数量减少或缺陷，T 细胞数量正常。根据 Ig 缺陷程度的不同，可分为低丙种球蛋白血症和无丙种球蛋白血症。主要临床表现为反复化脓性感染、肠道病毒感染等。

1. 性联无丙种球蛋白血症

（1）发病机制：性联无丙种球蛋白血症（X-linked agammaglobulinemia，XLA）是一种典型的先天性 B 细胞缺陷病，1952 年由 Bruton 首次报道，又称 Bruton 综合征。多见于男性婴幼儿，以血液中缺乏 B 细胞及丙种球蛋白为主要特征，为最常见的先天性 B 细胞免疫缺陷病。该病的发生与 Bruton 酪氨酸蛋白激酶（Bruton tyrosine kinase，Btk）缺乏有关。编码 Btk 的基因位于 Xq22 染色体上，当该基因缺陷或发生突变时，使得 B 细胞发育过程中的信号传导受阻，导致 B 细胞发育停滞于前 B 细胞阶段，影响 B 细胞分化成熟。该病属 X 连锁隐性遗传，一条染色体带有缺陷基因但表型正常的母亲若将缺陷基因遗传给儿子，可使其机体内的前 B 细胞不能分化为 SmIgM 阳性的 B 细胞，导致其血清中缺乏各类 Ig 而发病；遗传给女儿，可使其为携带者。

（2）免疫学特征：血清中各类 Ig 含量明显降低（IgG<2 g/L，总 Ig<2.5 g/L），外周血成熟 B 细胞和浆细胞几乎为零，淋巴结无生发中心，患者接种抗原后不产生抗体应答，但 T 细胞数量和功能正常。对病毒、真菌等细胞内寄生物有一定的抵抗力。

（3）临床特点：患儿多在出生 6 个月后发生反复化脓性细菌感染，包括中耳炎、鼻窦炎、支气管炎、肺炎、皮肤感染、败血症等。常见的易感病原体有葡萄球菌、肺炎链球菌、溶血性链球菌等。患者细胞免疫功能正常，对水痘-带状疱疹病毒、麻疹病毒等病毒，以及胞内感染仍有较强的抵抗力。

2. 性联高 IgM 综合征 性联高 IgM 综合征（X-linked high IgM syndrome，XLHM）是一种罕见的原发性 B 细胞缺陷病，为 X 性联隐性遗传。其发病机制是 X-染色体上 CD40L 基因突变，使 T 细胞表达 CD40L 缺陷，与 B 细胞上 CD40 的相互作用受阻，导致 B 细胞活化增生和进行抗体类别转换障碍，只能分泌 IgM，不能产生其他类别的 Ig，所以导致血清 IgM 水平升高，IgG、IgA、IgE 水平低下，IgD 水平正常或增高。患儿多于 1～2 岁发病，临床表现为反复化脓性感染，尤其是呼吸道感染。有的患者发生周期性中性粒细胞减少、溶血性贫血或再生障碍性贫血，甚至发展成 IgM 性浆细胞瘤。

3. 选择性 IgA 缺陷病 选择性 IgA 缺陷病（selective IgA deficiency）是最常见的体液免疫缺陷病，但确切机制尚不清楚。发病率约为 1‰，为常染色体显性或隐性遗传。患者表达 mIgA 的 B 细胞发育障碍，不能分化成为分泌 IgA 的浆细胞。免疫学主要特征为：血清 IgA<50 mg/L，分泌型 IgA 缺陷，其他 Ig 水平正常；细胞介导的免疫功能正常。

大多数患者无明显症状，或仅表现为易患呼吸道、消化道、泌尿道感染，少数患者可出现严重感染，伴有类风湿关节炎、SLE 等自身免疫病和哮喘、过敏性鼻炎等超敏反应。该病愈后良好，少数患者可自行恢复合成 IgA 的功能。

（二）原发性 T 细胞缺陷病

原发性 T 细胞缺陷（primary T lymphocytes deficiency）是由于 T 细胞的发生、分化受阻而导致的 T 细胞功能障碍。T 细胞缺陷不仅使细胞免疫功能受损，而且由于 T 细胞对 B 细胞产生抗体有辅助调节作用，也会在一定程度上影响体液免疫功能。虽然某些患者血清 Ig 水平正常，但对抗原刺激却不产生特异性抗体，这类患者对胞内寄生病原体的易感性增高。

1. 先天性胸腺发育不全

（1）发病机制：先天性胸腺发育不全（congenital thymic aplasia）亦称为 DiGeorge 综合征，是典型的 T 细胞缺陷性疾病。其发病是由于妊娠早期胚胎第三、四咽囊发育障碍，导致起源于该部位的器官，如胸腺、甲状旁腺、主动脉弓、唇、耳等发育不全。该病属非遗传性疾病，但 90% 以上的患者染色体 22q11.2 区域有缺失。据报道,母体乙醇中毒与 DiGeorge 综合征有关。

(2) 免疫学特征:外周血 T 细胞显著减少,细胞免疫功能严重受损,B 细胞数量正常,但对 TD 抗原刺激不产生特异性抗体,故抗体水平可能减少。

(3) 临床表现:患儿表现有特殊面容,表现为眼距增宽、双耳下移、"鱼形"嘴(人中短)、颌小畸形等,并常伴有心脏和大血管畸形。由于甲状旁腺发育不全,患儿出生后 24 h 内可发生低钙性手足抽搐。临床表现为易发生病毒、真菌、胞内寄生菌等反复感染,接种卡介苗、麻疹疫苗等可发生严重不良反应,甚至死亡。

2. T 细胞活化和功能缺陷 T 细胞膜表面分子或胞内信号转导分子表达异常可导致 T 细胞活化或功能受损,如 TCR 通过 CD3 复合分子(γ-链、δ-链、ε-链、ξ-链)和 ZAP-70 等向胞内转导活化信号。TCR 和 CD3 复合分子基因变异可使 T 细胞识别抗原及将抗原信号传入胞内受阻,从而严重影响细胞免疫功能;ZAP-70 基因变异,导致 TCR 信号向胞内下游传导障碍,T 细胞不能增生分化为效应细胞,临床表现为免疫应答能力降低。

(三) 原发性联合免疫缺陷病

联合免疫缺陷病(combined immunodeficiency disease,CID)是指 T 细胞和 B 细胞均有分化发育障碍,导致细胞免疫和体液免疫联合缺陷所致的疾病。其发病机制涉及多种,共同特征如下:患者全身淋巴组织发育不良,淋巴细胞减少;易发生严重和持续性的细菌、病毒和真菌感染,且常为机会性感染;接种某些减毒活疫苗可引起严重的全身感染,甚至死亡。一般免疫治疗很难有效,骨髓移植治疗有一定效果,但可能发生移植物抗宿主反应。

1. 重症联合免疫缺陷病 重症联合免疫缺陷病(severe combined immunodeficiency disease,SCID)较为罕见,是 X 连锁隐性遗传或常染色体隐性遗传病,发病率约十万分之一。患儿在出生后 6 个月即表现为严重的细胞和体液免疫功能缺陷,对各种病原体、机会致病菌易感,常因严重感染而死亡。

(1) 性联重症联合免疫缺陷病(X-linked SCID,XLSCID):最常见的 SCID,约占 SCID 的 50%,属 X 连锁隐性遗传。其发病机制是 IL-2 受体 γ(IL-2Rγ)链基因突变。IL-2Rγ 链是多种细胞因子受体(IL-2R、IL-4R、IL-7R、IL-9R、IL-15R)共有的亚单位,它参与多种细胞因子的信号转导并调控 T 细胞、B 细胞的分化发育和成熟,γ 链突变使 T 细胞发育停滞于祖 T(pro-T)细胞阶段,从而发生 SCID。XLSCID 患者主要免疫学特征为成熟 T 细胞和 NK 细胞缺乏或严重减少,B 细胞数量正常但功能受损,血清 Ig 水平降低,对特异性抗原应答能力下降。

(2) 腺苷脱氨酶缺陷症:腺苷脱氨酶(adenosine deaminase,ADA)缺陷症是一种常染色体隐性遗传病,约占 SCID 的 20%。其发病机制是定位于第 20 对染色体的 ADA 基因突变导致 ADA 缺乏,使腺苷和脱氧腺苷分解障碍,造成核苷酸代谢产物 dATP 和 dGTP 在细胞内大量累积,对发育早期 T、B 细胞有毒性作用而影响其发育成熟,造成 T 细胞和 B 细胞缺陷。

2. 毛细血管扩张性共济失调综合征 毛细血管扩张性共济失调综合征(ataxia telangiectasia syndrome,ATS)也是一种常染色体隐性遗传病,以进行性共济失调、皮肤和球结膜的毛细血管扩张为特征。免疫学改变可见胸腺发育不全或缺失,扁桃体、淋巴结和脾脏中淋巴组织减少,网状细胞增生。患者周围血中淋巴细胞减少,对皮肤致敏抗原的延迟性过敏反应减弱。

(四) 原发性吞噬细胞缺陷病

吞噬细胞缺陷主要涉及单核-巨噬细胞和中性粒细胞,表现为吞噬细胞数量减少和功能障碍,包括趋化作用、吞噬作用等。患者易患各种化脓性感染,重者可危及生命。

1. 原发性中性粒细胞缺陷 按照中性粒细胞缺陷的程度,临床上分为粒细胞减少症(granulocytopenia)和粒细胞缺乏症(agranulocytosis)。前者外周血中性粒细胞数低于 $1.5×10^9/L$,而后者外周血几乎没有中性粒细胞。其发病机制是由于粒细胞集落刺激因子(G-CSF)基因突变使粒细胞分化受阻所致。患者多在出生 1 个月内即开始发生各种细菌的反复感染。

2. 白细胞黏附缺陷 白细胞黏附缺陷(leukocyte adhesion deficiency,LAD)为常染色体隐性遗传,可分为 LAD-1 和 LAD-2 两型。LAD-1 型是由于整合素 β 亚单位(CD18)基因突变,使得中性粒细胞、巨噬细胞、T 细胞、NK 细胞表面整合素家族成员表达缺陷,导致中性粒细胞不能与内皮细胞黏附、移行并穿过血管壁到达感染部位。LAD-2 型为一种岩藻糖基因突变,使得白细胞和内皮细胞表面缺乏能与选择素家族成员结合的寡糖配体 Sialyl-Lewis^x(Sle^x),导致白细胞与内皮细胞间黏附障碍。患者主要表现为反复化脓性细菌感染。

3. 慢性肉芽肿病 慢性肉芽肿病(chronic granulomatous disease,CGD)多属性联隐性遗传,少数为常染色体隐性遗传。其发病机制是由于编码还原型辅酶Ⅱ(NADPH)氧化酶系统的基因缺陷,使吞噬细胞呼吸爆发受阻,不能产生足量的有氧杀菌物质,如超氧离子、过氧化氢、单态氧离子等,使得吞入细胞内的微生物,尤其是能产生过氧化氢酶的微生物非但不能被杀死,反而得以继续存活、繁殖,并随吞噬细胞游走播散,造成反复的慢性感染。持续的感染可刺激 CD4$^+$ T 细胞增生形成肉芽肿。患者表现为反复的化脓性细菌感染,淋巴结、皮肤、肝、肺、骨髓等器官有慢性化脓性肉芽肿或伴有瘘管形成。

（五）原发性补体系统缺陷病

原发性补体系统缺陷(primary complement system deficiency)属最少见的原发性免疫缺陷病,大多为常染色体隐性遗传,少数为常染色体显性遗传。缺陷可发生在补体系统中几乎所有的成分,包括补体固有成分、补体调控蛋白和补体受体。临床表现为反复化脓性细菌感染及自身免疫病。

1. 补体固有成分缺陷 补体两条激活途径的固有成分均可发生遗传性缺陷。C3 缺陷可导致严重的甚至是致命的化脓性细菌感染;C4 和 C2 缺陷使经典途径激活受阻,常引发 SLE、肾小球肾炎等免疫复合物病;C5～C9 缺陷可引起奈瑟菌属感染;P 因子、D 因子缺陷使旁路途径激活受阻,易致反复化脓性细菌感染。

2. 补体调控蛋白缺陷

（1）遗传性血管神经性水肿:最常见的补体缺陷病,为常染色体显性遗传。其发病是由于 C1 抑制因子(C1 inhibitor,C1 INH)基因缺陷所致。由于 C1 INH 缺乏,不能控制 C1 酯酶活性,使 C2 的裂解过多,产生过多的 C2a,使血管通透性增高,引起遗传性血管神经性水肿。临床表现为反复发作的皮肤、黏膜水肿,如发生在咽喉可致窒息死亡。

（2）阵发性夜间血红蛋白尿:阵发性夜间血红蛋白尿(paroxysmal nocturnal hemoglobinuria,PNH)是由于编码 N-乙酰葡糖胺转移酶的 PIG-A 基因突变,导致 GPI 合成障碍,红细胞不能与补体调节成分 DAF 和 MAC 抑制因子(MIRL)结合,从而使红细胞对补体介导的溶血敏感。

3. 补体受体缺陷 补体受体主要存在于红细胞和吞噬细胞表面,其表达缺陷可致循环免疫复合物清除障碍,从而发生 SLE 等自身免疫病。

三、继发性免疫缺陷病

继发性免疫缺陷病(SIDD)是免疫系统受到后天因素,如感染、肿瘤、营养不良、代谢性疾病和其他疾病作用引起免疫功能低下所致的临床综合征。可涉及免疫系统的各个方面,临床表现和免疫特征与相应的原发性免疫缺陷病相似,发病率高于原发性免疫缺陷病。SIDD 种类多种多样,多数是暂时性的,消除病因后可恢复。少数 SIDD 难以恢复,如由人类免疫缺陷病毒引起的获得性免疫缺陷综合征,又称艾滋病。

（一）继发性免疫缺陷病的常见原因

1. 感染 许多病毒、细菌、真菌、原虫感染常可引起机体免疫功能低下,其中以人类免疫缺陷病毒感染所致的艾滋病最为严重。

2. 肿瘤 恶性肿瘤尤其是淋巴系统的恶性肿瘤,如白血病、淋巴肉瘤、骨髓瘤、胸腺瘤等常可进行性抑制患者的免疫功能,加上肿瘤患者放疗、化疗,以及营养不良、消耗等因素,致使恶性肿瘤患者常伴有免疫功能缺陷。

3. 营养不良 引起 SIDD 最常见的原因。蛋白质、脂肪、糖类、维生素和微量元素摄入不足,均可影响免疫细胞的发育和成熟,导致不同程度的免疫功能降低。

4. 药物 长期使用免疫抑制剂、抗肿瘤药物、大剂量抗生素等均可降低免疫功能。

5．其他　脾切除、胸腺切除、阑尾切除、其他外科大手术、创伤、电离辐射、中毒、妊娠等均可降低机体免疫功能。

（二）获得性免疫缺陷综合征

获得性免疫缺陷综合征（acquired immunodeficiency syndrome，AIDS）又称艾滋病，是由人类免疫缺陷病毒（human immunodeficiency virus，HIV）感染引起的继发性免疫缺陷病。其特点如下：患者以 CD4$^+$ T 细胞减少、细胞免疫功能严重缺陷为主要特征，临床表现为反复机会性感染、伴发恶性肿瘤及中枢神经系统退行性病变。自 1981 年在美国首次报道该病以来，全球感染人数不断上升，蔓延范围越来越广。我国自 1985 年发现第一例患者至今，感染人数也在不断增加。目前尚无有效治疗方法，AIDS 已成为人类十分棘手的疾病之一。

HIV 病毒直径为 80～120 nm，球形有包膜，含有 gp 120 和 gp 41 两种刺突蛋白，病毒的基因组为两个相同的正链 ssRNA。

1．病原学　1983 年，法国病毒学家 Montagnier 等从 AIDS 患者体内首次分离出一种 RNA 逆转录病毒，WHO 于 1987 年将该病毒正式命名为 HW-HIV 属逆转录病毒科慢病毒属，可分为 HIV-1 和 HIV-2两型。目前，全球流行的 AIDS 主要由 HIV-1 所致，约占 95％；HIV-2 主要在西非流行。两者的基因结构相似，但核苷酸和氨基酸序列有区别，对抗体的反应也有不同。

成熟的病毒颗粒直径为 100～120 nm，由病毒核心和外膜组成。病毒内部为 20 面体对称的核衣壳，核心为圆柱状，含有病毒 RNA、逆转录酶和核心蛋白（p24，p17）。包膜上嵌有病毒编码的刺突状结构的糖蛋白，其中 gp 120 和 gp 41 与 HIV 入侵宿主细胞有关（图 12-1）。HIV 在体内增生速度很快，每天可产生 10^9～10^{10} 个病毒颗粒，且易发生变异（突变率约为 $3×10^{-5}$），因此容易逃避宿主免疫系统的作用。

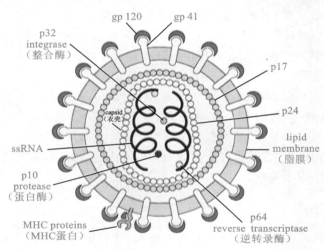

图 12-1　HIV 的结构模式图

2．致病机制　HIV 的传染源主要是 HIV 携带者和 AIDS 患者。HIV 存在于血液、精液、阴道分泌物、乳汁、唾液和脑脊液中。传播方式主要有：①性传播；②血液传播，输入 HIV 感染者的血液或被 HIV 污染的血制品，以及静脉毒瘾者共用 HIV 污染的注射器和针头等，均可造成传播；③垂直传播，HIV 可经胎盘或分娩时母亲血液传播，产后可通过乳汁传播。

进入机体的 HIV 主要侵犯 CD4$^+$T 细胞，此外，表达 CD4 分子的单核-巨噬细胞、树突状细胞、神经胶质细胞等也是其侵犯的重要细胞。HIV 通过其包膜上 gp 120 与靶细胞表面 CD4 分子高亲和性结合，同时也与表达在靶细胞表面的趋化因子受体 CXCR4 和 CCR5 结合，再由 gp 41 插入细胞膜，介导病毒包膜与靶细胞膜融合，使病毒的核衣壳进入靶细胞（图 12-2）。HIV 感染靶细胞后，病毒 RNA 逆转录产生的 DNA 可与宿主细胞 DNA 整合，形成潜伏感染，潜伏期可达数月甚至数年。当宿主受到微生物感染、细胞因子等刺激时，受感染的靶细胞转录因子 NF-κB 和 SP1 被激活，启动病毒复制，HIV 在细胞内大量复制，最终导致靶细胞死亡。此外，HIV 感染细胞表面表达的 gp 120 分子可与未感染细胞表面的 CD4 分子结合，导致细胞融合形成多核巨细胞，加上抗 HIV 抗体和特异性 CTL 对靶细胞的攻击，使 CD4$^+$T 细胞进

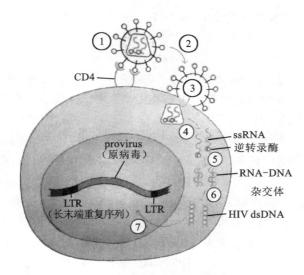

图 12-2 HIV 侵入免疫细胞机制示意图

注:①HIV gp 120 与靶细胞 CD4 分子结合;②HIV gp 41 和 CXCR4(靶细胞膜与 C 蛋白偶联受体)介导融合;③壳蛋白包裹病毒基因组和酶进入靶细胞;④病毒基因组和酶释放后壳蛋白发生解离;⑤在逆转录酶作用下,ssRNA 逆转录,形成 RNA-DNA 杂交体;⑥模板 RNA 被核糖核酸酶 H 降解,随后合成第二条 DNA 链,再形成 dsDNA;⑦通过整合酶 HIV dsDNA 进入细胞核并整合到宿主细胞染色体中。

行性减少,从而导致患者全身性、渐进性细胞免疫功能下降。

3. 临床特点 多数 HIV 感染者初期无症状或仅表现为流感样症状,潜伏期一般为 6 个月至 5 年,随后可出现 AIDS 相关综合征,患者表现为持续发热、体重减轻、腹泻、全身淋巴结肿大等,进一步发展为典型的 AIDS,常出现三大典型症状:①机会性感染,常见病原体是卡氏肺囊虫和白色念珠菌,其他有巨细胞病毒、带状疱疹病毒、隐球菌和鼠弓形虫等,是 AIDS 死亡的主要原因;②恶性肿瘤,AIDS 患者易伴发 Kaposi 肉瘤和恶性淋巴瘤,也是 AIDS 死亡的常见原因;③神经系统损害,大约 60% 的 AIDS 患者会伴有 AIDS 痴呆症。

4. 免疫学特征 AIDS 的免疫学异常主要是由于 HIV 感染 CD4$^+$T 细胞、单核-巨噬细胞、树突状细胞和朗格汉斯细胞。

AIDS 的主要免疫学特征是:①HIV 感染 CD4$^+$T 细胞后,在细胞内大量复制导致细胞死亡,CD4$^+$T 细胞数量明显减少,CD4/CD8 细胞比例倒置,常低于 0.5。②T 细胞功能严重障碍,细胞激活和应答能力降低。Th1 和 Th2 细胞平衡失调,潜伏期患者 Th1 细胞占优势,分泌 IL-2 刺激 CD4$^+$T 细胞增生;至 AIDS 期,患者 Th2 细胞占优势,分泌 IL-4 和 IL-10 抑制 Th1 功能,同时减弱 CTL 的细胞毒效应。③抗原提呈细胞功能降低。HIV 侵犯巨噬细胞和树突状细胞后,可损伤其趋化、杀菌和处理抗原能力,同时引起细胞表面 MHC Ⅱ 类分子表达降低,抗原提呈能力下降。此外,感染 HIV 的巨噬细胞和树突状细胞不能有效杀死 HIV,反而成为其庇护所,成为晚期 AIDS 患者血中高水平病毒的主要来源。④B 细胞功能异常,表现为多克隆激活、高 Ig 血症并可产生多种自身抗体。这是由于 gp 120 属超抗原,加上 HIV 感染者易合并 EB 病毒感染,造成多克隆 B 细胞被激活所致。⑤AIDS 患者的 NK 细胞功能也降低,从而更加降低了机体抵抗病毒感染和抗肿瘤免疫能力。

四、免疫缺陷病检验

免疫缺陷病的病因和临床表现多种多样,其缺陷涉及免疫系统的多种成分,因此检测也是多方面、综合性的。实验室检测的内容主要包括体液免疫、细胞免疫、补体和吞噬细胞等方面,如 T 细胞、B 细胞、吞噬细胞数量和功能的测定,免疫球蛋白、补体、细胞因子含量的测定等。检测方法主要采用免疫学方法和分子生物学方法。此外,一些常规和特殊的检测手段,如血液检查,胸腺、皮肤、淋巴结活检等对确诊和明确分型也十分重要。

（一）B 细胞缺陷病的检测

B 细胞缺陷病主要表现为 B 细胞数量减少或缺陷导致体内 Ig 水平降低,以及抗体产生功能障碍。因此,其检测主要包括 B 细胞数量和功能的检测、体内 Ig 水平的检测等。

1. B 细胞数量的检测

(1) B 细胞表面 SmIg 的检测:SmIg 是 B 细胞最具特征的表面标志。检测 SmIg 不仅可以测算 B 细胞的数量,还可以根据 SmIg 的类别判断 B 细胞的成熟情况。所有体液免疫缺陷患者都有不同程度的 B 细胞数量和成熟比例的异常。其检测方法常采用免疫荧光法和流式细胞分析法。

(2) B 细胞表面 CD 抗原的检测:B 细胞表面存在着 CD10、CD19、CD20、CD22 等抗原。CD10 只出现于前 B 细胞,CD19 和 CD20 在不同成熟度 B 细胞表面均存在,CD22 只在成熟 B 细胞表面表达。检测 B 细胞表面 CD 抗原可了解 B 细胞的数量、亚型、分化成熟情况。其检测方法主要采用流式细胞术。

2. 血清 Ig 的测定

(1) 血清各类 Ig 的测定:Ig 测定的方法很多,IgG、IgM 和 IgA 多采用免疫浊度法,缺乏仪器设备的条件下也可采用单向免疫扩散法;IgD 和 IgE 由于含量低,多采用 RIA 或 ELISA 等技术测定;IgG 亚类可用 ELISA 和免疫电泳法测定。B 细胞缺陷患者均存在着不同程度的 Ig 水平降低。Ig 缺陷有两种,所有 Ig 都缺陷和选择性 Ig 缺陷。前者血清中 IgG、IgM、IgA、IgE 均降低,而 IgD 可正常;后者则表现为只有一类或几个亚类的 Ig 缺陷,最常见的是选择性 IgA 缺陷,其血清中 IgA<0.05 g/L,外分泌液中测不出 IgA,IgG 和 IgM 正常或偏高。

判断体液免疫缺陷病时应注意:①血清中 Ig 总量的生理范围较宽,不同测定方法检测的结果差异较大,对 Ig 水平低于正常值下限者,应在一段时间内反复测定,才能判断有无体液免疫缺陷;②患者多为婴幼儿,应注意其正常生理水平及变化规律。

(2) 同种血型凝集素的测定:同种血型凝集素,即 ABO 血型抗体(抗 A 抗体和抗 B 抗体)。已知它不是先天产生的,而是出生后针对红细胞表面 A 物质和 B 物质应答产生的抗体,因此,检测其滴度是判定机体体液免疫功能简单而有效的方法。通常,除婴儿和 AB 型血外,其他体液免疫功能正常的人,均含有 1∶8(抗 A)或 1∶4(抗 B)或更高滴度的天然抗体。这种天然抗体属 IgM 类,当含量低下(<1∶2),提示患者 IgM 含量降低,可帮助诊断 Bruton 症、SCID、选择性 IgM 缺陷症等。

3. 抗体产生能力的测定

(1) 特异性抗体产生能力的测定:正常人接种某种疫苗或菌苗后 5～7 天可产生特异性抗体(IgM 类),若再次接种会产生更高效价的抗体(IgG 类)。因此,接种疫苗后检测特异性抗体产生情况可判断机体是否存在体液免疫缺陷。常用的抗原为伤寒疫苗和白喉类毒素,可在接种后 2～4 周测定相应抗体。接种伤寒疫苗常用直接凝集试验测定抗体效价,接种白喉类毒素常用锡克试验检测相应抗体。

(2) 噬菌体试验:人体清除噬菌体的能力被认为是目前观察抗体应答能力十分敏感的指标之一。正常人甚至新生儿,均可在注射噬菌体后 5 天内将其全部清除。抗体产生缺陷者,清除噬菌体的时间明显延长。

(二) T 细胞缺陷病的检测

T 细胞缺陷病主要表现为 T 细胞数量减少和功能缺陷,导致机体细胞免疫功能缺陷,并影响机体体液免疫功能。因此,其检测主要包括 T 细胞数量和功能的检测。

1. T 细胞数量的检测

(1) T 细胞总数的测定:T 细胞在外周血中占 $60\%\sim80\%$,当 T 细胞总数低于 1.2×10^9/L 时,提示可能存在细胞免疫缺陷。通常采用免疫荧光技术或流式细胞术检测 T 细胞标志 CD3 以反映外周血中 T 细胞总数。

(2) T 细胞亚群的测定:T 细胞按其功能不同分为许多亚群,如 $CD4^+$ T 细胞和 $CD8^+$ T 细胞等,可通过检测 CD3/CD4 和 CD3/CD8 对其亚群进行检测,并观察 $CD4^+$ T 细胞/$CD8^+$ T 细胞比例。正常情况下,外周血中 $CD4^+$ T 细胞约占 70%,$CD8^+$ T 细胞约占 30%。

2. T 细胞功能的检测

(1) 皮肤试验:皮肤试验可检测体内 T 细胞的迟发型超敏反应能力,从而反映受试者的细胞免疫功能。常用于皮试的抗原是在自然界中易于接触而使机体致敏的物质,包括结核菌素、白色念珠菌素、毛发菌素、链激酶-链道酶(SK-SD)、腮腺炎病毒等。为避免个体差异、接触某种抗原的有无或多少以及试剂的质量和操作误差等因素影响,试验常用几种抗原同时进行。凡三种以上抗原皮试阳性者为细胞免疫功能正常,两种或少于两种阳性或在 48 h 反应直径小于 10 nm,提示细胞免疫功能缺陷或低下。但 2 岁以下儿童可能因未曾致敏而出现阴性反应,只需对一种抗原反应阳性,即可判定细胞免疫功能正常。

(2) T 细胞增生试验:体外检测 T 细胞功能的常用技术,用非特异性刺激剂或特异性抗原(最常采用的是 PHA)刺激淋巴细胞,通过观察淋巴细胞增生和转化能力来反映机体的细胞免疫功能。T 细胞缺陷患者会表现增生应答能力降低,且增生低下程度与免疫受损程度一致。新生儿出生后不久即可表现出对 PHA 的反应性,因而,出生 1 周以后的新生儿若出现对 PHA 的刺激反应,即可排除严重细胞免疫缺陷的可能。

(三) 吞噬细胞缺陷病的检测

吞噬细胞包括单核细胞、巨噬细胞和中性粒细胞,其缺陷可表现为细胞数量减少和功能缺陷,包括细胞吞噬能力、胞内杀菌作用、趋化运动等减弱或消失。

1. 白细胞计数 外周血中性粒细胞计数,当成人$<1.8\times10^9/L$,儿童$<1.5\times10^9/L$,婴儿$<1.0\times10^9/L$ 时,可认为是中性粒细胞减少。在排除其他外来因素的情况下,应考虑是遗传因素的作用。

2. 趋化功能检测 趋化运动是吞噬细胞发挥功能的前提。常采用滤膜渗透法(Boyden 小室法),用微孔滤膜将趋化因子和白细胞分开,观察白细胞穿越滤膜的能力,从而判断其趋化功能。对于懒白细胞病、家族性白细胞趋化缺陷症等有诊断价值。

3. 吞噬和杀伤试验 吞噬和杀伤试验是检测吞噬细胞功能的经典试验。可将白细胞与一定量的细菌悬液混合孵育,取样涂片、染色、镜检,观察白细胞对细菌的吞噬和杀伤情况,用吞噬率和杀伤率表示。慢性肉芽肿患者由于吞噬细胞缺少过氧化物酶而无法杀菌,表现为吞噬率正常,但杀菌率显著降低。

4. 四唑氮蓝(NBT)还原试验 NBT 还原试验是一种检测吞噬细胞还原杀伤能力的定性试验。吞噬细胞杀菌时,能量消耗剧增,耗氧量也随之增加,氢离子的传递使添加的淡黄色 NBT 被还原成蓝黑色点状或块状物,沉积于胞质中,称 NBT 阳性细胞。正常值为 7%～15%,低于 5%表明杀菌能力降低,可用于检测慢性肉芽肿病和 6-磷酸葡萄糖脱氢酶缺乏症。

(四) 补体系统缺陷病的检测

补体系统的检测包括总补体活性和补体单个成分的测定。补体溶血试验可反映补体系统总的活性,单个补体成分常检测 C3、C1q、C4、B 因子、C1 酯酶抑制物等含量。由于补体缺陷涉及成分多,又有多条激活途径,对补体系统缺陷病的分析较为困难。原发性补体缺陷的发病率较低,注意与自身免疫病相鉴别。测定 C1 酯酶抑制物可协助诊断遗传性血管神经性水肿。

(五) 基因检测

采用分子生物学手段,对一些原发性免疫缺陷病的染色体 DNA 进行序列分析,检测是否存在与缺陷相关的基因突变或缺损的部位。常见的原发性免疫缺陷病的基因突变位点见表 12-3。

表 12-3 常见的原发性免疫缺陷病基因突变位点

疾 病	突 变 基 因
XLSCID	Xq13.1～13.3
XLA	Xq21.3
XLHM	Xq26.3～27.1
ADA 缺乏	20q13.2～13.11
PNP 缺乏	14q13.1
X-CGD	Xp21.1

(六) AIDS 的检测

1. 病原学检测 病原学检测是指直接从 HIV 感染者体内分离出病毒或检测出 HIV 组分。但病毒分离培养和鉴定需要时间较长,对实验技术和条件要求较高,目前多采用分子生物学技术从患者外周血单个核细胞、骨髓细胞或血浆中检测 HIV-cDNA、HIV-RNA 和 p24 抗原等。

2. 免疫学检测 主要包括针对 HIV 感染后产生的抗原、抗体检测和 T 细胞的检测。

(1) 抗原的检测:感染 HIV 后,血液中最先出现 p24 抗原,持续 4～6 周后消失。检测常采用 ELISA 抗原捕获法,以确定是否为 HIV 急性感染。

(2) 抗体的检测:HIV 感染 2～3 个月后可出现抗体,并可持续终身,是 HIV 感染的重要标志。HIV 抗体检测分为初筛试验和确认试验。初筛试验常采用 ELISA 法,敏感性高,特异性不够强。其检测试剂必须是 HIV-1/2 混合型的,并经原卫生部批准或注册,批批鉴定合格的产品,进口试剂还必须提供进口许可证和中国生物制品检定所检定合格证书。确认试验主要用免疫印迹法(WB),其敏感性和特异性均很高。HIV 抗体初筛试验通常需要在经过鉴定并取得资格的 HIV 抗体初筛实验室和(或)确认实验室进行,HIV 抗体的确认和检测阳性报告必须由取得资格的确认实验室进行。我国的判定标准为:①HIV 抗体阳性:至少出现 2 条包膜蛋白带(gp 41/gp 120/gp 160)或出现 1 条包膜蛋白带和 1 条 p24 带。②HIV 抗体阴性:无 HIV 特异性条带出现。③HIV 抗体可疑:出现 HIV 特异性条带,但带型不足以确认阳性者。

(3) 淋巴细胞的检测:AIDS 患者淋巴细胞总数减少,常小于 $1.5 \times 10^9/L$;CD4$^+$ T 细胞数绝对值下降,$<0.5 \times 10^9/L$ 易发生机会感染,$<0.2 \times 10^9/L$ 则发生典型 AIDS;CD4/CD8 比值下降,常小于 0.5,比值越低,细胞免疫功能受损越严重。

3. 其他检测 主要是指不直接针对病原体 HIV,但与其感染及 AIDS 病情进展相关的非特异性检测项目,如其他相关微生物检查、Ig 检测、T 细胞增生反应、皮肤迟发型超敏反应、红细胞计数、血沉等。

▌ 趣味知识 ▐

获得性免疫缺陷综合征

某男性患者,35 岁,无业,有吸毒史。近半年来有反复低热,伴慢性腹泻、乏力、体重减轻。体检发现:患者颈后、腋窝、颌下等多处淋巴结肿大,体温 38.2 ℃,口腔黏膜见有毛状白斑。实验室检查:外周血白细胞总数 $3.2 \times 10^9/L$,淋巴细胞总数 $0.8 \times 10^9/L$;CD4$^+$ T 细胞数 $0.3 \times 10^9/L$。诊断:初步考虑该患者为 HIV 感染。

问题 1　为明确诊断,应进一步做哪些实验室检查?

问题 2　AIDS 患者为什么会出现 CD4$^+$ T 细胞数量减少?

能力检测

一、名词解释

1. 免疫缺陷　2. 免疫缺陷病(IDD)　3. 原发性免疫缺陷病(PIDD)　4. 继发性免疫缺陷病(SIDD)
5. 获得性免疫缺陷综合征(AIDS)

二、请完善以下表格(表 12-4)

表 12-4　免疫缺陷病感染特点

免疫缺陷病类型	病原体类别	感染类型
体液免疫、吞噬细胞和补体缺陷		
细胞免疫缺陷		
联合免疫缺陷		

(王书伟)

项目十三　免疫球蛋白 IgG、IgM、IgA 的定量检测

任务　免疫球蛋白 IgG、IgM、IgA 的定量检测

【申请单】　请完成申请单所要求的项目。

××市人民医院检验申请单

姓名	
性别	年龄
门诊号	住院号
诊断或症状	
检验标本	
检验目的	
送检科室	医师
送检日期	年　月　日

【方法选择】　见表 13-1。

表 13-1　免疫球蛋白 IgG、IgM、IgA 的定量检测

方法	单向琼脂扩散法	火箭免疫电泳	速率散射比浊法	ELISA	放射免疫分析法
本次检查选择			√		

【材料准备】

(1) 待检者空腹不抗凝静脉血、肝素或 EDTA 抗凝血浆 2～3 mL,新鲜的尿液,脑脊液。

(2) 离心机。

(3) 抗凝管。

(4) 试管。

(5) SIEMENS BNⅡ特定蛋白分析仪。

(6) SIEMENS 原装配套试剂:N 抗血清为液体动物血清,是用高纯度人免疫球蛋白(IgG、IgA 或 IgM)免疫兔子而制成的。抗体滴度(T)由放射免疫扩散法测定并印在瓶身标签上。滴度表明用 1 mL 对应抗血清在琼脂糖凝胶中沉淀的抗原的量(以 mg 为单位)。叠氮钠＜1 g/L。控制品(SIEMENS 原装配套质控液)和校准品(SIEMENS 原装配套定标液)。

【操作方法】

1. 标本采集　采集受试者空腹不抗凝静脉血,室温凝血后以 2500～3000 r/min 离心 6～10 min,分离血清上机测定。

2. 仪器校准 将达到室温后的定标液置于编号 10 开始的专用质控/定标架上,且条码朝缺口处。在 Reagent lots 菜单中,选择定标液批号→点击 Measure 按钮,将装有定标液的架子从 6～15 任一通道推入,仪器自动运行定标。显示校准曲线:选中 Calibration-Reference Curves→点击目标试验→在 Reagent lots 菜单中找到相应批号→点击 Show Curves 按钮→Show Curves 对话框打开。

3. 质控品检测 将达到室温后的质控品置于编号 10 开始的专用质控/定标架上,且条码朝缺口处。主菜单→点击工具栏 Routine-Request controls→选中相应质控项目→点击 Measure 按钮。将架子插入 6～15 号通道,开始测量质控。查看当天质控结果:主菜单→点击工具栏 Result-Control-journal→即显示当天质控结果。

4. 标本检测 适用于无双向条形码标本或标本复查,主菜单→点击工具栏 Routine-loading 或点击 loading 图标→打开 Loading 对话框→从 Rack identification 框中选择样本架→将样本装载到所选的样本架→在右侧 Sample identifier 列表框中选择放在试管架上的样本→左侧样本架区域选择要装载样本的位置→点击 Take 确认,或点击 Autoload,系统自动依次将尚未装载的样本分配到选择好的架子上。将装好样本的样本架从 6～15 号任一通道推入,点击 Measure 按钮进行检测。

【观察结果】

IgG:50.0 g/L。

IgM:1.5 g/L。

IgA:3.2 g/L。

【注意事项】

(1) 若血清标本不能及时检测,将分离的血清冷藏于 2～8 ℃的冰箱内保存。使用新鲜或冰冻的血清样本或脑脊液,2～8 ℃保存不超过 8 天,−20 ℃条件下保存不超过 3 个月。

(2) 血液标本必须彻底凝固,并在离心沉淀后绝不能含有任何颗粒或残存的纤维蛋白。脂血样本或冷冻样本如果在融化后已变得浑浊不清,则必须在测试前通过离心(在约 15000 g 下 10 min)以去除沉淀。新鲜的尿液适用于 IgG 测定。禁止使用经冷冻储存的尿液和脑脊液样品。尿液和脑脊液样本在测试前必须经过离心沉淀。

(3) 试剂保存:原包装试剂 2～8 ℃储存可保存至标签上失效期。开封后 2～8 ℃储存,可储存 4 周,不得冰冻。在储存期间,N 抗血清可能会出现沉淀或浑浊,这不是由微生物污染引起的,也不影响其活性。在这种情况下,抗血清应经过滤后再使用。建议使用孔径为 0.45 μm 的一次性过滤器。上机稳定性至少 3 天(按每天 8 h 计算)。

(4) 校准品准备和储存:定标液从冰箱取出,达到室温后均可直接使用。在室内质控失控、更换新批号试剂、更换仪器主要配件或进行大保养后均需校准。

(5) 质控品为液体,可以直接使用。原包装质控品 2～8 ℃可保存到瓶身有效期,不得冷冻。开启后 2～8 ℃可保存 14 天。每 24 h 至少进行 1 批,每批 1 个浓度水平。

(6) 本法线性范围:①IgA:血清 0.25～8.0 g/L;脑脊液 1.25～41.5 mg/L。②IgG:血清 1.4～46 g/L;脑脊液 3.6～115 mg/L;尿液 3.6～58 mg/L。③IgM:血清 0.2～6.4 g/L;脑脊液 0.13～4.2 mg/L。准确度>90%,CV<6.67%。对于超过测定线性范围的结果,可选择新的稀释度重新测定。

(7) 生物参考区间:①血清:IgA 0.7～4.0 g/L;IgG 7.0～16.0 g/L;IgM 0.4～2.3 g/L。②脑脊液:IgA<5.0 mg/L;IgG<34.0 mg/L;IgM<1.3 mg/L。③尿液:IgG<9.6 mg/L。

(8) 判定结果后应仔细核对、记录、避免笔误。

【报告单】

××市人民医院检验报告单   质评合格,省内参考

采集时间: 接收时间: 报告时间:

姓名	患者编号	标本号	临床诊断
性别	床号	住院号	送检医师
年龄	科别	标本种类	备注

续表

项目名称	检测结果	参考值
IgG、IgM、IgA 检测		

检验者： 审核者：

此结果仅对此标本负责,如有疑问,请当日咨询。

【临床意义】

免疫球蛋白是由浆细胞分泌的,是免疫系统与抗原接触后的体液免疫反应物。首次接触后的初步反应是形成 IgM 类抗体,随后形成 IgG 和 IgA 抗体。定量测定免疫球蛋白能提供有关体液免疫状态的重要信息。血清免疫球蛋白浓度降低见于原发性免疫缺陷病,以及大量蛋白丢失的疾病(如烧伤、剥脱性皮炎、胃病综合征等)、淋巴系统肿瘤(如白血病、淋巴肉瘤、霍奇金病等)、重症传染病、中毒性骨髓疾病、长期使用免疫抑制剂等继发性免疫缺陷病。血清免疫球蛋白浓度升高见于多克隆免疫球蛋白增殖或单克隆免疫球蛋白增殖。多克隆免疫球蛋白增殖多见于肝脏疾病(肝炎、肝硬化)、急性或慢性感染、自身免疫病,以及子宫内和围生期感染的新生儿脐带血中;单克隆免疫球蛋白增殖发生在多发性骨髓瘤、巨球蛋白血症、恶性淋巴瘤、重链病、轻链病等。对于单克隆免疫球蛋白血症,除了做定量测定外,还需要对单克隆抗体进行定性和分型。中枢神经系统的局部免疫反应会导致脑脊液中免疫球蛋白水平升高,尤其是 IgG 的含量升高。患有非选择性肾小球蛋白尿患者的尿中 IgG 浓度升高。

【原理】

免疫球蛋白是由浆细胞分泌的,是免疫系统与抗原接触后的体液免疫反应物。采用免疫散射比浊法检测,检测原理为人体液标本中的蛋白与特异性的抗体形成免疫复合物。这些免疫复合物会使通过标本的光束发生散射。散射光的强度与标本中 IgA/G/M 的浓度成正比。

与已知的标准浓度对比即可得出结果。计算公式如下:

$$IgA/G/M 浓度(g/L) = A_{样品}/A_{标准} \times 标准液浓度$$

知识理论 免疫增殖性疾病及其检验

一、免疫增殖性疾病的概念与分类

免疫增殖性疾病(immunoproliferative disease, IPD)是指免疫器官、免疫组织或免疫细胞(包括淋巴细胞、浆细胞、单核-巨噬细胞)异常增生(包括良性或恶性)引起机体病理损伤的一组疾病。这类疾病的表现有免疫球蛋白功能异常及免疫球蛋白质和量的变化。

按增生细胞的表面标志进行分类,免疫增殖性疾病可分为以下 5 种。

(1) T 细胞增殖性疾病:急性淋巴细胞白血病(20%)、淋巴母细胞瘤、部分非霍奇金淋巴瘤、Sezary 综合征、蕈样真菌病。

(2) B 细胞增殖性疾病:慢性淋巴细胞性白血病、原发性巨球蛋白血症、多发性骨髓瘤、重链病和轻链病、传染性单核细胞增多症、Burkitt 淋巴瘤及其他大多数淋巴细胞淋巴瘤。

(3) 裸细胞增殖性疾病:急性淋巴细胞白血病(80%)、部分非霍奇金淋巴瘤。

(4) 组织-单核细胞增殖性疾病:急性单核细胞白血病、急性组织细胞增多症。

(5) 其他(分类不一):霍奇金淋巴瘤、毛细胞白血病。

上述血细胞异常增生的疾病中,与免疫学检验关系最密切的是浆细胞异常增生所引起的免疫球蛋白异常增加,称为免疫球蛋白病(immunoglobulinopathy)。由于免疫球蛋白电泳位置多在丙种球蛋白区域,故亦称丙种球蛋白病（gammopathy）。严格地讲，这并不是一种疾病，而是一组复杂的病理现象，主要表现为单克隆免疫球蛋白血症或其多肽链亚单位异常增多即高免疫球蛋白血症（hyperimmunoglobulinemia），使血清蛋白总量超过 100 g/L。这些超常增多的免疫球蛋白多数没有正常的生物学活性，只会增加血液的黏滞度，而正常的免疫球蛋白水平降低。

按照异常增加的免疫球蛋白的性质，可将丙种球蛋白病分为多克隆丙种球蛋白病（polyclonal immunoglobulinopathy）和单克隆丙种球蛋白病（monoclonal immunoglobulinopathy）。多克隆丙种球蛋白病是两个克隆以上的浆细胞同时增生，血清中多种免疫球蛋白异常增多和（或）尿中出现游离轻链或重链的病理现象，多为良性反应性增生或继发于与免疫球蛋白产生有关的疾病，如肝病、结缔组织病、感染性疾病等，是机体受某些抗原物质长期刺激而出现的一种免疫应答状态。单克隆丙种球蛋白病是以单株浆细胞过度增生为特征的免疫增生病，单克隆丙种球蛋白增生多呈恶性发展趋势，故免疫球蛋白异常增生性疾病多专指单克隆丙种球蛋白异常增生的疾病。按其病因和病因性质分为原发性和继发性两类，原发性又有良性和恶性之分（表 13-2）。

表 13-2 单克隆丙种球蛋白按病因及病情分类

病因及病情	疾病名称
原发性恶性单克隆丙种球蛋白病	多发性骨髓瘤 原发性巨球蛋白血症 孤立性浆细胞瘤 淀粉样变性 重链病 半分子病 轻链病 恶性淋巴瘤 慢性淋巴细胞白血病
原发性良性单克隆丙种球蛋白病	一过性单克隆丙种球蛋白病 持续性单克隆丙种球蛋白病
继发性单克隆丙种球蛋白病	非淋巴网状系统肿瘤 单核细胞白血病 风湿病 慢性炎症 冷球蛋白血症 原发性巨球蛋白血症性紫癜 丘疹性黏蛋白沉积症 家族性脾性贫血

二、免疫增生病的免疫损伤特点

免疫细胞异常增生主要造成免疫系统的直接损害或通过其分泌有关物质进一步损伤正常的免疫细胞和其他正常组织，引起疾病。

（一）浆细胞异常增生

浆细胞异常增生是指单克隆浆细胞异常增生并伴有单克隆免疫球蛋白或其多肽链亚单位合成异常。其增生的原因与其他血液病及肿瘤相似，是内因和外因两大因素相互作用的结果。内因包括遗传、HLA抗原和染色体变异等，外因则包含物理、化学及生物等因素。

（二）正常体液免疫抑制

正常的体液免疫是 B 细胞增生、分化产生效应的过程，一系列细胞因子将有序地启动上述过程，IL-4 可启动休止期的 B 细胞进入 DNA 合成期；IL-5 促进 B 细胞继续增生；IL-6 促使 B 细胞分化为浆细胞，正常条件下 IL-6 可以反馈抑制 IL-4，进而控制 B 细胞的增生、分化过程。上述过程构成了一个生物信息调节回路，恰到好处地控制体液免疫应答过程的有序进行。如 IL-6 异常增高，直接效应是抑制了 IL-4 的正常产生，抑制了体液免疫反应的过程而致病。临床检测表明骨髓瘤患者血清 IL-6 确有异常升高。因此，高水平的 IL-6 是浆细胞瘤的原因之一。

另外，大量的浆细胞瘤细胞可以分泌大量的无抗体活性的免疫球蛋白，其 Fc 段与正常 B 细胞和原浆细胞以及其他有 Fc 受体的细胞结合，这些细胞表面将被无活性的免疫球蛋白封闭，影响对其他生物信息的接收，并可阻断 B 细胞的增殖、发育和影响抗原提呈。

（三）异常免疫球蛋白增生所造成的病理损伤及相关临床表现

单克隆的浆细胞异常增生可产生大量无正常免疫活性和免疫功能的单克隆免疫球蛋白（M 蛋白）或免疫球蛋白片段，如重链或轻链。大量的异常免疫球蛋白沉积在机体的组织上导致组织变性和淋巴细胞浸润，从而使相应器官发生功能障碍，产生一系列的临床表现（表 13-3）。单克隆免疫球蛋白浓度过高，甚至可以导致血液黏稠度增加，产生一系列直接或间接的病理损害。如前所述，异常增多的免疫球蛋白还将反馈性地抑制正常免疫球蛋白，导致机体免疫低下。

表 13-3 异常免疫球蛋白增生所造成的病理损伤及相关临床表现

病 理 损 伤	临 床 表 现
轻链的沉积→淀粉样变性	巨舌，唾液腺肿大，吸收不良，充血性心力衰竭，肾功能衰竭，神经功能紊乱
轻链蛋白尿，高钙血症与高尿酸血症，淀粉样变性，浆细胞浸润→肾性尿毒症	氮质血症，成人范科尼综合征（糖尿、氨基酸尿、肾小管性酸中毒）
单克隆蛋白浓度过高→血液黏稠度过高	视力障碍，脑血管意外
纤维蛋白聚合的障碍，M 蛋白包裹血小板→血液凝固障碍	紫癜，鼻出血，其他出血现象
正常球蛋白减少，迟发型过敏反应降低→感染	肺炎球菌与葡萄球菌导致的肺炎，流感杆菌菌血症，革兰阴性菌脓毒症，带状疱疹

（四）溶骨性病变

浆细胞瘤患者大多伴有溶骨性破坏，所以也称骨髓瘤。以往认为浆细胞瘤的骨髓破坏是由于瘤细胞向骨髓中浸润生长的结果，但目前看来并非如此简单，骨损害的组织中并没发现大量浸润生长的浆细胞，而发现破骨细胞的数目明显增多，在发病早期就有骨质吸收增加，因此考虑溶骨性破坏是由于骨质形成细胞调节功能紊乱的结果。研究表明患者体内原发性的高水平 IL-6 是使破骨细胞数量增多和功能亢进的重要因子，不过其具体过程尚待深入研究，溶骨性破坏与浆细胞的发生和发展相互作用、相互影响、相互促进。

三、常见免疫球蛋白增殖病

免疫球蛋白异常增殖性疾病常特指由于浆细胞的异常增殖而导致的免疫球蛋白异常增生进而造成机体病理损伤的一组疾病。单克隆丙种球蛋白病（monoclonal immunoglobulinopathy）是指患者血清和尿中出现理化性质均一、异常增多的单克隆蛋白（monoclonal protein，MP，M 蛋白）。M 蛋白是一类免疫球蛋白或免疫球蛋白的一种链异常增多，但多无免疫活性。常见的免疫球蛋白单克隆增殖性疾病包括多发性骨髓瘤、巨球蛋白血症、重链病、轻链病等。

（一）多发性骨髓瘤

多发性骨髓瘤（multiple myeloma，MM）也称为浆细胞骨髓瘤（plasmocytoma），由浆细胞异常增生引起。肿瘤多侵犯骨质和骨髓,产生溶骨性病变。本病于 1873 年由 Butzky 首先发现并命名。多发生于 40～70 岁的中年人及老年人,98% 的患者发病年龄超过 40 岁。目前其发病率已超过白血病,仅次于淋巴瘤,是血液系统第二大常见恶性肿瘤。

1. 主要临床特征 ①骨痛:本病最常见的症状,发生率占 70%～80%,腰背部和肋骨痛最多见。此因骨髓瘤细胞分泌细胞因子(白细胞介素-1)、淋巴细胞毒素、肿瘤坏死因子激活破骨细胞,造成骨质疏松病理性骨折而引起。骨骼 X 线一般表现为弥漫性骨质疏松,基质出现穿凿样溶骨性病变,以颅骨最为典型。②肾脏损害:特点为不伴高血压,90% 的患者可出现蛋白尿,几乎全为轻链,仅含少量清蛋白,免疫电泳或免疫固定电泳检测本周蛋白尿的阳性率为 80%。③M 蛋白:大量的 M 蛋白导致血液黏度增高,形成高黏滞综合征,或沉积于肾小管中,肾小管上皮细胞淀粉样变性,发生肾病综合征。④贫血和血小板减少。⑤神经系统症状:骨髓瘤细胞浸润骨髓可引起感觉功能障碍甚至瘫痪;高黏滞度导致头痛、视力障碍及视网膜病变。⑥免疫缺陷:正常多克隆免疫球蛋白减少及中性粒细胞减少,易发生感染。⑦多发于老年人。肾功能衰竭和感染常为本病的死因。

2. 主要免疫学特征 ①血清中出现大量的 M 蛋白:IgG$>3.5×10^3$ g/L,或 IgA$>2.0×10^3$ g/L,或尿中本周蛋白>1 g/24 h;②血清中正常免疫球蛋白减少 50% 以上,IgM<0.5 g/L,IgA<1 g/L,或 IgG<6 g/L;③骨髓中不成熟浆细胞增多或组织活检证实有浆细胞瘤;④原发性溶骨损害或广泛性骨质疏松。

3. 分型 MM 在人群中发病类型的概率和免疫球蛋白本身含量一致,即 IgG 型最多,IgA 型次之,IgM、IgD、IgE 型少见。结合免疫固定电泳,根据血清中 M 蛋白的类别不同,MM 可以分为以下类型(表 13-4)。

表 13-4 不同类型的多发性骨髓瘤

类 型	发生率/(%)	本周蛋白尿阳性率/(%)	临 床 特 点
IgG	50～60	50～70	典型症状
IgA	20～25	50～70	高黏滞综合征多见
IgD	1～2	90	骨髓外病变、溶骨病变多见,44% 的患者发生淀粉样变性
IgE	0.01	少见	
IgM	<1	90	高黏滞综合征最常见
非分泌型	1～5	无	溶骨病变较少,神经系统损害较多见

少数骨髓瘤患者由两个克隆的浆细胞同时恶变,可出现双 M 蛋白。例如两个 IgM 类 M 蛋白并存或 IgG 与 IgM 类 M 蛋白并存,这种双 M 蛋白血症患者在临床上多表现为巨球蛋白血症或淋巴瘤。还有一部分患者由于恶变的浆细胞合成功能不全,只合成与分泌某类免疫球蛋白分子的部分片段,如轻链或重链,从而表现为轻链病或者重链病。轻链病是 MM 的一个重要亚型(20%)。在血中和尿中有本周蛋白。还有一种类型是由于恶变的浆细胞分泌功能缺陷而在血和尿中均无 M 蛋白所以称为非分泌型骨髓瘤。浆细胞白血病是 MM 变异型,其恶性浆细胞不仅在骨髓中可见,在血液中也可见,由此可与一般的骨髓瘤相鉴别。

(二)原发性巨球蛋白血症

原发性巨球蛋白血症(primary macroglobulinemia)是由淋巴细胞和浆细胞无限制地增生造成,主要表现为骨髓中有浆细胞样淋巴细胞浸润,并合成大量单克隆 IgM。1944 年由 Waldenstrem 首先报道故又称为 Waldenstrem 巨球蛋白血症(WM)。

1. 主要临床特征 ①发病年龄较大,平均 63 岁,男性稍多于女性;②病情进展时,多以肝、脾、淋巴结肿大为突出的特征;③疾病进展前数年可出现雷诺现象及周围神经症状;④大分子球蛋白 IgM 浓度过高导致血液高黏滞综合征;⑤贫血,血沉增快及出血倾向;⑥溶骨性病变与肾脏损害都较少见。

2. 主要免疫学特征 ①血清中单克隆 IgM 明显增高,主要为 19 S 五聚体,含量一般大于 10 g/L;②尿中有本周蛋白,常为 κ;③血清中黏度增加>4,发生高黏滞综合征;④正细胞正色素性贫血,血沉增快;⑤血清呈胶冻状难以分离,电泳时血清有时难以泳动,集中于原点是该病的电泳特征;⑥骨髓中浆细胞样淋巴细胞浸润。

3. 鉴别诊断 本病主要与良性单克隆球蛋白病相鉴别。后者观察数年,血清中 M 成分浓度无明显升高,患者亦无淋巴结肿大,无肝、脾肿大或骨髓异常。

（三）轻链病

轻链病(light chain disease,LCD)是由于浆细胞异常增生性疾病,产生大量的异常轻链,导致血浆中轻链异常增多,经肾脏从尿中排出,部分过多的轻链蛋白沉积于肾脏和其他内脏组织,引起淀粉样变性而导致的疾病。

1. 主要临床特征 ①发病年龄小;②以不明原因的发热、贫血、严重的肾功能损害为主要症状;③多数患者溶骨性损害严重。

2. 主要免疫学特征 ①血清中免疫球蛋白水平轻度降低或处于正常水平低限,但免疫球蛋白 κ/λ 型比值明显异常;②血清蛋白电泳几乎无 M 带,但尿蛋白电泳显示 M 带,位于 β～γ 区间;③血清和尿中可同时检测出同类型的免疫球蛋白轻链片段;④尿中可检测出本周蛋白。

3. 分型 根据轻链蛋白类型可分为 λ 型和 κ 型,λ 型肾毒性较强,肾功能衰竭是本病致死的重要原因之一。

（四）重链病

重链病(heavy chain disease,HCD)是突变的浆细胞所产生的重链异常增多或质量异常不能与轻链装配,导致血清重链过剩,致使血清和尿中出现大量游离的无免疫功能的免疫球蛋白重链所引起的疾病。HCD 最早由 Franklin(1964 年)报道,故又名 Franklin 病。后来相继发现 α、μ、δ 重链病,证实重链病其实是一组异质性的 B 细胞克隆增生性疾病,而 Franklin 病仅指 γ 重链病。

1. 病因及分型 尚不清楚,可能与慢性抗原刺激和免疫球蛋白分子缺陷有关。按重链抗原不同,可将本病分为 γ、α、μ、δ 重链病,ε 重链病尚未见报道。

2. 诊断标准 本病临床表现缺乏特异性,国内外学者均将 HCD 蛋白的存在作为诊断 HCD 的唯一条件。国内对各型 HCD 的诊断标准如下。

(1) IgA 重链(α 链)病:这是最常见的一种重链病,10～30 岁患者常见。其临床症状非常一致,几乎所有患者都有弥漫性的腹部淋巴瘤和吸收不良综合征。组织病理学检查可见小肠固有层绒毛的萎缩以及淋巴细胞、浆细胞或免疫母细胞的大量浸润。骨 X 线检查未见溶骨性病损。血清蛋白电泳中可能不出现孤立的 M 峰,常在 α₂ 与 β 区出现一条宽带或 γ 组分减少。免疫学诊断需在免疫电泳上检测到只与抗 IgA 抗血清而不与抗轻链抗血清起反应的异常成分。该异常蛋白常存在于肠道分泌物中,并可在浓缩尿中检出。本周蛋白阴性。

(2) IgG 重链(γ 链)病:发病者主要是老年男性。其临床表现酷似恶性淋巴瘤,通常有淋巴结肿大和肝脾肿大。常见贫血、白细胞减少、血小板减少、嗜酸性粒细胞增多以及外周血中常出现不典型的淋巴细胞或浆细胞。诊断的依据是免疫电泳或免疫固定电泳在血清和尿中检出游离的单克隆 IgG 重链碎片,未检出与单克隆轻链的生成有关的证据。骨髓和淋巴结的组织病理学表现多变,骨 X 线检查溶骨性病损罕见,淀粉样沉着在尸检中罕见。

(3) IgM 重链(μ 链)病:报道较少。临床上常表现为病程漫长的慢性淋巴细胞性白血病或其他淋巴细胞增殖性疾病的征象。患者主要有内脏(脾、肝、腹部淋巴结)受侵犯,但几乎无外周淋巴结病。2/3 的患者骨髓出现特征性的含有空泡的浆细胞,这是真正的病理依据。本周蛋白尿(κ 型)见于 10%～15% 患者,病理性骨折以及淀粉样变性都可能发生。常规血清蛋白电泳通常正常或显示低丙种球蛋白血症。诊断如果发现迅速移动的一种血清成分,该成分可与抗 μ 链的抗血清起反应,但不与抗轻链的抗血清起反应,可做出诊断。

在上述诊断标准中,患者临床表现、血象和骨髓象仅能提供疑诊 HCD 的线索,HCD 患者血清、尿液中 HCD 蛋白量往往较低,有时蛋白电泳和免疫电泳无法检测,免疫固定电泳鉴别 HCD 蛋白是确诊的关键。有时临床高度怀疑 HCD,而用免疫固定电泳也无法检测到患者血清、尿液或者其他体液中 HCD 蛋白,此时需要采用免疫荧光或者免疫组化技术,检测淋巴结或骨髓中浸润的淋巴细胞或浆细胞是否仅合成 HCD 蛋白而无轻链,以免漏诊。

(五)意义不明的单克隆丙种球蛋白血症

意义不明的单克隆丙种球蛋白血症(monoclonal gammopathy of undetermined significance,MGUS)是指血清或尿液中出现单克隆免疫球蛋白或轻链,但不伴有浆细胞恶性增生的疾病。一般无临床症状,往往因为其他疾病就诊时发现 M 蛋白,不呈进行性增加;血清 M 蛋白水平一般较低,血中抗体水平及活性正常,骨髓中浆细胞<10%,多为良性,极少数会转变为恶性的多发性骨髓瘤。但当血中或尿中出现本周蛋白时,很可能是个危险信号。恶性单克隆丙种球蛋白病和 MGUS 的鉴别诊断见表 13-5。

表 13-5 恶性单克隆丙种球蛋白病和 MGUS 的鉴别诊断

鉴别要点	恶性单克隆丙种球蛋白病	MGUS
症状	骨髓瘤或淋巴瘤的症状	无症状或原有基础疾病的症状
贫血	几乎都出现	一般无,但可因其他疾病伴发
骨损害	溶骨性损害很普遍	除转移性骨疾病外,不常见
骨髓象	浆细胞>10%,形态正常或异常	浆细胞<10%,形态一般正常
M 蛋白	常高于 $2×10^3$ g/L,随病情而增高	低于 $2×10^3$ g/L,保持稳定
正常 Ig	降低	增高或正常
游离轻链	常出现在血清和尿中	一般呈阴性

(六)其他丙种球蛋白病

1. 冷球蛋白血症 冷球蛋白(cryoglobulin)是指使血浆在温度降至 4~20 ℃时发生沉淀或变成胶冻状,温度回升 37 ℃时又溶解的一类球蛋白,如冷免疫球蛋白(cryoimmunoglobulin)、冷纤维蛋白原及 C-反应蛋白(C-reactive protein)等。最初是 Wintrobe 等在多发性骨髓瘤患者血清中发现此蛋白,1947 年 Lerner 等认为发现血清冷球蛋白增高者常伴有肾小球病变。正常血清仅含微量冷球蛋白,当血清冷球蛋白浓度超过 0.1 g/L 时,称为冷球蛋白血症(cryoglobulinemia)。根据是否伴有原发病,可以将冷球蛋白血症分为原发性冷球蛋白血症和继发性冷球蛋白血症。

1974 年 Brouet 等根据免疫化学特性,将冷球蛋白血症分为Ⅰ型(单克隆型冷球蛋白血症),Ⅱ型(单克隆-多克隆型冷球蛋白血症),Ⅲ型(多克隆型冷球蛋白血症)。就冷球蛋白本身而言,Ⅱ型及Ⅲ型冷球蛋白血症易并发肾损害。临床上多见紫癜等皮肤症状,关节痛是Ⅱ型冷球蛋白血症患者的常见症状,亦可见肾损害及周围神经病变。实验室检查 90%以上Ⅰ型和 80%以上Ⅱ型患者血中冷球蛋白含量>1 g/L,80%以上Ⅲ型患者则<1 g/L。

2. 淀粉样变性 淀粉样变性(amyloidosis)是一种少见的新陈代谢紊乱疾病,由不同病因所致的淀粉样蛋白纤维以不可溶的形式在细胞外沉积,导致多器官、组织结构与功能损害的全身性疾病。17 世纪 Bonet 首先报道淀粉样变性。病因不明,可能和蛋白质代谢紊乱、遗传、浆细胞功能紊乱,及长期慢性炎症刺激有关。

临床表现多见于 50 岁以上患者,男性多于女性。症状和体征是非特异性的,由所受累的器官和系统所决定,常被原发疾病所掩盖,肾脏系统的表现最强烈。舌炎、巨舌常为本病早期症状,34%~40%的淀粉样变性患者有巨舌。牙龈黏膜常见淀粉样浸润,故牙龈活检在诊断全身性淀粉样变性时有较高的阳性率。

四、异常免疫球蛋白的测定与分析

单克隆丙种球蛋白病的实验室诊断主要依靠血液学和免疫学手段,其中免疫学检测尤为重要。对免疫球蛋白异常增生的检测,其目的是早期发现疾病、监控病情和判断预后。常用的免疫学方法如下。

(一)血清免疫球蛋白定量

免疫球蛋白定量测定可以用单向琼脂扩散法、火箭免疫电泳、ELISA(酶联免疫吸附试验)、免疫比浊法、放射免疫分析法等。较常用的方法有单向扩散法与免疫浊度法，前者较为简便，后者更为准确、迅速。恶性单克隆丙种球蛋白病常呈现某一类丙种球蛋白的显著增高，大多在 30 g/L 以上；而正常的免疫球蛋白，包括与 M 蛋白同类的丙种球蛋白的含量则显著降低。在良性丙种球蛋白病的血清标本中，M 蛋白的升高幅度一般没有恶性单克隆丙种球蛋白病那么高，多在 20 g/L 以下；M 蛋白以外的免疫球蛋白含量一般仍在正常范围之内。如在单向扩散试验中出现双圈状沉淀环，则标本中可能存在某种免疫球蛋白片段的 M 蛋白。多克隆丙种球蛋白病患者的血清中常有多种类型的免疫球蛋白水平同时升高，每种类型上升的幅度不太大，但总的丙种球蛋白水平增高比较明显。

免疫球蛋白的定量检测，有时会由于不同实验室所用抗血清特异性的差异，而造成 M 蛋白定量结果的不同，特别在使用某一株 M 蛋白制备的抗血清检测其他患者的 M 蛋白时。如能配合区带电泳光密度扫描，常可纠正这种误差。

进行免疫球蛋白的定量检测，不仅有助于丙种球蛋白病的诊断，还对丙种球蛋白病的良、恶性鉴别具有一定的帮助。如做动态观察，对丙种球蛋白病的病情和疗效的判断有一定的价值。M 蛋白含量的多少常可反映病情的轻重，尤其对同一患者，M 蛋白含量明显增高常提示病情恶化；经有效治疗后，M 蛋白含量逐渐下降，而正常免疫球蛋白的含量则由降低趋向正常。

（二）血清蛋白区带电泳

血清蛋白区带电泳是检测 M 蛋白的唯一的定性实验，乙酸纤维薄膜和琼脂糖凝胶是目前最常采用的两大介质。蛋白质在碱性条件下带不同量的负电荷，在电场中由阴极向阳极泳动。由于等电点的差异，电泳后由正极到负极可分为：清蛋白、α_1-球蛋白、α_2-球蛋白、β_1-球蛋白、β_2-球蛋白和 γ-球蛋白五个区带。根据形成的不同区带以及与正常的电泳图谱相比较，可了解血清中的各种蛋白质的组分。将这些区带电泳图谱扫描，还可计算出各种蛋白的含量和百分比。

正常人血清 γ 区带较宽而且着色较淡，扫描图显示一低矮蛋白峰。γ-球蛋白区域主要由 IgG 免疫球蛋白组成。在低丙种球蛋白血症和丙种球蛋白缺乏症中，γ-球蛋白区带降低。γ-球蛋白水平升高的疾病包括霍奇金病、恶性淋巴瘤、慢性淋巴细胞白血病、肉芽肿病、结缔组织病、肝病、多发性骨髓瘤、Waldenstrom 巨球蛋白血症及淀粉样变性。单克隆丙种球蛋白增高时常在 γ 区（有时在 β 或 α 区）呈现浓密狭窄的蛋白带，经扫描显示为高尖蛋白峰（高：宽＞2∶1），这是由于 M 蛋白的化学结构高度均一，因而其电泳迁移率十分一致。而多克隆丙种球蛋白增高时，如肝病、慢性感染和自身免疫病等，γ 区带宽而浓密，扫描图显示为宽大的蛋白峰（图 13-1）。

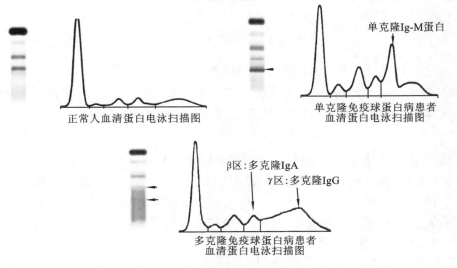

图 13-1 血清蛋白电泳扫描图

在某些情况下还可以出现假的狭区带，易与 M 蛋白混淆，应注意区别。例如溶血标本中血红蛋白形成的 β 位区带，陈旧血清中聚合 IgG 形成的近原位窄区带，以及由类风湿因子形成的位于 γ 区中间的细区带都易与 M 区带相混淆，遇到这些可疑情况时，应进一步做免疫电泳等分析加以区别。

（三）免疫电泳

免疫电泳是琼脂平板电泳和双向琼脂扩散两种方法的结合。将抗原样品在琼脂平板上先进行电泳，使其中的各种成分因电泳迁移率的不同而彼此分开，然后加入抗体做双向琼脂扩散，已分离的各抗原成分与抗体在琼脂中扩散而相遇，在二者比例适当的地方，形成肉眼可见的沉淀弧。该方法可用来研究：①抗原和抗体的相对应性；②测定样品的各成分以及它们的电泳迁移率；③根据蛋白质的电泳迁移率、免疫特性及其他特性，可以确定该复合物中含有某种蛋白质；④鉴定抗原或抗体的纯度。

匀质性的物质具有明确的迁移率，能生成曲度较大的沉淀弧；反之，有较宽迁移范围的物质，其沉淀弧曲度较小。因此，正常人血清与上述抗体进行免疫电泳时出现的沉淀线是均匀的弧形，而M蛋白所形成的沉淀线或沉淀弧较宽，呈弓形或船形。

免疫电泳分析是一项经典的定性实验，但由于影响沉淀线形态的因素较多，扩散时所需抗血清量较大，结果判断需有丰富的实验室经验，现已逐渐被免疫固定电泳替代。

（四）免疫固定电泳

免疫固定电泳是血清区带电泳和免疫沉淀反应两个过程结合的一项定性实验。血清蛋白质在琼脂糖凝胶介质上经电泳分离后，应用固定剂和各型免疫球蛋白及轻链的抗血清，加于凝胶表面的泳道上，经孵育让固定剂和抗血清在凝胶内渗透并扩散后，若有对应的抗原存在，则在适当位置形成抗原抗体复合物。漂洗，将未沉淀的蛋白质去除，已被沉淀的蛋白质贮留在凝胶内。经染色后蛋白质电泳参考泳道和抗原、抗体沉淀区带被氨基黑着色，根据电泳移动距离分离出单克隆组分，可对各类免疫球蛋白及其轻链进行分型。为了精确识别单克隆区带，样品同时在六条泳道上进行测试。经电泳后，ELP作为参考泳道以显示电泳后的蛋白质，其余五条泳道用于鉴定单克隆成分，通过它们与抗血清，γ（IgG）、α（IgA）、μ（IgM）重链和κ、λ轻链（游离和非游离）反应与否进行鉴别。M蛋白在免疫固定电泳上显示狭窄而界限分明的区带，而多克隆增生或正常血清则显示为宽大、弥散而深染的区带（图13-2）。

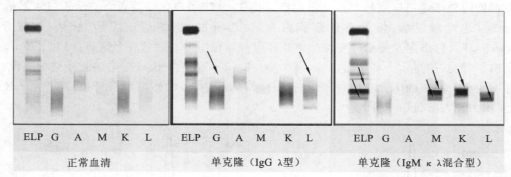

图 13-2 单克隆免疫增生病免疫固定电泳结果

该技术的最大优势是敏感性达 0.5～1.5 g/L，操作周期短，仅需数小时，分辨率高，结果易于分析。目前已经取代了传统的免疫电泳技术，成为单克隆蛋白（M蛋白）鉴定和分型的首要方法。

（五）本周蛋白的检测

本周蛋白即尿中游离的免疫球蛋白轻链，其检测对轻链病的诊断是必不可少的项目，并对多发性骨髓瘤、原发性巨球蛋白病、重链病等疾病的诊断、鉴别和预后判断均有一定帮助。本周蛋白在 pH5.0 的条件下，加热至 50～60 ℃时出现沉淀，继续加热至 90 ℃后又重新溶解。根据这种理化性质，又将其称为凝溶蛋白，故可根据这一特点，用化学方法进行检测。这种加热沉淀法简便易行，但敏感度较低，也不能确定轻链的型别。

对怀疑为本周蛋白阳性的标本应该做进一步的确证实验，可以对尿中κ链和λ链用定量检测方法进行分析，也可以将尿液透析浓缩 50 倍后做免疫固定电泳分析（图13-3）。

轻链病患者尿中可测得本周蛋白，但由于其相对分子质量较小，易迅速自肾中排出，故血中反而呈阴性，检测时应该注意。

本周蛋白检测的临床意义：确定κ轻链，λ轻链及游离轻链，主要诊断多发性骨髓瘤。一般认为，当浆

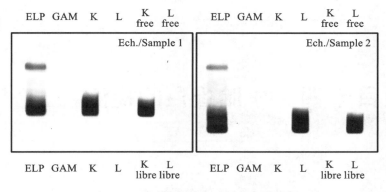

图 13-3 尿本周蛋白免疫固定电泳结果

细胞恶性增生时,可能有过多的轻链产生或重链的合成被抑制,致使过多的轻链通过尿液排出;约 50% 的多发性骨髓瘤患者及约 15% 的巨球蛋白血症患者,其尿液中可出现本周蛋白,肾淀粉样变性、慢性肾盂肾炎及恶性淋巴瘤等患者尿中亦可出现本周蛋白。

（六）冷球蛋白的检测

冷球蛋白是血清中的一种特殊的蛋白质,在 4 ℃时自发沉淀,加热至 37 ℃时又可溶解,故常利用这种可逆性冷沉淀的特性对其进行测定。取患者外周血,分离出血清置 4 ℃冰箱中,一般在 24~72 h 出现沉淀,若 1 周仍不出沉淀者方可判断为阴性。如形成沉淀,再置 37 ℃温育使其复溶,也可将冷沉淀物离心、洗涤后做定性与定量分析。

进行冷球蛋白研究和检测时,必须注意以下事项:部分单克隆冷球蛋白可在低于 10 ℃时发生沉淀,故标本采集时必须将注射器和容器预温,离心机整个操作过程中也都要注意保温;部分冷球蛋白在冷的条件下可迅速沉淀,但有些则需数天,因此,这些血清需在 4 ℃下放置 1 周;大部分正常人血清也含有多克隆冷球蛋白,但通常是在 0.08 g/L 以下;冷纤维蛋白原、C-反应蛋白-清蛋白复合物和肝素沉淀蛋白等也具有冷沉淀特性,实验时应加以区别。

（七）应用原则

当临床上怀疑有浆细胞疾病时,应按照以下检验程序进行检测:①初筛试验:血清蛋白区带电泳分析、免疫球蛋白定量检测或尿本周蛋白定性检测。②对于阳性者要做定量分析及免疫球蛋白分类鉴定:免疫电泳或免疫固定电泳、免疫球蛋白亚型定量和血清及尿中轻链定量及比值计算。③鉴别良性还是恶性增生:最大的区别是良性者轻链与重链增高比为 1∶1,比值无明显异常;恶性者轻链与重链比值不是1∶1,可发生明显增高改变。④临床诊断还要结合相关实验室资料,如骨髓检查、影像学及病理学结果等综合考虑做出正确诊断。

能力检测

一、名词解释

1. 免疫增殖性疾病 2. 单克隆丙种球蛋白病 3. 多克隆丙种球蛋白病 4. 本周蛋白

二、问答题

如果高度怀疑是免疫增殖性疾病,应该分别用哪些免疫技术进行检测?

（张 改）

项目十四　甲胎蛋白的检测

 任务　甲胎蛋白的检测

【申请单】　请完成申请单所要求的项目。

××市人民医院检验申请单

姓名		
性别	年龄	
门诊号	住院号	
诊断或症状		
检验标本		
检验目的		
送检科室	医师	
送检日期	年　　月　　日	

【方法选择】　见表 14-1。

表 14-1　甲胎蛋白检测的方法选择

方法	电化学发光法	ELISA 法	RIA 法
本次检查选择	√		

【材料准备】

(1) 全自动免疫发光分析仪。

(2) 甲胎蛋白(AFP)电化学发光法检测试剂盒(组成:抗 AFP 包被的微粒子、吖啶酯标记的抗 AFP 结合物、标本稀释液以及通用的发光激发液、清洗缓冲液)。

(3) 待检者血清。

(4) 加样枪。

【操作方法】

按试剂盒使用说明书或实验室制订的 SOP 进行操作,主要操作流程如下。

签收标本→离心→上机检测→审核报告→签发报告→标本保存。按仪器和试剂盒操作说明书设定参数,仪器全自动运行。

【结果计算】

全自动发光系统分析仪的数据分析系统自动给出检测结果,应根据校准物和质控物的数据判定结果的有效性。

如待测标本中 AFP 浓度超过检测上限 1000 ng/mL 时,应以稀释液稀释后重测,手工稀释结果应乘以稀释倍数,仪器自动稀释,所检测的结果会自动校正。

【参考区间】

(1) 正常人血清 AFP<13.4 ng/mL。

(2) 各实验室最好根据本室使用的检测系统,检测一定数量的正常人群,建立自己的参考区间。如用文献或说明书提供的参考区间,使用前应加以验证。

【注意事项】

(1) 校准:应定期由生产厂家专业工程师提供校准服务,对影响检测结果的仪器关键部分,如光源系统、孵育系统和加样系统进行校准,以及对零部件进行更换。

(2) 维护:按照制订的 SOP,对仪器进行日、周和月维护,确保仪器处于良好的工作状态。

(3) 性能验证:检测用于常规检测前,应进行性能验证,包括精密度、准确度、线性范围和携带污染率等。

(4) 不同厂家、不同批号试剂不可混用,不能使用超过有效期的试剂盒,试剂启动后应在开瓶稳定期内使用,新批号的试剂需要重新定标,试剂盒第一次使用时需要颠倒混匀。

(5) 待测标本在检测前应充分离心,以保证分离胶、纤维蛋白原、血细胞彻底分离,避免干扰检测系统的加样针吸取标本。

(6) 试剂中所有人源材料,包括定标液等都应视为有潜在感染的物质。

(7) 由于检测方法与试剂特异性方面的差异,用不同方法检测同一待测标本得到的 AFP 浓度,其检测结果可能产生一定的变化。因此实验室报告结果应注明检测方法。不同检测方法间的结果不能直接比较,以免引起临床解释的错误。

【报告单】

××市人民医院检验报告单 质评合格,省内参考

检查项目:血清 AFP　　　　　　　　采集时间:　　　　　　　　接收时间:

姓名	患者编号	标本号	报告时间
性别	床号	送检医师	临床诊断
年龄	科别	标本种类	备注

序号	项目	结果	参考值	单位

检验者:　　　　　　　　审核者:

此结果仅对此标本负责,如有疑问,请当日咨询。

【原理】

采用直接化学发光技术的双抗体夹心法检测。将待测标本、AFP 分析稀释液以及抗 AFP 包被的顺磁性微粒子混合;标本中存在的 AFP 结合到抗 AFP 包被的微粒子上;洗涤后,加入吖啶酯标记的抗 AFP 结合物,随后将预激发液和激发液添加到反应混合物中,测量的化学发光反应的结果,以相对发光单位(RLUs)表示;标本中 AFP 含量与系统检测出的 RLUs 成正比。

 知识理论Ⅰ 化学发光免疫分析技术

一、概述

化学发光免疫分析是将化学发光分析和免疫反应相结合而建立起来的一种新的免疫标记检测技术,

可用于各种微量抗原、半抗原、抗体、激素、酶类、维生素和药物等的检测。该技术兼有化学发光的高灵敏性和抗原抗体反应的高特异性且无放射性危害等优点,已被一些大型医院、实验室用于常规免疫学检验。

发光是指分子或原子吸收能量后,由低能量的基态跃迁到高能级的激发态,当其再返回基态时,释放出的能量表现为光的发射。化学发光是指某些物质(发光剂)在化学反应时,吸收了反应过程中所产生的化学能,使反应的产物分子或中间态分子中的电子跃迁到激发态,当从激发态回复到基态时,以发射光子的形式释放出能量的现象。

一个化学反应要产生发光现象必须满足以下条件:①该反应必须提供足够的激发能,并由某一步骤单独提供,因为前一步反应释放的能量将因振动弛豫消失在溶液中而不能发光;②有利的反应过程,使化学反应的能量至少能被一种物质所接受并生成激发态;③激发态分子必须具有一定的化学发光量子效率释放出光子,或者能够转移它的能量给另一个分子使之进入激发态并释放出光子。

化学发光的发光类型通常分为闪光型和辉光型两种。闪光型发光时间很短,只有零点几秒到几秒。辉光型又称持续型,发光时间从几分钟到几十分钟甚至更久。闪光型的样品必须立即测量,必须配全自动的加样和测量仪。测量辉光型的样品可以使用通用型仪器,也可配全自动仪器。

二、化学发光剂和标记技术

在化学发光反应中参与能量转移并最终以发射光子的形式释放能量的化合物称为化学发光剂或发光底物。作为化学免疫技术的化学发光剂应符合以下条件:①发光的量子产率高;②物理-化学特性要与被标记或测定的物质相匹配,能与抗原或抗体形成稳定的偶联结合物;③其化学发光常是氧化反应的结果;④在所使用的浓度范围内对生物体没有毒性。化学发光免疫技术中常用的化学发光剂或发光底物有如下三种。

1. 直接化学发光剂 这类发光剂在发光免疫分析过程中不需要酶的催化作用,直接参与发光反应,它们在化学结构上有产生发光现象的特有基团,可直接标记抗原或抗体,如吖啶酯(acridinium ester,AE)在碱性条件下被 H_2O_2 氧化时,发出波长为 470 nm 的光,具有很高的发光效率,其激发态产物 N-甲基吖啶酮是该发光体系的发光体。

2. 酶促反应的发光底物 利用标记酶的催化作用,使发光剂(底物)发光,这一类需酶催化后发光的发光剂称为酶促反应发光剂。酶促反应发光剂的优点是只要更换底物,其他与经典的 ELISA 相同。

目前化学发光酶免疫技术中常用的酶有辣根过氧化物酶(HRP)和碱性磷酸酶(ALP)。HRP 的发光底物为鲁米诺或其衍生物和对-羟基乙酸。ALP 的发光底物为 3-(2-螺旋金刚烷)-4-甲氧基-4-(3-磷氧酰)-苯基-1,2-二氧环乙烷二钠盐(AMPPD)和 4-甲基伞形酮磷酸盐(4-MUP,荧光底物)。

鲁米诺或其衍生物:鲁米诺在碱性条件下可被一些氧化剂氧化,发生化学反应,辐射出最大发射波长为 425 nm 的光。鲁米诺和 H_2O_2 在无 HRP 催化时也能缓慢发光,在最后光强度测定中造成空白干扰,因而宜配成 2 瓶试剂,在用前即刻混合。此外,HRP 发光增强剂如某些酚试剂(如邻-碘酚)或荧光虫荧光素可增强 HRP 催化鲁米诺氧化的反应和延长发光时间,提高发光敏感度。

AMPPD:又称金刚烷,是一种新的化学发光剂,AMPPD 在碱性磷酸酶作用下磷酸酯基发生水解生成一种不稳定的中间体 AMPD,其有 2～30 min 的分解半衰期,发生波长 470 nm 的持续性发光,在 15 min 时其强度达到高峰,15～60 min 内光强度保持相对稳定。

3. 电化学发光剂 电化学发光剂是指通过在电极表面进行电化学反应而发光的物质。如化学发光剂三联吡啶钌 $[Ru(bpy)_3]^{2+}$ 和电子供体三丙胺(tripropyl amine,TPA)在阳性电极表面可同时失去一个电子而发生氧化反应。二价的 $[Ru(bpy)_3]^{2+}$ 被氧化成三价,成为强氧化剂。TPA 失去电子后被氧化成阳离子自由基 TPA^+,它很不稳定,可自发地失去一个质子(H^+),形成自由基 TPA,成为一种很强的还原剂,可将一个高能量的电子递给三价的 $[Ru(bpy)_3]^{3+}$ 使其形成激发态的 $[Ru(bpy)_3]^{2+}$。激发态的三联吡啶钌不稳定,很快发射出一个波长为 620 nm 的光子,回复到基态的三联吡啶钌。这一过程可在电极表面周而复始地进行,产生很多光子,使光信号增强。

将化学发光剂与抗原或抗体结合在一起的标记技术有很多,大多是利用交联剂与被标记分子结构中的游离氨基、羧基、巯基(—SH)、羟基等基团形成不可逆连接。如吖啶酯类化学剂常用 N-羟基琥珀酰亚基胺活化法,使蛋白质(抗原或抗体)分子中的羧基,通过 N-羟基琥珀酰亚胺活化,再与发光剂的氨基偶联形成酰胺键的发光标志物。三联吡啶钌($[Ru(bpy)_3]^{2+}$)、N-羟基琥珀酰亚胺(NHS)可与蛋白质、半抗原激素、核酸等多种化合物结合成化学发光标志物。

三、化学发光免疫分析技术的类型

化学发光免疫分析技术可根据发光剂选择的不同分为化学发光免疫分析(chemiluminescence immunoassay,CLIA)、化学发光酶免疫分析(chemiluminescence enzyme immunoassay,CLEIA)和电化学发光免疫分析(electrochemiluminescence immunoassay,ECLIA)。

(一)化学发光免疫分析

化学发光免疫分析(CLIA)是用直接化学发光剂(如吖啶酯)标记抗体(抗原),与待测标本中相应的抗原(抗体)和磁颗粒性的抗体(抗原)发生免疫反应后,通过磁场把结合状态和游离态的化学发光剂标志物分离开来。加入氧化剂(H_2O_2)和碱性溶液(NaOH)使反应系统呈碱性,则发光剂发光,由集光器和光电倍增管接受、记录单位时间内所产生的光子能,并从曲线上计算出待测抗原(抗体)的含量。所用方法如下。

(1)双抗体夹心法:用磁颗粒固相抗体和吖啶酯标记抗体与待测标本中相应抗原反应,生成磁颗粒抗体-待检抗原-吖啶酯标记抗体复合物,经电磁场中洗涤后加入 H_2O_2 和 pH 值纠正液 NaOH,吖啶酯分解并发光,其发光量与待测标本中抗原量成正比。

(2)双抗原夹心法:用磁颗粒固相抗原和吖啶酯标记抗原与待测标本中相应抗体反应,生成磁珠抗原-待测抗体-吖啶酯标记抗原复合物,经在电磁场中洗涤后加入 H_2O_2 和 pH 值纠正液 NaOH,吖啶酯分解并发光,其发光量与待测标本中抗体量成正比。

(3)固相抗原竞争法:用已知抗原包被磁颗粒制成的磁颗粒抗原和待测样本的相应抗原与恒定的相对不足的吖啶酯标记抗体发生竞争性结合反应,反应平衡后在电磁场中加入 H_2O_2 和 pH 值纠正液 NaOH,吖啶酯分解并发光,其发光量与待测标本中抗原成反比。该法常用于多肽类小分子抗原的测定。

方法评价:化学发光免疫分析使用直接化学发光剂吖啶酯作为标志物,其化学反应简单、快速,不受温度、pH 值影响,无需催化剂,背景噪声低,保证了测定的灵敏度。发光迅速,发光强度强;在 1 s 内完成,为快速闪烁发光;0.4 s 左右发射光强度达到最大,半衰期为 0.9 s 左右。因此,对信号检测仪的灵敏度要求高。吖啶酯可直接标记抗原或抗体,结合稳定,不影响标志物的生物学活性和理化特性。吖啶酯相对分子质量小,使其对结合反应的空间位阻作用减少。

(二)化学发光酶免疫分析

化学发光酶免疫分析(CLEIA)属于酶免疫测定的范畴,是用参与催化某一化学反应的酶如辣根过氧化物酶(HRP)或碱性磷酸酶(ALP)来标记抗原(抗体),在与待测标本中相应抗体(抗原)发生免疫反应后,经洗涤将结合酶标物与游离酶标物分离后,加入底物(发光剂),酶催化底物发光,由光量子阅读系统接受,光电倍增管将光信号转变为电信号并加以放大,再把它们传送至计算机数据处理系统,计算出测定物的浓度。方法同化学发光免疫分析,主要有双抗体夹心法、双抗原夹心法和固相抗原竞争法三种模式,不同的是标志物是酶而不是化学发光剂。

方法评价:酶催化鲁米诺、AMPPD 等发光剂发出的光稳定、持续时间长、便于记录和测定。酶标记抗原或抗体结合稳定,试剂有效期长。有全自动及半自动分析仪,半自动分析操作同 ELISA,其成本相对较低,但手工操作步骤多,误差相对较大,适合中小医院使用。洗涤要彻底,以免因血清中其他来源的过氧化物酶类物质所产生的非特异性吸附,而影响测定结果。

(三)电化学发光免疫分析

电化学发光免疫分析(ECLIA)是近年来发展起来的一种新型的分析方法,是化学发光、电化学、生物分析、微电子技术以及传感技术相结合的最新产物。临床检测项目包括激素、肿瘤标志物、心血管疾病标志物、感染性疾病的抗原与抗体、药物浓度等。

ECLIA 是以电化学发光剂三联吡啶钌标记抗体(抗原),通过抗原抗体反应和磁珠分离技术,根据三联吡啶钌在电极上发出的光强度对待测的抗原或抗体进行定量分析。

在电化学发光免疫分析系统中,以磁性微粒为固相载体包被抗体(抗原),用三联吡啶钌标记抗体(抗原),在反应体系内待测标本与相应抗原(抗体)发生免疫反应后,形成磁性微粒包被抗体-待测抗原-三联吡啶钌标记抗体复合物,蠕动泵将上述复合物吸入流动室,同时加入 TPA 缓冲液。当磁性微粒流经电极表面时,被安装在电极下面的电磁珠吸引住,而未结合的标记抗体和标本缓冲液被冲走。与此同时电极加压,启动电化学发光反应过程。该过程在电极表面周而复始地进行,产生许多光子,光电倍增管检测光强度,光的强度与待测抗原的浓度成正比。

方法评价:标志物的再循环利用,使发光时间更长、强度更高、易于测定。具有灵敏度高、线性范围宽、反应时间短、试剂稳定性好等特点。三联吡啶钌相对分子质量小,在一个抗体上可同时标记许多标志物而不影响抗体的免疫活性。

三种化学发光免疫分析的比较见表 14-2。

表 14-2 三种化学发光免疫分析的比较

分 类	使用的标志物	发光模式及特点
化学发光免疫分析	吖啶酯	吖啶酯在过氧化氢的稀碱溶液中即能发光,反应简单、快速
化学发光酶免疫分析	HRP (以鲁米诺或其衍生物为发光底物)	鲁米诺或其衍生物和 H_2O_2 在 HRP 的催化下发光,可使用发光增强剂使其发光时间延长,提高发光敏感度
	ALP (以 AMPPD 为发光底物)	AMPPD 在碱性条件下,被 ALP 催化发光,其发光时间长而稳定
电化学发光免疫分析	三联吡啶钌	三联吡啶钌与电子供体 TPA 在阳性电极表面产生循环的电化学发光,发光强度高、持续时间长

四、化学发光免疫测定的临床应用

由于化学发光免疫测定技术标志物为非放射性物质,而且还具有快速、准确、特异、可自动化等特点,因此已广泛应用于肿瘤标志物、各种激素、药物及其他微量生物活性物质的测定。

1. 甲状腺激素 T3、T4、hTSH、FT4、FT3、抗 TPO、甲状腺球蛋白、抗甲状腺球蛋白抗体等。

2. 生殖激素 B-HCG、催乳素、促卵泡激素、促黄体激素、孕酮、雌二醇、非结合雌三醇、甲胎蛋白、睾酮、硫酸脱氢异雄酮。

3. 肾上腺/垂体激素 皮质醇、尿皮质醇、人生长激素、甲状旁腺激素、促肾上腺皮质激素。

4. 贫血因子 维生素 B12、叶酸、红细胞叶酸、铁蛋白等。

5. 肿瘤标志物 AFP、CEA、PSA、f-PSA、CA19-9、CA125、CA15-3 等。

6. 感染性疾病 衣原体抗体、弓形虫 IgG 抗体、弓形虫 IgM 抗体、风疹病毒 IgG 抗体、风疹病毒 IgM 抗体、巨细胞病毒 IgG 抗体、巨细胞病毒 IgM 抗体等。

7. 糖尿病 胰岛素、C 肽等。

8. 心血管系统 肌酸激酶 MB 同工酶、地高辛、肌红蛋白、心肌肌钙蛋白等。

9. 病毒标志物 HIV1/2 Ab、HBsAg、HBsAb、HCV Ab、HAV IgM、HBcAb、HBeAg、HBeAb 等。

10. 骨代谢 骨胶原酶、脱氧吡啶啉等。

11. 过敏性疾病 总 IgE、特异性 IgE 等。

12. 治疗药物监测 茶碱、地高辛、环孢素、巴比妥等。

知识理论 II 肿瘤免疫及其免疫检测

一、肿瘤抗原的分类

肿瘤细胞是由正常细胞转化而来。肿瘤抗原是指在肿瘤发生、发展过程中新出现的或过度表达的抗原物质。肿瘤抗原大多存在于肿瘤细胞表面,少数在胞浆和胞核内表达。肿瘤抗原的分类方法众多,通常根据下述方法分类。

（一）根据肿瘤抗原的特异性分类

依据肿瘤抗原的特异性,肿瘤抗原可分为肿瘤特异性抗原和肿瘤相关抗原。

1. 肿瘤特异性抗原(tumor specific antigen,TSA)　TSA 只存在于肿瘤细胞表面,而不存在于正常组织或细胞中。目前已证实人的肿瘤细胞表面有 TSA 的存在,如 P15 基因(人黑色素瘤)、P210(白血病)等。TSA 只被 CD8$^+$ CTL 识别,而不被 B 细胞识别,因此 TSA 是诱发 T 细胞免疫应答的主要肿瘤抗原。

2. 肿瘤相关抗原(tumor associated antigen,TAA)　TAA 是指非肿瘤细胞所特有的,既存在于肿瘤细胞表面,也存在于相应的正常细胞中,只是在细胞癌变时其含量才会明显增加的抗原物质。TAA 常被 B 细胞识别,产生相应的抗体。TAA 虽无严格的肿瘤特异性,但其实验室检查对某些肿瘤的诊断和预后评估有一定的价值。

（二）根据肿瘤抗原产生的机制分类

1. 理化因素诱导的肿瘤抗原　动物实验证实,某些化学致癌剂(如二乙基硝酸等)或物理因素(如 X 线、紫外线照射等)可致某些基因突变,可诱发肿瘤。这类肿瘤抗原具有高度的异质性,但免疫原性较弱。由于人类很少暴露于这种强烈化学、物理的诱发环境中,因此大多数人的肿瘤抗原不是这种抗原。

2. 病毒诱发的肿瘤抗原　人类肿瘤的研究及动物实验均证实,某些肿瘤可由病毒引发,如 EB 病毒的感染可引发鼻咽癌、B 细胞瘤,HPV 的感染可引发人宫颈癌,人嗜 T 细胞病毒的感染可诱导成人 T 细胞白血病(ATL)。此类抗原通常有较强的免疫原性和病毒特异性,但无种系、个体和器官特异性。由同一病毒诱发的肿瘤均表达相同的肿瘤抗原。

3. 自发性肿瘤抗原　自发性肿瘤是指无明显诱因的肿瘤,大多数人类肿瘤属之。自发性肿瘤表达的抗原大部分为基因突变的产物,包括癌基因(*Ras* 等)、抑癌基因(如 P53 等)的突变产物以及融合蛋白(如 bcl-abl 等)。某些自发性肿瘤抗原是由所谓的沉默基因在细胞恶变时表达(如黑色素瘤抗原)的。

4. 胚胎抗原　胚胎抗原是在胚胎发育阶段由胚胎组织产生的正常成分,在胚胎后期减少,出生后逐渐消失或极微量存在。当细胞癌变时,此类抗原可重新合成。胚胎抗原是最早用于肿瘤免疫学诊治的抗原,其中 AFP 和 CEA 是人类肿瘤中研究得最为深入的两种胚胎抗原,分别有助于肝癌和结肠癌的诊断。

二、机体抗肿瘤免疫效应

正常人体每天约有 10^{11} 细胞处于分裂中,其中发生突变的细胞概率为 $10^{-9} \sim 10^{-7}$,免疫系统能及时识别和清除突变的细胞,故突变细胞一般不会形成肿瘤,此乃免疫监视,也称为抗肿瘤免疫。机体的抗肿瘤免疫机制包括非特异性免疫应答和特异性免疫应答,二者协同参与抗肿瘤免疫效应。

（一）非特异性抗肿瘤免疫

1. 补体非经典激活途径溶细胞作用　肿瘤能分泌 IL-6、C 反应蛋白(C-reaction protein,CRP)等炎症介质,这些介质可激活补体 MBL 激活途径,从而溶解肿瘤细胞。

2. NK 细胞的细胞毒作用　NK 细胞是机体抗肿瘤免疫的第一道防线,在肿瘤早期发挥重要作用。NK 细胞在趋化因子作用下迁移至肿瘤灶。许多肿瘤细胞表面由于 MHC I 类分子表达缺失或降低,不能与 NK 细胞表面抑制性受体(killer inhibitory receptor,KIR)结合;而肿瘤细胞表面某些糖类配体可与

NK 细胞表面活化性受体(killer activator receptor,KAR)结合,使 NK 细胞活化并发挥胞毒效应;NK 表面可表达 FasL,且分泌细胞毒性蛋白,通过类似于 CTL 的机制杀伤肿瘤细胞。

3. MΦ 的非特异性杀伤作用 活化的 MΦ 可分泌 TNF、蛋白水解酶、IFN 和活性氧等细胞毒性分子,直接杀伤肿瘤细胞;活化的 MΦ 分泌 IL-1 等细胞因子,直接或间接杀伤肿瘤细胞;MΦ 还可通过非特异性吞噬作用杀伤肿瘤细胞。

此外,抗肿瘤的非特异性免疫还涉及嗜中性粒细胞和多种细胞因子的作用。

(二)特异性抗肿瘤免疫

特异性抗肿瘤免疫在抗肿瘤效应中占主导地位。

1. 抗肿瘤体液免疫机制 免疫系统针对肿瘤抗原产生体液免疫应答,产生抗肿瘤抗原的特异性抗体,并发挥抗肿瘤作用。与抗肿瘤的细胞免疫效应相比,体液免疫并非主要的效应机制。其主要作用机制有:①补体经典激活途径溶细胞效应:此即补体依赖的细胞毒效应(CDC),乃 IgM 和 IgG(IgG1 和 IgG3)类抗体与肿瘤表面抗原结合后,激活补体经典途径,最终形成膜攻击复合体(MAC),溶解肿瘤细胞。②抗体依赖的细胞介导的细胞毒效应:NK 细胞、MΦ 和中性粒细胞通过其表面 $Fc_\gamma R$ 与抗肿瘤抗体(IgG)结合,借助 ADCC 效应而杀伤肿瘤。③免疫调理作用:抗肿瘤抗体与吞噬细胞表面 $Fc_\gamma R$ 结合,增强吞噬细胞的吞噬功能。此外,抗肿瘤抗体与肿瘤抗原结合能活化补体,借助所产生的 C3b 与吞噬细胞表面 CR1 结合,促进其吞噬作用。④抗体封闭肿瘤细胞表面某些受体:抗体可通过封闭肿瘤细胞表面某些受体影响肿瘤细胞的生物学行为,例如,某些抗肿瘤抗原 P185 的抗体能与瘤细胞表面 P185 结合,抑制肿瘤细胞增殖;抗转铁蛋白抗体可阻断转铁蛋白与瘤细胞表面转铁蛋白受体结合,抑制肿瘤细胞生长。⑤抗体干扰肿瘤细胞黏附作用:某些抗体可阻断肿瘤细胞表面黏附分子与血管内皮细胞或其他细胞表面的黏附分子配体结合,从而阻止肿瘤细胞生长、黏附和转移。⑥其他机制:抗肿瘤抗体可与相应肿瘤抗原结合而形成免疫复合物,其中 IgG Fc 段可与 APC 表面 $Fc_\gamma R$ 结合,从而富集抗原,有利于 APC 向 T 细胞提呈肿瘤抗原。此外,抗肿瘤抗体的独特型抗体(第二抗体)可发挥"内影象组"作用,模拟肿瘤抗原而激发和维持机体的抗肿瘤免疫。

2. 抗肿瘤细胞免疫机制 细胞免疫机制在机体抗肿瘤效应机制中发挥主要作用。T 细胞应答是控制肿瘤生长发育的最重要的宿主应答。参与抗肿瘤免疫的两类 T 细胞是 $CD8^+$ 细胞毒性 T 细胞(CTL)和 $CD4^+$ 辅助性 T 细胞(Th),$CD8^+$ CTL 可通过其抗原受体识别肿瘤细胞上的特异性抗原,并在 Th 细胞的辅助下活化后直接杀伤肿瘤细胞;活化的 CTL 也可通过分泌淋巴因子如 γ 干扰素、淋巴毒素等间接地杀伤肿瘤细胞。$CD4^+$ T 通过产生淋巴因子增强 CTL 的功能,激活巨噬细胞或其他 APC,产生肿瘤坏死因子发挥溶瘤作用。树突状细胞(DC)作为一类专职抗原提呈细胞,其极强的抗原提呈作用,辅助 T 细胞参与特异性杀伤肿瘤的过程。

(三)肿瘤细胞的免疫逃逸机制

机体虽然有多种抗肿瘤的免疫效应机制存在,但仍有肿瘤的发生发展,因为肿瘤细胞亦可通过多种机制逃避机体免疫系统的攻击,或者使机体不能产生抗肿瘤免疫应答。肿瘤细胞的逃逸机制可能如下。

1. 肿瘤抗原的缺陷和抗原调变 肿瘤特异性抗原与正常细胞表面蛋白的差异很小,甚至仅个别氨基酸不同,且表达量较低,故其免疫原性非常弱,难以诱发机体产生有效的抗肿瘤免疫应答。某些肿瘤细胞能表达大量 TAA,但多系胚胎期的正常成分,机体对其存在先天性免疫耐受,同样也不能有效激发机体免疫应答。此外,免疫细胞或分子可能使某些肿瘤抗原表位减少或丢失,从而逃逸免疫系统识别和杀伤,此现象称为"抗原调变(antigen modulation)"。

2. MHC 抗原的表达异常 已发现,肿瘤细胞 MHC I 类分子表达缺陷或降低,同时可异常表达非经典 MHC I 类分子(如 HLA-G、HLA-E 等)。经典 MHC I 类分子缺失可致抗原提呈障碍,影响肿瘤特异性 CTL 活化和抗肿瘤效应;NK 细胞表面 KIR 识别肿瘤细胞表面异常表达的非经典 MHC I 类分子,从而启动抑制性信号,抑制 NK 细胞的胞毒作用。

3. 肿瘤细胞抗原的"封闭"或"覆盖" 肿瘤抗原可被某些非特异性成分(如唾液黏蛋白等)覆盖,或被封闭性因子"封闭",从而干扰免疫细胞对肿瘤抗原的识别和杀伤。封闭因子可能是:①封闭抗体

(blocking antibody),其可与肿瘤细胞膜抗原结合,并封闭之;②可溶性肿瘤抗原,它可与淋巴细胞表面特异性抗原识别受体结合;③抗原抗体复合物,它可与肿瘤细胞表面的肿瘤抗原结合,又可通过其抗原成分封闭免疫细胞表面的抗原识别受体。

4. 肿瘤抗原的加工、处理和提呈障碍 某些肿瘤细胞(如人小细胞肺癌细胞)不能将 MHC I 类分子-抗原肽复合物转移至癌细胞表面;某些肿瘤细胞内 LMP-1、LMP-2 和 TAP 表达低下。上述情况均导致肿瘤抗原的加工、处理和提呈障碍,使肿瘤细胞逃逸机体免疫机制的攻击。

5. 肿瘤细胞协同刺激分子表达异常 已发现,肿瘤细胞表面 B7 等协同刺激分子表达低下或缺乏,不能为 CTL 提供协同刺激信号(第二活化信号),导致 CTL 无能或凋亡。

6. 肿瘤细胞的"漏逸"和"免疫刺激" 在体内仅出现少量肿瘤细胞的情况下,其非但不能激发机体产生免疫应答,反可刺激肿瘤细胞不断生长,此即免疫刺激(immunostimulation)。而一旦肿瘤迅速生长,机体免疫系统又无足够能力清除大量肿瘤细胞,此即肿瘤"漏逸"(sneaking through)。

7. 肿瘤细胞分泌免疫抑制性因子 近期发现,肿瘤细胞可分泌 IL-10、TGF-β、VEGF 和 PGE2 等细胞因子,可抑制 DC 前体细胞发育,阻止其向成熟 DC 分化;抑制 DC(尤其肿瘤浸润部位 DC)表达 MHC II 类分子和 B7。在上述因子作用下,DC 能诱导肿瘤浸润淋巴细胞(TIL)对肿瘤抗原的耐受。此外这些因子还下调其他免疫细胞功能,有利于肿瘤细胞逃逸免疫攻击。

8. Fas/FasL 肿瘤细胞可表达 FasL,而活化的 CTL 表达 Fas,故二者结合可介导肿瘤抗原特异性 CTL 凋亡,使肿瘤逃逸 CTL 的特异性杀伤效应。另外,肿瘤细胞往往高表达多种癌基因产物(如 Bcl-2 家族),这些分子能抵抗由活化 CTL 介导的瘤细胞凋亡,利于瘤细胞异常增生。

三、常见恶性肿瘤疾病与相关肿瘤标志物

肿瘤标志物(tumor marker,TM)是指在恶性肿瘤发生和增殖过程中,由肿瘤细胞的基因表达而合成分泌的,或是由机体对肿瘤反应而异常产生和或升高的,反映肿瘤存在和生长的一类物质。肿瘤抗原可以是 TM,但 TM 不一定是肿瘤抗原。临床上常见的恶性肿瘤疾病的相关肿瘤标志物包括如下几种。

(一)AFP

甲胎蛋白(alpha-fetoprotein,AFP)是由 590 个氨基酸组成的糖蛋白,相对分子质量为 70000,在胎儿期分别由卵黄囊和胎肝合成,在胎儿诞生后 18 个月,清蛋白合成增加,AFP 浓度下降。正常成人肝细胞几乎不产生 AFP。当肝细胞或生殖腺胚胎组织等癌变时,有关基因重新被激活,又大量表达 AFP。参考值:健康成人 $<20\ \mu g/L$(CLIA)。

持续一个月以上 AFP$>500\ \mu g/L$,并能排除妊娠、活动性肝炎、睾丸癌或卵巢畸胎瘤等,意味着存在肝癌。

(二)CEA

癌胚抗原(carcinoembryonic antigen,CEA)是一种由 641 个氨基酸组成的糖蛋白,糖链含岩藻糖、甘露糖、半乳糖以及唾液酸。胎儿在妊娠两个月后由消化道分泌 CEA,出生后消失。参考值:健康成人 $<2.5\ \mu g/L$(CLIA)。

CEA 升高主要见于结/直肠癌,其他恶性肿瘤如胰腺癌、肺癌、胃癌、乳腺癌、子宫癌 CEA 也升高。肿瘤患者手术切除后 6 周,CEA 水平恢复正常,否则提示有残存肿瘤。若 CEA 浓度持续不断升高,或其数值超过正常 5～6 倍者均提示预后不良。

(三)CA

糖链抗原(carbohydrate antigen,CA)是由于细胞膜糖蛋白中糖基异常而形成的抗原。

1. CA125 一种大分子多聚糖蛋白,存在于胎儿体腔上皮分化而来的心包膜、腹膜、胸膜等组织。在浆液性卵巢癌、宫颈内膜腺癌、乳腺癌等高度表达。但在黏液性卵巢癌不表达。正常人血清 CA125 的阳性临界值为 35 kU/L(RIA)。CA125 是目前最重要的卵巢癌相关抗原,主要用于卵巢肿瘤的诊断、疗效观察。

2. CA19-9 一种黏蛋白型的糖类蛋白。存在于胰腺、胆道、胃、肠、子宫内膜、涎腺上皮上。正常血

清中含量较低,多种消化系统肿瘤细胞大量表达。正常人血清 CA19-9 为 2～16 kU/L(RIA)。CA19-9 的检出率以胰腺癌和胆管癌最高,是迄今报道的对胰腺癌敏感性最高的标志物。

3. CA15-3 糖蛋白类抗原,其抗原表位是由糖和多肽两部分组成,相对分子质量为 400000,主要在乳腺癌、肺腺癌、胰腺癌等腺癌细胞表达。健康成人血清 CA15-3<28 kU/L(RIA),主要用于乳腺癌的辅助诊断及病情监测和预后评估:①CA15-3 与 CEA 联合检测时,可提高乳腺癌早期诊断的敏感性;②与 CA125 联合检查,用于卵巢癌复发的早期诊断。

4. CA50 广泛存在于胰腺、胆囊、肝脏、胃、结直肠、子宫、膀胱等,故视为胰腺、结直肠癌的标志物。CA50 的正常值参考值<20 kU/L(RIA)。CA50 并非某一特定器官的肿瘤标志物,在多种恶性肿瘤中可有不同的检出率。应用 CA50 单抗建立的免疫放射测定(IRMA)技术可用于肿瘤的早期诊断,胰腺癌、胆囊癌等患者血清的阳性检出率高达 90%,CA50 对肝癌、胃癌、结直肠癌、卵巢肿瘤的诊断亦有较高价值。在胰腺炎、结肠炎和肺炎时,CA50 亦会升高,但炎症消退后下降。

(四)NSE

神经元特异性烯醇化酶(neuron specific enolase,NSE)为烯醇酶的异构体,是一种酸性同工酶,是参与甘油分解的最后一个酶,存在于神经元和神经内分泌组织中。NSE 的相对分子质量为 78000,正常参考范围为成人<16.3 μg/L(CLIA)。

NSE 是小细胞肺癌和神经母细胞瘤的最主要的肿瘤标志物。NSE 对小细胞肺癌的敏感度为 80%,特异性为 80%～90%,是目前公认的小细胞肺癌高特异性和高灵敏性的 TM。

(五)AFU

a-L-岩藻糖苷酶(a-L-fucosidase,AFU)为溶酶体酸性水解酶,广泛分布在人体组织细胞、血液和体液中,参与糖蛋白、糖脂和寡糖的代谢。AFU 的正常参考值为 5～40 U/L(连续监测法)。

原发性肝癌患者血清 AFU 活力显著高于其他各类疾病(包括良、恶性肿瘤)。AFU 是对原发性肝细胞性肝癌临床诊断的又一敏感、特异的新 TM。AFU 活性动态曲线对判断肝癌疗效、估计预后和预报复发均有极为重要的作用。

(六)CT

降钙素(calcitonin,CT)是由甲状腺滤泡细胞 C 细胞合成分泌的单链多肽激素,又称甲状腺降钙素,是由 32 个氨基酸组成,相对分子质量为 3500。人类 CT 的半衰期只有 4～12 min,正常情况下其靶器官为骨、肾和小肠,主要抑制破骨细胞的生长,促进骨盐的沉积,增加尿磷,降低血钙、血磷。CT 的正常值参考值<100 ng/L(RIA)。

甲状腺髓样癌患者血清的 CT 必定会升高,故 CT 可作为观察临床疗效的指标。肺癌、乳腺癌、胃肠癌及嗜铬细胞瘤患者,亦可因高血钙或异位分泌而导致血清 CT 水平增加,另外肝硬化、肝癌也偶可出现血清 CT 增高。

(七)PSA

前列腺特异性抗原(prostate specific antigen,PSA)是一种由前列腺上皮细胞分泌的单链糖蛋白,相对分子质量 34000,正常人血清内含量极微。PSA 在血液中有三种形式:F-PSA、PSA-ACT、PSA-α2M。PSA 在正常男性含量<2.5 μg/L。现临床上检测的 PSA 是针对前两种。PSA 是目前前列腺癌最理想的 TM,用于前列腺癌的筛查、分期及预后评估、疗效判断、复发监测。

(八)β_2m

β_2-微球蛋白(β_2-microglobulin,β_2m)是从肾脏患者尿中分离的蛋白质,相对分子质量仅为 1200,因电泳时位于 β_2m 区而被命名,为 HLA 的轻链。血清 β_2m 正常范围为 2.14～4.06 mg/L,尿 β_2m 为 0～0.65 mg/L,脑脊液 β_2m 为 1.16～1.38 mg/L。

β_2m 是恶性肿瘤的辅助标志物,也是一些肿瘤细胞上的肿瘤相关抗原。在肾功能衰竭、多种血液系统疾病、炎症时,血清 β_2m 升高,但其在多种疾病中均可增高,故应排除炎症性疾病或肾小球滤过功能减低所导致的血清 β_2m 增高。肿瘤患者的血清 β_2m 异常增高,在淋巴系统肿瘤如慢性淋巴细胞白血病、淋巴细胞肉瘤、多发性骨髓瘤等中尤其明显,在肺癌、乳腺癌、胃肠癌、宫颈癌等中亦可增高。

四、肿瘤标志物的检测与临床应用

(一)肿瘤标志物的检测技术

血清 TM 检测多采用免疫学和生物化学方法,瘤细胞表面的 TM 则常采用免疫组化和流式细胞术,尤其是流式细胞术,分子生物学法多用于科研。

1. 免疫学检测 常用 ELISA、RIA、CLIA、ECLIA、TRFIA 等方法进行检测,主要用于血液、体液中的 TM 的检测,上述方法灵敏度高、特异性强,既可定性又可定量分析。

2. 生物化学方法 常用生化比色法检测 AFU、γ-GT,电泳法检测酶和同工酶如 AP 及其同工酶、LD 及其同工酶。

3. 免疫组织化学 常用于组织切片、脱落细胞、穿刺细胞等的细胞病理学检查,可用于肿瘤的分化程度、异型性的判断,恶性程度的区分及预后评价。

4. 流式细胞术 主要用于肿瘤细胞表面的 TM 的检测与分析,尤其是 CD 分子的检测,在白血病、恶性淋巴瘤的诊断、免疫学分型、治疗方案的确定中有重要意义。

5. 分子生物学技术 常用于肿瘤的发病机制及诊断方面的研究,常使用基因扩增、杂交技术、DNA 重组等分析相关基因的结构和功能改变。

(二)肿瘤标志物的联合应用

大部分单个肿瘤标志物敏感性或特异性偏低,不能满足临床需要。为提高 TM 辅助诊断价值和确定何种 TM 可作为治疗后的随访监测指标,合理选择几项灵敏度、特异性能互补的 TM 构成最佳组合,进行联合检测。在联合应用时,基本原则是选用不同性质、互补的、相对敏感的 3~4 个标志物组成标志群(表14-3)。

表 14-3 肿瘤标志物的联合检测

恶 性 肿 瘤	主要 TM	其他 TM
胰腺癌	CA19-9	CA50、Amy
原发性肝癌	AFP	AFP-L3、DCP、GPC-3、GP-73
结直肠癌	CEA	CA242
前列腺癌	PSA	f-PSA、ALP
肺癌	NSE	ProGRP、Cyfra21-1、SCC
卵巢癌	CA125	HE-4、β-HCG
胃癌	CA72-4	PG、CA19-9、CEA
淋巴瘤	β_2m	LASA、LD2
乳腺癌	CA15-3	CA549、BRCA1、BRCA2、ER、PR、HER-2
黑色素瘤	黑色素瘤抗原	NSE、LASA、CA、L-多巴

1. 肺癌的诊断标志物 目前肺癌常用的血清 TM 为 NSE、胃泌素释放肽前体、Cyfra 21-1、鳞状细胞癌抗原(SCC-Ag)等,NSE 是目前公认的用于小细胞肺癌的特异性和灵敏度较高的 TM。Cyfra 21-1 是诊断非小细胞肺癌最敏感的 TM,同时也是非小细胞肺癌重要的预后评估指标,但 Cyfra 21-1 的检测值较大程度上受到肾功能的影响。血清中 SCC 水平升高强烈提示有非小细胞肺癌的存在,尤其提示有鳞状上皮细胞细胞性肺癌。在大细胞肺癌和肺腺癌中,血清 CEA 水平升高最明显且其敏感性也较高。肺癌 TM 若结合细胞病理学检查,其临床诊断价值更大。

2. 乳腺癌的诊断标志物 目前使用的血清 TM 对乳腺癌早期诊断的价值不高,但其治疗时合理的治疗方案的选择,则需要可靠的用于预后评估的 TM。乳腺肿瘤的标志物最早使用的是 CEA、HCG、铁蛋白等。CA15-3 联合 CA549、BRCA1、BRCA2、ER、RP、HER-2 等的检查则可提供更可靠的实验室依据。乳腺癌易感基因 BRCA1、BRCA2 的检测,对早期诊断和发现乳腺癌有一定意义。

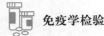

3. 肝细胞癌的诊断标志物 到目前为止,AFP 仍然是肝癌诊断的最佳标志物,是目前唯一推荐在临床常规使用的肝癌 TM,除此之外,还有 AFP 的异质体 AFP-L3、去饱和-γ-羧基-凝血酶原(DCP)、磷脂酰肌醇蛋白聚酶-3(GPC-3)等标志物与 AFP 联合应用,可明显提高肝癌的诊断阳性率。

4. 卵巢癌的诊断标志物 目前,卵巢癌诊断的单个 TM 特异性不高。联合检测几个标志物可提高诊断的阳性率,这些标志物为 CA125、人附睾蛋白 4(HE-4)。其他 TM 如骨桥蛋白、前列腺素原、组织多肽抗原(TPA)、CEA、HER-2/neu 基因、AKT-2 基因等也可用于卵巢癌的实验室检查。

5. 胰腺癌的诊断标志物 从目前的胰腺癌的 TM 来看,CA19-9 为较好的指标,其阳性值与肿瘤的大小也有一定的相关性。CA19-9 又可与 CA50 或与胰腺癌组织抗原一起,作为胰腺癌诊断的联合指标。

能力检测

一、名词解释

1. 化学发光免疫分析　2. 化学发光酶免疫分析　3. 电化学发光免疫分析　4. 肿瘤标志物
5. AFP　6. CEA　7. PSA　8. TSA　9. TAA

二、请完善以下表格(表 14-4)

表 14-4　常见肿瘤标志物及其检测意义

检测项目	中文名称	检测意义
CEA		
AFP		
CA125	癌抗原 125	
CA15-3	癌抗原 15-3	
CA19-9	癌抗原 19-9	
CA72-4	癌抗原 72-4	胃癌
CA50	癌抗原 50	胰腺癌、直肠癌
PSA		

(李　瑜)

项目十五 免疫检验的质量控制

一、概述

随着免疫学研究的深入以及免疫学实验技术的迅速发展,免疫学检验已成为临床实验室的重要组成部分。由于免疫学检验的方法学涉及多个技术领域,特异性强,灵敏度高,难免出现检测误差。对于生产厂家出品的试剂盒,其抗原的纯度,标准品的定值准确性,抗体的亲和力、滴度和特异性,标志物的比活性和免疫活性以及相应选择的分离方法等都会直接影响测定结果。免疫学检验质量管理能确保免疫检验结果的有效性。其内容涵盖了临床实验室所进行的所有活动,通过分析检验全过程中影响结果的各方面或环节,以保证其工作满足所确定的质量要求而采取的所有活动。

(一)免疫检验质量控制常用概念

1. 质量控制和质量保证　二者均是质量管理的重要内容。质量控制(quality control,QC)是保证临床免疫检验项目数据客观可靠的相关措施,其与生化、微生物、临床检验的质量控制一样,对于确保检验项目的质量有着十分重要的意义。通过分析测定有关的因素,例如仪器使用、测定方法等,以满足质量要求。质量控制包括:①室内质控;②新方法的比对实验;③室间质量评价;④仪器维护、校准和功能检查;⑤技术文件、标准的应用。质量保证(quality assurance,QA)是针对某一产品或服务所提供的特定质量要求,以提供充分的可信性而有计划采取的一系列有效措施。二者都是为了保证对疾病的诊断、治疗或研究的有效性,其内容涵盖了临床实验室免疫学技术的所有操作程序,通过分析检测全过程中可能出现影响结果的各种因素或环节,以确保达到临床疾病诊疗或研究的质量要求。

2. 室内质量控制和室间质量评价　室内质量控制(internal quality control,IQC)是由实验室工作人员采用一定的方法和步骤,连续评价本实验室整个检验工作过程的可靠程度,旨在监控本室常规工作的精密度,提高本室常规工作中批内、批间样本检验的一致性,及时发现并排除质量环节中的不满意因素,以确定测定结果是否可靠、可否发出报告的一项工作。IQC主要通过通用试样重复测定和用标准品对照测定结果两种方法进行评价。室间质量评价(external quality assessment,EQA)是指多家实验室分析同一标本,由外部独立机构收集和反馈实验室上报的结果,并依此评价实验室操作的过程。室间质量评价是一种回顾性的评价,用于改进实验质量,而不是用来决定实时测定结果的可接受性。

3. 标准品和质控品　二者同为参考物质,用于校准测量系统,评价测量程序或为材料赋值,但二者应用场合不同。标准品(standard),又称标准物,是性质纯的处于一定基质中已知含量或成分且特性明确的物质,通常用于比较检测未知的物质或成分。质控品(quality testing materials),又称质控物,是专门用于质量控制的特性明确的物质,其含量已知并处于与实际标本相同的基质中,故质控品必须按患者标本一样对待进行检测。

4. 重复性条件和批　重复性条件(repeatability conditions)是在同一实验室内,由相同的操作者使用同一仪器设备,在短的间隔时间内对相同的测试项目使用同一方法相互独立进行测试的条件。在相同条件下所获得的一组测定即为批(run)。

5. 准确度和误差　准确度(accuracy)指待测物的测定值与其客观存在的真值之间的符合程度。准确度不能直接以数值表示,它往往以误差的大小来衡量。误差(error),即测量误差,指待测物的测定值与其真值之间的差异。误差越小,准确度越高,反之则越低。误差包括系统误差和随机误差两类。系统误差是实验过程中产生的误差,它的值或恒定不变,或遵循一定的变化规律,通常是由仪器、方法以及操作人员等因素引起。随机误差是一类不恒定的、随机变化的误差,主要是由实验人员的操作等随机因素所致,其出现难以完全避免和控制。

6. 精密度和偏差 精密度(precision)指在一定条件下进行多次测定,所得结果之间的符合程度。与准确度一样,精密度也无法直接衡量,而以偏差(deviation)表示,即待测物的测定值与多次测量平均值之间的差异,主要来源是随机误差,以标准差(s)和变异系数(CV)具体表示。s或CV越大,表示重复测定的离散程度越大,精密度越差,反之则越好。

7. 均值和标准差 均值(mean)指一组测定值中所有值的平均值,也称均数($\overline{x}$)。标准差(standard deviation,SD或s)又称标准偏差,用于表示一组测定数据的分布情况,它是反映一组数据的精密度和离散程度的最主要指标。均值反映样本和总体的平均水平,标准差反映样本和总体的波动程度,二者计算公式如下:

$$均值(\overline{x}) = \frac{\sum x_i}{n} \quad s = \sqrt{\frac{\sum (x_i - \overline{x})^2}{n-1}} \quad 或 \quad s = \sqrt{\frac{1}{n-1}\left[\sum x_i^2 - \frac{1}{n}\left(\sum x_i\right)^2\right]}$$

8. 离散程度和变异系数 离散程度(measures of dispersion)是观测变量各个取值之间的差异程度,用以衡量风险大小的指标。变异系数(coefficient of variation,CV)是反映总体各单位标志值的离散程度或数据分布状况的指标,其含义是总体各单位的标准差与平均值的相对比,用百分数表示,没有单位,更便于资料间的分析比较。其计算公式为:

$$CV = \frac{s}{\overline{x}} \times 100\%$$

9. 正态分布 正态分布(normal distribution)又称高斯分布(gaussian distribution)。当某一质控物用同一方法在不同时间重复多次测定,测定数据足够多时,如以横轴表示测定值,纵轴表示在大量测定中相应测定值的个数,则可得到一个两头低、中间高、中间为所有测定值的均值、左右对称的"钟形"曲线,即为正态分布。正态分布的基本统计学含义可用均数($\overline{x}$)、标准差(s)和概率来说明,$\overline{x}$是位于曲线的正中线所对应的值。s则表示测定值的离散程度,s越大,曲线越宽大;s越小,曲线越窄。曲线下面积为概率,其与$\overline{x}$和s的关系可阐述如下:所有测定值处于均值$\pm 1s$范围内的概率为0.68;处于均值$\pm 2s$范围内的概率为0.955;处于均值$\pm 3s$范围内的概率为0.997(图15-1)。正态分布是质量控制图的理论依据,也是许多统计方法的理论基础,正常情况下测量(或实验)误差服从正态分布,故了解正态分布对学习质量控制方法具有重要意义。

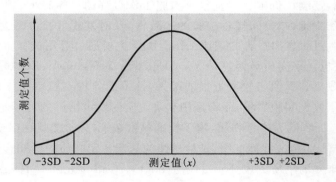

图15-1 测定值的正态分布图

(二)实验方法诊断评价常用指标

实验室开展的检测项目,除严格执行质量措施以期获得正确、可靠的检验结果外,还必须考虑检验结果在疾病中诊断的有效价值。评价实验方法诊断效率包括如下指标。

1. 敏感性(sensitivity) 又称灵敏度,真阳性。反映一项实验能将实际有病的人判定为患病的百分率,其值越大,则漏诊的可能性越小。计算公式为:

$$诊断敏感性 = \frac{TP}{TP+FN} \times 100\%$$

式中,TP为真阳性;FN为假阴性。本指标可用于评价测定方法的临床应用价值,理想测定方法的诊断敏感性应为 100%。

2．特异性（specificity） 又称真阴性，是指一项实验能将实际上未患某病的人正确地判定为未患某病的能力。其值越大，则误诊的可能性越小。计算公式为：

$$诊断特异性 = \frac{TN}{TN + FP} \times 100\%$$

式中，TN 为真阴性；FP 为假阳性。本指标是用于评价测定方法的临床应用价值，理想测定方法的诊断特异性应为 100%。

3．预测值（predicative value） 又称预检值或预告值。检验结果的正确率，指诊断试验结果与实际符合的概率。它包括阳性预测值与阴性预测值。阳性预测值（positive predictive value，PPV）是阳性实验结果中实际患病者的百分率，即实验结果阳性者的患病概率，该值越大越好。计算公式为：

$$PPV = \frac{TP}{TP + FP} \times 100\%$$

阴性预测值（negative predictive value，NPV）是阴性实验结果中实际未患病者的百分率，即实验结果阴性者的未患该病的概率，该值越大越好。计算公式为：

$$NPV = \frac{TN}{TN + FN} \times 100\%$$

4．约登指数（Youden index） 用敏感性与特异性之和减去 1。其大小范围从 0～1，约登指数越大，其真实性亦越大。理想测定方法的约登指数为 1。

二、质量控制内容

临床免疫检验的质量控制主要包括检测标本的质量控制、免疫检验的室内质量控制和免疫检验的室间质量评价。

（一）免疫检验中检测标本的质量控制

检测标本的质量控制是实验室全面质量控制的重要组成部分和基础，主要包括标本的采集、验收和干扰因素的控制等。其中任何环节处理不当，即使再好的检测系统，再优秀的检验人员也难以弥补。

1．标本的采集 检验标本分析前的正确采集与处理是保证检验结果准确与否的关键环节之一。采集任何标本前，都应先完整填写检验单，选择适当的容器，尽可能使用条码，编号务必保证其唯一性，容器外面贴上标签或条码，标明科别、床号、姓名、性别、住院号（门诊号）、检验目的、送验标本类型及采集时间等。标本采集的前、后及送检前均应仔细逐项核对检验单，以防差错发生，做到及时采集、及时送检。

2．标本的验收 实验室人员对免疫检验项目的标本进行查验时，当出现不符合要求的标本时，应拒收标本，登记并告知相关临床科室。拒收标本的情况包括：①严重溶血及严重脂血并影响检测结果的血标本；②采血量不能满足检验需要量的标本；③抗凝剂选择不当的标本；④采样后放置时间过长未能及时送检的标本；⑤送检的标本类型与送检报告单或条形码上注明的标本类型不符的标本；⑥患者的基本信息与标本上标注的信息不相符的标本。

3．干扰因素的控制 用于免疫检验的临床标本最为常用的是血清或血浆，有时因为特定的检测目的，也采用唾液、脑脊液、尿液、粪便等标本。对于不同病种的患者，不同类型的标本，其标本采集的要求也不同。如采血时间的标准化及规范化，对于某个体而言，为确定某指标的变化情况，应选择在同一时间段采血，以消除日内变异的影响。而取血时姿势的变化也可能影响到血清或血浆中某些成分的变化。如由仰卧变为直立或坐姿时，可导致血管内水分向间质转移，结果导致血管内不能滤过的大分子物质浓度升高。门诊患者一般采用坐姿采血，而住院患者一般采用仰卧位采血。在临床患者标本中，导致免疫测定出现假阳性或假阴性结果的干扰因素包括内源性和外源性两类。

1）内源性干扰因素 内源性干扰因素一般包括类风湿因子、补体、异嗜性抗体、医源性诱导的抗鼠Ig(s)抗体、其他自身抗体、交叉反应物质等。在日常检测的临床血清（浆）标本中，因含有相当比例不同程度的上述各种干扰物质，而导致测定结果的假阳性。

（1）类风湿因子（RF）：在类风湿患者、其他疾病以及正常人血清中，常含有不同浓度的 RF，RF 主要为 IgM 型,亦有 IgG 型和 IgA 型。在 ELISA 测定中,RF 可与固相包被的 IgG 抗体及酶标记的 IgG 抗体结合,从而导致检测结果出现假阳性。RF 对不同检测系统的干扰程度有所差异,影响程度并不与 RF 的浓度成正比。为避免 RF 对 ELISA 测定的干扰,通常可采取的措施包括:①稀释标本(如 HAV-IgM、HBc-IgM 检测),即在急性感染时,血液循环中特异的 IgM 抗体滴度通常很高,而 RF 滴度一般低很多。因此,在测定前对标本进行稀释,特异抗体因滴度高仍可以检测,而 RF 滴度变得非常低,几乎对测定不产生干扰。因此,在日常检测中一定要使用对标本做 1:1000 稀释的 ELISA 试剂盒进行检测,以保证相应检测项目结果的可靠性及临床应用价值。②改变酶标抗体,即将待标记抗体的 Fc 片段酶切去除,仅留下具有特异结合功能的 F(ab')$_2$ 部分标记酶,由于 RF 结合的是 IgG 的 Fc 片段,故此方法可避免 RF 的干扰。③标本中 RF 可用变性 IgG 预先封闭。先将经热变性(63 ℃,10 min)的动物 IgG 加入标本稀释液中或连接至一颗粒固相如聚苯乙烯微球或微孔,4 ℃过夜离心后再检测。④测定抗原时,可在标本中加入可使 RF 降解的还原剂(如 0.1 mol/L 2-巯基乙醇)或使用特异的鸡抗体 IgY 作为酶标二抗等措施去除RF(IgM 型)的干扰。

(2)补体:在固相酶免疫测定中,来自哺乳动物的固相特异抗体和酶标二抗均有激活人补体系统的功能。一方面,固相包被抗体和酶标二抗,因其在固相吸附及结合过程中,抗体分子发生变构,使其 Fc 段的补体 C1q 结合位点被暴露出来,成为一个中介物将二者交联,从而出现假阳性结果;另一方面,固相抗体也会因为活化补体的结合,封闭抗体的抗原表位结合能力,从而导致假阴性结果或使定量测定的结果偏低。避免补体干扰可采用 56 ℃ 30 min 加热灭活标本中的补体 C1q,另外也可使用鸡特异性抗体,当包被或酶标记抗抗体时,由于鸡抗体无激活人补体系统的作用,故使用特异的鸡抗体,不会因为补体激活而导致测定结果出现假阳性和假阴性。

(3)异嗜性抗体:人类血清中含有抗啮齿类动物 Ig 抗体,即天然的异嗜性抗体。异嗜性抗体可分为两类,一类可结合于山羊、小鼠、大鼠、马和牛 IgG 的 Fab 区,但不与兔 Fc 区结合;另一类可结合于小鼠、马、牛和兔 IgG 的 Fc 区表位,但不与山羊和大鼠 IgG 的 Fc 区表位结合。异嗜性抗体可通过交联固相和酶标记的单抗或多抗而出现假阳性反应。避免异嗜性抗体干扰的措施包括:①在标本或标本稀释液中加入过量的动物 Ig,封闭可能存在的异嗜性抗体;②使用特异的兔 F(ab')$_2$ 片段作为固相或测定酶标抗体;③使用靶特异的非 Ig 亲和蛋白替代固相或其中一个酶标抗体;④使用特异的鸡抗体作为固相和测定抗体。

(4)医源性诱导的抗鼠 Ig 抗体:临床开展的用鼠源性 CD3 等单克隆抗体治疗,及运用放射性核素标记鼠源性抗体的影像诊断及靶向治疗等新技术,均有可能使这些患者体内产生抗鼠抗体;另外,被鼠等啮齿类动物咬伤的患者体内也可以产生抗鼠 Ig 抗体。这些患者免疫测定时均可产生假阳性。为避免由抗鼠 Ig 抗体引起的干扰可采取的措施包括:①测定抗原时,在标本中加入足量的正常鼠 Ig,从而克服由于上述原因造成的假阳性;②使用特异的抗体 F(ab')$_2$ 片段作为固相或测定标记抗体;③使用特异的鸡抗体作为固相和测定抗体。

(5)其他自身抗体:自身抗体如抗甲状腺球蛋白、抗胰岛素等,能与其相应靶抗原结合形成复合物,从而干扰相应抗原的测定。为避免上述情况出现,可在测定前用理化方法将其解离。

(6)交叉反应物质:地高辛类、AFP 类等物质,是与靶抗原有交叉反应的物质。在用多克隆抗体测定抗原时对测定结果影响不大,但在用单克隆抗体测定抗原时,如果交叉抗原表位正好是所用单克隆抗体相对应的靶表位(决定簇)时,也会出现假阳性结果。

(7)标本中其他成分的影响:由于患者的个体差异引起的血清脂质、胆红素、血红蛋白、纤维蛋白及血液黏度过高等,均对临床免疫测定结果有干扰作用。

2)外源性干扰因素 外源性干扰因素包括标本溶血、标本被细菌污染、标本贮存时间过长和标本凝固不全等。

(1)标本溶血:采血时的一些不良习惯和劣质采血器具均易造成溶血,一旦标本溶血,使含有血红素基团的血红蛋白游离,因其具有类似过氧化物的活性,故在以 HRP 为标记酶的测定中,血红蛋白易吸附于固相,从而与后面加入的 HRP 底物反应显色。

(2)标本被细菌污染:标本的采集及血清分离中注意尽量避免细菌污染,因为细菌生长所分泌的某些酶可能会对抗原、抗体等蛋白产生分解作用；而一些细菌的内源性酶如大肠杆菌的 β-半乳糖苷酶会对用相应酶做标记的测定方法产生非特异性干扰。

（3）标本贮存时间过长：若标本在 2～8 ℃下保存时间过长，IgG 会聚合成多聚体，导致在间接法 ELISA 测定中本底过深甚至造成假阳性。

（4）标本凝固不全：在没有促凝剂和抗凝剂存在的情况下，正常血液采集后一般 0.5 h 开始凝固，2 h 后开始完全凝固。在日常检验中，如在血液还未开始凝固时即离心分离血清，易在"血清"中残存有部分纤维蛋白原，在免疫检测过程中尤其是在使用 ELISA 检测时，可以形成肉眼可见的纤维蛋白块，易造成假阳性结果。因此，血液标本采集后，应使其充分凝固后再分离血清，通常用带有分离胶的采血管或于采血管中加入适当的促凝剂。

（5）冷冻保存的标本避免反复冻融：标本的反复冻融所产生的机械剪切力会对标本中的蛋白等分子产生破坏作用，从而引起假阴性结果。此外，标本在保存中如出现细菌污染所致的浑浊或絮状物时，应离心沉淀后取上清液检测。

（二）免疫检验室内质量控制

免疫检验室内质量控制是免疫检验质量管理和控制体系的一个重要环节，它不仅是保证高质量操作的必要措施，而且也是决定免疫检验实验室及时测定结果可靠性和有效性的重要内容。所有向患者提供报告的全部免疫检验实验室的测定项目都必须开展室内质控。室内质量控制的优良程度与室内质控系统要求和免疫检验的统计学质量控制密切相关。

1. 室内质控工作流程　临床免疫学检验室内的质控必须遵循规范的工作流程（图 15-2），才能保证达到预期目的。

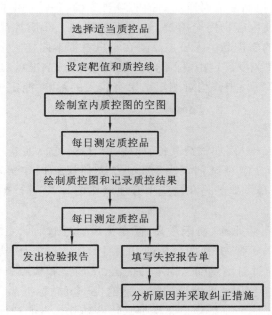

图 15-2　临床免疫学检验室内质控工作流程图

2. 室内质控系统的内容和要求

（1）实验室的环境设施和设备：作为临床免疫检验的实验室，首先应有充分的空间，良好的照明、通风、空调和生物安全设备，这是保证检验人员做好工作的前提。实验室仪器设备应保养良好，例如，微量加样器必须定期进行校准，使其保持准确度和精密度。针对所使用的各种不同的仪器设备，必须制订严格的操作规程和维护、保养措施，以便其正常运转。

（2）标准品和质控品：标准品有 WHO 国际标准品和国家标准品。WHO 国际标准品是在有组织的国际研究基础上取得成员国完全同意，并且确定了国际单位（IU）的生物制品，可用来测定和比较其他同类的未知标本的效价。标准品又可分为三个等级：一级标准品为冻干品，内含载体蛋白，数量有限，可使用 10 到 20 年；二级标准品可用来维持校准；三级标准品则通常为商品校准品，是通过二级标准品的比对而来。一般国际标准品为一级标准品,国家标准品为二级标准品。

质控品按其用途可分为室内质控品、室间质评样本和质控血清盘三类:①室内质控品主要用于控制临床标本分析中的误差,以检测和控制实验室常规操作的精密度,其定值应可溯源至二级标准品。②室间质评样本则服务于室间质量评价,其目的是评价实验室常规测定的准确度,使各实验室的测定结果具有可比性。除了定性测定需要明确其阴、阳性,通常室间质评样本不需要准确的定值。③质控血清盘为经筛选得到的明确阴、阳性的原血清标本,阴性标本则可能含有干扰物质,阳性标本的阳性程度强弱不一,阴、阳性血清总数之比多为1:1,主要用于定性免疫试剂盒的质量评价和对抗非特异性干扰物。按其物理性状可分为冻干质控品、液体质控品;根据测定方法的不同又可分为定性质控品和定量质控品。

标准品和质控品是保证质控工作的重要物质基础。通常理想的标准品和质控品应具备的条件包括:①其基质对测定结果无明显影响。基质中标准品通常为含蛋白质的缓冲液,质控品则应尽可能与待测标本同质,若临床标本为血清,则质控品基质也应为血清,以避免"基质效应"。②标准品浓度无特殊要求,在方法的测定范围内即可,而质控品则要接近实验或临床决定性水平。对于免疫检验定量测定来说,临床决定性水平是指待测物在此浓度时应具有相应的临床采取诊疗措施的要求或具备决定性的临床诊疗价值。以靠近临床决定性水平的浓度设置室内质控品,能反映该指标的测定有效性。对于免疫检验定性测定来说,实验的决定性水平是指特定实验的测定下限,即特定试剂的阳性"判断值"(cut-off 值),接近试剂盒 cut-off 值的室内质控品,能反映常规测定中的批间变异。③由于免疫测定的校准和室内质控为连续性工作,故标准品和质控品必须在一定时间内,于 2~8 ℃或冰冻保存条件下保持稳定。④标准品和质控品中应无已知的感染危险性。⑤标准品和质控品的靶值或预期结果已确定。

在使用和保存质控品时应注意的方面包括:①严格按质控品说明书操作。②冻干质控品的复溶要确保所用溶剂的质量。③冻干质控品复溶时所加溶剂的量要准确,并尽量保持每次加入量的一致性。④冻干质控品复溶时应轻轻摇匀,使内容物完全溶解,切忌剧烈振摇。⑤质控品应严格按使用说明书规定的方法保存,不使用超过保质期的质控品。⑥质控品要在与患者标本同样测定条件下进行测定。

(3) 建立标准操作规程:在免疫测定中,标本的收集和保存、试剂准备、加样、温育、洗板、显色(或测定信号激发)、测定和结果判读等每一步骤均对测定结果有较大的影响,测定的精密度是组成测定各步骤的变异和的平方根。公式如下:

$$s = \sqrt{s_a^2 + s_b^2 + s_c^2 + \cdots}$$

式中,s_a、s_b、s_c 是步骤 a、b、c 等(例如试剂准备、加样、温育等)的标准差。改善测定精密度的措施必须首先着重在最不精密的步骤上,应对试剂制备、测定方法和仪器操作等写出标准操作程序(standard operating procedure,SOP),但最重要的是在测定中必须严格按 SOP 进行操作,而且按照相关程序定期对 SOP 文件进行审核和更新。

SOP 文件的内容应包括:实验原理、临床意义、标本类型、检测试剂、定标试剂、质控、操作步骤、计算方法、参考区间以及检测结果的解释,并注明分析前、中、后的注意事项,使实际操作与之相符合。

(4) 仪器的检定与校准:通过对测定临床标本的仪器、试剂盒和检测系统所进行的测试和调整,校准检测程序和靶物质之间的相关关系,校准时要选择合适的(配套的)标准品;如有可能,校准品应能溯源到参考方法和(或)参考物质;对不同的分析项目要根据其特性确立各自的校准频度,并有文件记录。

(5) 试剂质量:所有试剂应注明的内容包括:①名称和质量、浓度或滴度;②存放条件;③配置时间;④失效期。以上内容亦应记录。试剂的储存条件应遵循生产商的建议,并在标明的有效期内使用。若试剂启封,改变了有效期和储存条件,应记录新的有效期。

不同检测项目的试剂应严格按要求选择使用国家食品药品监督管理总局正式批准生产文号及原卫生部"批批检"合格产品或同意进口文号的试剂盒,并对所使用的实际品牌、规格、批号、有效期做记录,以备质量评价。

新批号或货次的试剂在使用前,应通过直接分析参考物质、新旧批号平行试验或常规质控等方法进行性能验证并记录。定性试验试剂应至少检测一个已知阳性标本和一个已知阴性标本。

(6) 人员培训:在免疫测定中,不管是手工操作还是仪器测定,要得到可靠的测定结果,操作人员都需要有一定的技术知识和经验。在开展质控前,应对实验室全体人员进行全面培训,使每个工作者都认识到开展质控的重要性,并掌握质控的基本知识,使质控工作能顺利、有效地开展。

（三）免疫检验室间质量评价

1. 评价的意义　免疫检验的室间质量评价是免疫检验实验室质量控制体系中的重要组成部分,是保证患者免疫检验项目结果的准确性、可靠性以及各免疫检验实验室间结果可比性的重要手段。通过分析实验中存在的问题,采取相应的措施,提高实验室检验的质量。室间质量评价还可用于分析工作人员的能力,发现问题并通过培训和教育加以解决。自 20 世纪 80 年代初,原卫生部、各省(市)的临床检验中心组织室间质量评价活动以来,很多免疫检验实验室参加了室间质量评价,并取得了巨大成绩。室间质量评价的主要用途有以下方面:①识别实验室间的差异,评价实验室的分析能力;②监控实验室可能存在的问题,并采取相应的改进措施;③改进分析能力、实验方法;④支持实验室认可;⑤确定重点投入和培训需求;⑥实验室质量的客观证据;⑦增加实验室工作人员的信心;⑧作为实验室质量保证的外部监督工具。

2. 评价的程序设计和运作　临床免疫检验的室间质量评价的工作流程与其他检验一样,包括室间质量评价组织者内部的工作流程(图 15-3)和参与者的工作流程(图 15-4)两部分。

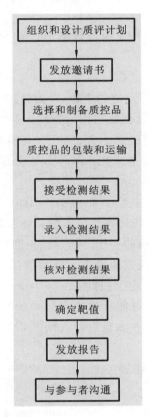

图 15-3　室间质量评价组织者工作流程图　　图 15-4　室间质量评价参与者工作流程

用于质评的样本应符合以下几个条件:①样本基质与临床患者标本要尽量一致;②样本浓度要与实验的临床应用相适应;③发放的样本稳定性好;④无感染危险性。

在室间质量评价的程序设计中,质评样本靶值的确定是一个关键部分,在一定程度上决定了参评实验室质评成绩的好坏。临床免疫检验室间质评样本的靶值,在定性测定中应为明确的阴性或阳性,并采用质量优秀的筛检试剂盒检测,最后用确认试剂确认。而定量测定则以参考方法值或参加质评实验室的修正均值(剔除超出均值±3s 以外的值后计算得到的均值)或参考实验室均值±2s 或±3s 为准。

三、质量控制的方法与评价

（一）室内质控的统计学方法

免疫检验的质量控制就是使用室内质控物与临床常规标本同时检测,然后根据室内质控物的测定结果,采用统计学的原理方法判断所进行的临床常规标本测定是否在控的一种质量控制措施。因此,质量控制首先涉及室内质控样本的选择,然后是适当的统计学分析方法。

1. 定量测定的室内质控统计学分析方法 定量免疫检验方法通常需要使用全自动免疫分析仪,由于其对测定结果要求有准确的量值,因此在测定时需用校准品对仪器进行校准。室内质控则应选择特定试剂盒或方法的测定范围内的高、中和低三种浓度的质控品,以监测不同浓度标本的测定变化。

(1) 基线测定:基线测定就是使用质控物确定实验在最佳条件和常规条件下的变异。最佳条件下的变异(optimal conditions variance,OCV)是指在仪器、试剂和实验操作者等可能影响实验结果的因素均处于最佳时,连续测定同一浓度同一批号质控物 20 批次以上,即可得到一组质控数据,经计算可得到其均值($\bar{x}$)、s 和 CV。此 CV 即为 OCV,为批间变异。需注意的是,所有测定数据不管其是否超出 $3s$,均应用于上述统计计算。常规条件下的变异(routine conditions variance,RCV)则是指在仪器、试剂和实验操作者等可能影响实验结果的因素均于通常的实验条件下时,连续测定同一浓度同一批号质控物 20 批次以上,即可得到一组质控数据,经计算可得到其均值($\bar{x}$)、s 和 CV,此 CV 即为 RCV。同样,所有测定数据不管是否超出 $3s$,均应用于上述统计计算。当 RCV 与 OCV 接近,或小于 20 CV 时,则 RCV 是可以接受的;否则,就需要对常规条件下的操作水平采取措施予以改进。通常在免疫检测中,ELISA 测定的 OCV 应小于 15%,使用自动化免疫分析仪测定的 OCV 应小于 10%。

在室内质控的结果判断中,必须依赖于质控规则,它是判断测定在控或失控的一个标准。通常质控规则以符号 AL 来表示,其中 A 为质控测定中超出质量控制限的测定值的个数,L 为质控限,通常用均值或均值$\pm(1\sim3s)$来表示。当质控测定值超出质控限 L 时,即可将该批测定判为失控。例如常用的 1_{3s} 质控规则,其中 1 为原式中的 A,$3s$ 为原式中的 L,表示均值$\pm3s$。其确切的含义如下:在质控测定值中,如果有一个测定值超出均值$\pm3s$ 范围,即可将该批测定判为失控。一般采用 Levey-Jennings 质控图方法或 Levey-Jennings 质控图结合 Westgard 多规则质控方法。

(2) Levey-Jennings(L-J)质控图方法:Levey-Jennings 质控图也称 Shewhart 质控图,是由美国的 Shewhart 于 1924 年首先提出,Levey 和 Jennings 在 20 世纪 50 年代初将其引入临床检验的质量控制,后经 Henry 和 Segalove 的修改,即为目前大家熟悉的 Levey-Jennings 质控图。通过质控图可以直观反映误差,在问题出现之前便能发现预示迹象,以便及早采取措施,预防误差的发生。通过使用 Levey-Jennings 质控图还能使分析人员做出关于特定分析批结果的可接受性的决定。根据 Levey-Jennings 质控判断分析批在控时,所使用分析的质控物必须与患者标本一起进行分析,方能报告患者标本的检测结果。当判断分析批为失控时,则不能报告患者标本测定的结果,应分析测定方法是否存在问题,如果存在,则解决问题,并且重复检测该分析批。

IQC 数据是用来控制实际过程的,因此其表达应清楚和直接,在质控图上记录结果时,应同时记录测定的详细情况,如日期、试剂、质控物批号和含量及测定者姓名等。

(3) Levey-Jennings 质控图结合 Westgard 多规则质控方法:上述的 Levey-Jennings 质控图虽然简单易行,但其仅使用单个质控判断规则,而显得有些粗糙,后来 Westgard 等在此基础上,建立了一种多规则质控方法,即"Westgard 多规则质控方法",其主要特点有:①在 Levey-Jennings 质控图方法的基础上产生,具有 Levey-Jennings 质控图方法的优点,因此,它很容易与常用的质控图进行比较并涵盖后者的结果;②通过单值质控图进行简单的数据分析和显示;③假失控和假报警概率低;④误差检出能力增强,当失控时,能确定产生失控的分析误差的类型和误差范围,由此可帮助确定失控的原因以寻找解决问题的办法。Westgard 多规则质控方法即是将前述的多个质控规则同时应用进行质控判断的方法。最初常用的有六个质控规则(表 15-1),即 1_{2s}、1_{3s}、2_{2s}、R_{4s}、4_{1s} 和 $10\bar{x}$,其中 1_{2s} 规则作为警告规则。1_{3s} 和 R_{4s} 规则反映的是随机误差。2_{2s}、4_{1s} 和 $10\bar{x}$ 反映的是系统误差,系统误差超出一定的程度,也可从 4_{1s} 和 R_{4s} 规则反映出来。Westgard 多规则质控方法所用的质控图的模式同 Levey-Jennings 质控图,只不过在质控测定结果的判断上采用了多个质控规则。

表 15-1　Westgard 多规则质控标准

符 号	表 达 内 容	判 定 标 准
1_{2s}	1 个质控测定结果超过 $\pm 2s$ 质控限	警告,仍不失控
1_{3s}	1 个质控测定结果超过 $\pm 3s$ 质控限	随机误差,失控
2_{2s}	2 个连续质控结果同时超过它们各自的 $+2s$ 或 $-2s$ 质控限	系统误差,失控
R_{4s}	同批两个不同浓度质控物的测定结果之间的差值超过 $4s$ 质控限	随机误差,失控
4_{1s}	4 个连续的质控测定值同时超出 $+1s$ 或 $-1s$ 质控限	系统误差,失控
$10\overline{x}$	10 个连续的质控测定值同时处于均值($\overline{x}$)的同一侧	系统误差,失控

1_{2s} 作为警告规则启动 $1_{3s}/2_{2s}/R_{4s}/4_{1s}/10\overline{x}$ 系列质控规则的逻辑示意图(图 15-5)。如果没有质控数据超过 $\overline{x} \pm 2s$ 质量控制限,则判断分析批在控,并且可报告检测结果。如果一个质控数据超过 $\overline{x} \pm 2s$ 质量控制限,应由 1_{3s}、2_{2s}、R_{4s}、4_{1s} 和 $10\overline{x}$ 规则来进一步检验质控数据。若没有违背这些原则,则该分析批在控。

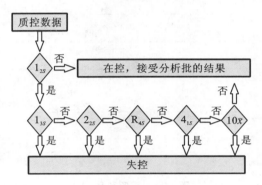

图 15-5　应用 $1_{3s}/2_{2s}/R_{4s}/4_{1s}/10\overline{x}$ 系列质控规则的逻辑图

(4)"即刻法"质控方法:"即刻法"实质上是一种统计学方法,即 Crubs 异常值取舍法,Crubs 适用于试剂有效期短、批号更换频繁或不常开展的检验项目。这些项目如按常规 RCV 作图原则进行室内控制,得到平均数和标准差有很大难度,用 Crubs 法,只要有连续三批质控测定值,即可对第三次结果进行质控。L-J 作图法需用同批号的试剂和质控物连测 20 次。因此,Crubs 法现已广泛运用于生化、临检特别是免疫 ELISA 项目的室内质控工作中。具体步骤是:①将连续的质控测定值从小到大排列,即 $x_1, x_2, \cdots,$ x_n(x_1 为最小值,x_n 为最大值);②计算均值($\overline{x}$)和标准差(s);③按下述公式计算 SI 上限和 SI 下限值;④将 SI 上限和 SI 下限值与 SI 值表(表 15-2)中的数值比较。

$$\text{SI}_{\text{上限}} = \frac{x_{\text{最大值}} - \overline{x}}{s} \quad \text{SI}_{\text{下限}} = \frac{\overline{x} - x_{\text{最小值}}}{s}$$

表 15-2　"即刻法"质控 SI 值表

n	n_{3s}	N_{2s}	n	n_{3s}	N_{2s}
3	1.15	1.15	12	2.55	2.29
4	1.49	1.46	13	2.61	2.33
5	1.75	1.67	14	2.66	2.37
6	1.94	1.82	15	2.71	2.41
7	2.10	1.94	16	2.75	2.44
8	2.22	2.03	17	2.79	2.47
9	2.32	2.11	18	2.82	2.50
10	2.41	2.18	19	2.85	2.53
11	2.48	2.23	20	2.88	2.56

质控结果判断:在 $n \geq 3$ 时,计算出 s,再根据公式算出 SI 值,将其值与 SI 值表中数据做比较。当 SI 上限和 SI 下限值小于 n_{2s} 时,表示处于范围之内,是可以接受的;当 SI 上限和 SI 下限有处于 n_{2s} 和 n_{3s} 值之

间时,说明该值在 $2s\sim3s$ 范围,处于"警告"状态;当 SI 上限和 SI 下限有大于 n_{3s} 的值时,说明该值已在 $3s$ 范围之外,属"失控"。当处于"警告"和"失控"状态时,所得数据均应舍去,重新测定该项质控品和患者标本。

(5) 累积和质控方法:累积和(CUSUM)质控方法于 1977 年由 Westgard 等提出,以与 Levey-Jennings 质控方法相同的方式执行质控物的测定,对系统误差有较好的测出能力。其质控规则也是以均值($\bar{x}$)和标准差(s)为基础确定。

对于每一质控测定值,计算它与靶值,通常是质控物平均值之间的差值,以及把前面质控测定的差值相加得出"累积和"。在 y 轴上画出这种"累积和"而在 x 轴上为时间或质控测定值编号(图 15-6)。当质控测定值随机地围绕质控物平均值分散时,画出的累积和将来回往返通过累积和的零线。当质控测定值偏向到平均数的一侧时,画出的累积和将稳定地增加或减小,越来越远离质控图的零线。

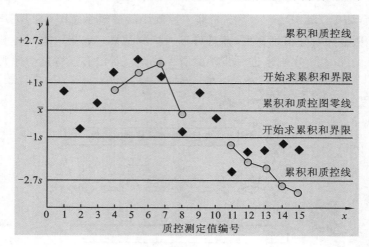

图 15-6 累积和质控图

累积和质控图常用的设计方法和工具主要有 V 型模板法(V mask)和表格法(Tabular)。其通过对观测值与目标值之差的累积和来画图,充分利用了整个观测值序列的信息,因此,当发生小的偏移时其检出力较常规质控图高。

2. 定性测定的室内质控方法 免疫学检验中定性的测定方法很多,常以"有"或"无"即"阳性"或"阴性"来表示测定结果。定性测定的室内质控简单采用 Levey-Jinnings 质控图法往往得不到满意的结果,这是因为定性测定其精密度很难用 CV 值表示,因而难以绘制相应的 Levey-Jinnings 质控图来进行质控,必须针对定性测定的特点来进行质控。定性测定的室内质控以低值的质控品最为重要,设置临界于 cut-off 值(CO 值)的低值弱阳性质控物是定性室内质控的关键。

(1) 定性测定质控的特点:①定性测定判断阴、阳性时有一个"判断值"(cut-off 值)。其质控的目的是考察检测结果是否准确和稳定。②定性测定不仅检测项目多,而且方法类型也多,因此决定采取何种质控方法必须要考虑检测方法的特点,例如 HBsAg 检测可应用胶体金免疫层析法,也可应用 ELISA 法,它们的质控方法则有所区别。③许多定性测定往往是"单份"测定,如用试纸条检测,检测时无法在同一试条上做质控;"单份"测定的另一含义是这些检测往往是一个一个标本"单独"进行检测。因此,质控时就必须考虑这些情况。

(2) 定性测定质控的一些具体方法和要求:①采用免疫层析、免疫渗滤及干化学试纸条进行定性检测而且使用肉眼判断阴、阳性结果时,除需要阴、阳性对照外,最好选择浓度在"判断值"附近的质控品。因为仅有阴性、阳性对照往往还发现不了因试剂盒(或试纸条)质量的变化而导致的假阴性或假阳性检测结果,而用浓度接近"判断值"的质控品则可发现。②采用某一检测讯号值来判断阴、阳性结果时,需要选择好适当的判定指标。如 ELISA 法检测 HBsAg,可用光密度值(OD 值)、标本吸光度/阴性对照吸光度(S/N 值)、吸光度值/临界值(S/CO 值)等,由于 OD 值波动太大,故选用 S/N 值或 S/CO 值做质控比用 OD 值好。若 S/N 值或 S/CO 值呈正态分布或变换后呈正态分布,还可采用"即刻性"质控(Crubs 异常值取舍法)及 Levey-Jinnings 质控图进行质控,但质控图的下限必须保证不漏检、不出现假阴性结果。③血清学测抗体用滴度报告结果时,其质控判断标准是上、下不超过一个滴度。

综上所述,定性测定的室内质控因不同情况而有所不同,判断"在控"与"失控"的标准也不完全一样。上面已提及最好采用浓度接近"判断值"的质控品进行质控,为防止假阳性,可同时采用阴性质控品;另外,"失控"时的处理与定量测定时亦有所不同,如当质控出现阴性时(用浓度接近"判断值"的质控品),阳性结果仍可报告;反之,若阴性质控品出现假阳性,则阴性结果仍可报告。

3. 室内质控数据的评价和管理 IQC 的实施涉及实验室的每一个人,是一个集体性的活动,在每批临床标本的测定中,除实际测定者外,还应有另外一人对测定数据进行质检。注意不能将 IQC 作为一个监察方法,当发现一次测定未达到质量标准时,应以建设性的而非批评的方式去探查失控的原因。

对于室内质控数据的管理应做到以下四点:①每月室内质控数据统计处理;②每月室内质控数据的保存;③每月上报质控数据图表;④室内质控数据的周期性评价。

4. 失控的处理程序

(1)失控情况处理:操作者在测定质控时,如发现质控数据违背了质控规则,应填写失控报告单,上交专业主管。由专业主管做出是否发出与测定质控品相关的同批患者标本检验报告的决定。

(2)失控原因的分析:失控信号的出现受多种因素影响,这些因素包括操作上的失误,试剂、校准物、质控品的失效,仪器维护不良以及采用的质控规则、质控限额范围、一次测定的质控标本数不当等。失控信号一旦出现就意味着与测定质控品相关的同批患者标本报告可能作废。此时,首先要尽量查明导致失控的原因,然后再随机挑选出一定比例(例如 5% 或 10%)的患者标本进行重新测定,最后根据既定标准判断先前的测定结果是否可接受,对失控做出恰当的判断。对判断为真失控的情况,应该在重做质控结果在控以后,对相应的所有失控患者标本进行重新测定。如失控信号被判断为假失控时,常规测定报告可以按原先测定结果发出,不必重做。当出现失控信号时,可以采用如下步骤去寻找原因。

①立即重新测定同一质控品:此步骤主要用以查明人为误差,每一步都认真仔细地操作,以查明失控的原因;另外,这一步还可以查出偶然误差,若是偶然误差,则重新测定的结果应在允许范围内(在控)。如果重新测定结果仍不在允许范围,则可以进行下一步操作。

②新开一瓶质控品重新测定失控项目:如果新开的质控血清结果正常,那么原来那瓶质控血清可能过期或在室温放置时间过长而变质,或者被污染。如果结果仍不在允许范围,则进行下一步。

③新开另一批质控品重新测定失控项目:如果结果在控,说明前一批血清可能都有问题,检查它们的有效期和贮存环境,以查明问题所在。如果结果仍不在允许范围,则进行下一步。

④进行仪器维护重新测定失控项目:检查仪器状态,查明光源是否需要更换,比色杯是否需要清洗或更换,对仪器进行清洗等维护。另外还要检查试剂,此时可更换以查明原因。如果结果仍不在允许范围,则进行下一步。

⑤重新校准重新测定失控项目:用新的校准液校准仪器,排除校准液的原因。

⑥请专家帮助:如果前五步都未能得到在控结果,那可能是仪器或试剂的原因,应和仪器或试剂厂家联系,请求他们的技术支持。

5. 室内质控的局限性 IQC 可确保每次测定与确定的质量标准一致,但不能保证在单个的测定标本中不出现误差,比如标本的鉴定错误、吸取标本错误、结果记录错误等。此类误差的发生率在不同的实验室有所不同,应均匀地分布于测定前、测定中和测定后的不同阶段。

(二)室间质量评价的方式

1. 质控物调查 这是国内外室间质评的最常用形式。原卫生部临床检验中心及各省(市、自治区)临床检验中心定期发放质控物至各专业实验室,并要求在规定的日期进行检验,并将检验结果报至部、省(市)临床检验中心,以监控各实验室了解本室工作质量。

2. 现场调查 随机对实验室进行监控,指定采用常规方法检验规定的一组标本,进行评价。以发现该实验室存在的实际问题,进行现场指导,提高检验质量。

3. 参评实验室标准操作程序

①收到质控血清后由相关人员登记、签字,根据质控标本的有关说明对血清的数量、批号、包装进行验收并将质控标本按要求置于 -20 ℃ 保存。

②质控标本的检测按常规临床标本对待,如有需要,检测前先根据说明书对质控品进行复溶。

③室间质评样本必须按实验室常规工作进行,由进行常规工作的人员测试,工作人员必须使用实验

室的常规检测方法和试剂,不得特殊对待。

④实验室检测室间质评样本的次数必须与常规检测患者标本的次数一样(即1次)。

⑤室间质评样本的检测在部或省(市)临检中心规定的时间内进行,检测结果的上报也必须在截止日期前,通过E-mail或挂号信寄出。

⑥室间质评的检测结果和反馈结果均记录于室间质评记录表,根据反馈结果分析室间质评的状态,如有失控应查找原因,并采取相应的措施。

⑦严禁与其他实验室交流室间质评的检测结果。

4. 评分方法 对特定参评实验室的评分根据其与其他实验室得分之间的关系,可分为绝对评分和相对评分两种模式。所谓绝对评分就是根据已定的靶值对参评实验室测定的每份质评样本计分,然后再计算该次质评的总分,以得分的高低评价参评实验室的水平。相对评分则是将参评实验室质评得分与所有参评实验室的平均分进行比较,观察其得分在全部参评实验室中所处的位置。

5. 室间质量评价的局限性 EQA并不是万能的,在某些情况下,其对参评实验室的测定水平的反映存在局限性:①参评实验室没有同等地对待EQA样本和患者标本。实验室常常由于采用特选的试剂多次重复检测质评样本,因此,这种质评的结果不能反映实验室的真实测定情况。②当使用单一靶值时,难于评价单个实验室和测定方法。这是由于不同的方法或不同的试剂盒间的测定值有时存在较大差异所致,临床免疫检验的标准化仍有待改进。③可能会妨碍给出不同结果的改良方法的发展。由于质评样本的靶值是建立在现有、最常用的方法、试剂的基础上的,因靶值为所有参评实验室的修正均值,或参考实验室的均值等,这样对于测定性能可能更优的改良方法,如用此靶值来评价,质评结果又可能较差,这样就可能会妨碍这种新的方法在实验室的应用。④在不同的EQA程序中,对实验室的评价标准存在差异。由于不同的外部机构,其所发样本的类型、浓度、数量或评价方法可能会有所差异,因此,同一个实验室参加不同外部机构组织的室间质量评价,评价的结果很有可能出现较大的差异。

总之,尽管存在一些缺陷,但是EQA仍是评价实验室实验水平的主要工具,它在发现实验中存在的问题、确保现行实验方法的有效性、评价实验室工作人员的能力方面都具有积极的意义。

能力检测

一、名词解释

1. 室间质量评价 2. 质控品 3. 标准品

二、请将下列流程图补充完整(图15-7、图15-8、图15-9)

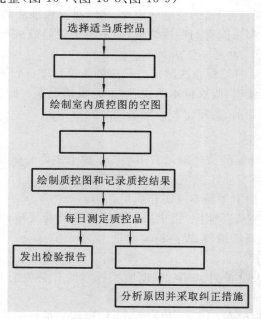

图15-7 临床免疫学检验室内质控工作流程图

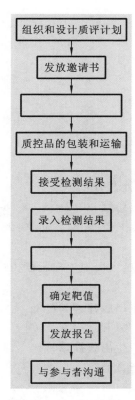

图 15-8 室间质量评价组织者工作流程图

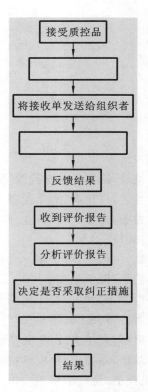

图 15-9 室间质量评价参与者工作流程图

（靳 静）

参考文献

[1] 吕世静.临床免疫学检验[M].2版.北京:中国医药科技出版社,2010.

[2] 王兰兰,许化溪.临床免疫学检验[M].5版.北京:人民卫生出版社,2012.

[3] 张秀明,熊继红,杨有业.临床免疫学检验质量管理与标准操作程序[M].北京:人民军医出版社,2011.

[4] 尚红,王毓三,申子瑜.全国临床检验操作规程[M].4版.北京:人民卫生出版社,2015.

[5] 金伯泉.医学免疫学[M].5版.北京:人民卫生出版社,2008.

[6] 王兰兰,吴建民.临床免疫学与检验[M].4版.北京:人民卫生出版社,2007.

[7] 曹雪涛,何维.医学免疫学[M].3版.北京:人民卫生出版社,2015.

[8] 柳忠辉,吴雄文.医学免疫学实验技术[M].2版.北京:人民卫生出版社,2014.

[9] 徐顺清,刘衡川.免疫学检验[M].2版.北京:人民卫生出版社,2015.

[10] 吴俊英.免疫学检验[M].北京:高等教育出版社,2008.

[11] 吴晓蔓.临床检验基础实验指导[M].3版.北京:人民卫生出版社,2007.